临床普通外科疾病诊疗新进展

王星权　焦　宇　尹彦斌◎主编

中国纺织出版社有限公司

图书在版编目（CIP）数据

临床普通外科疾病诊疗新进展 / 王星权，焦宇，尹彦斌主编. -- 北京：中国纺织出版社有限公司，2024.
12. -- ISBN 978-7-5229-2322-2

Ⅰ．R6

中国国家版本馆CIP数据核字第2024MY6319号

责任编辑：傅保娣　　责任校对：王蕙莹　　责任印制：王艳丽

中国纺织出版社有限公司出版发行

地址：北京市朝阳区百子湾东里A407号楼　邮政编码：100124

销售电话：010—67004422　传真：010—87155801

http://www.c-textilep.com

中国纺织出版社天猫旗舰店

官方微博 http://weibo.com/2119887771

三河市宏盛印务有限公司印刷　各地新华书店经销

2024年12月第1版第1次印刷

开本：787×1092　1/16　印张：14.75

字数：338千字　定价：98.00元

编 委 会

主　编

王星权　焦　宇　尹彦斌

副主编

汪冰洁　杨欣欣　高寒冰　杜新玲
利桂侠　王瑞昕　刘诗琳

前　　言

随着医学科学技术的飞速发展,我国普通外科专业发展迅速,新理论与新技术不断涌现。鉴于这一发展形势,为进一步满足普通外科相关专业人员的临床需要,提高临床疾病的诊断率与治愈率,以及改善人民的生活质量,特编写《临床普通外科疾病诊疗新进展》。

本书主要对普通外科常见病、多发病的病因、临床表现、治疗以及护理做了细致的讲解。本书内容丰富,资料翔实,文字流畅,层次分明,实用性强,可作为临床普通外科及相关学科医务人员的重要参考书之一。希望本书的出版能为普通外科医师在临床实际工作中提供借鉴,启迪思路,拓展视野。

本书编写具体分工:第一主编王星权(第一章第四节、第五节、第七节),共计2万余字;第二主编焦宇(第一章第一节、第二节、第六节),共计4万余字;第三主编尹彦斌(第二章第一节至第四节),共计10万余字;第一副主编汪冰洁(第一章第三节,第三章第二节),共计1万余字;第二副主编杨欣欣(第二章第四节、第六节),共计4万余字;第三副主编高寒冰(第一章第七节,第三章第一节),共计1万余字;第四副主编杜新玲(第二章第五节,第四章第四节、第五节),共计2万余字;第五副主编利桂侠(第四章第二节、第三节),共计2万余字;第六副主编王瑞昕(第二章第三节,第四章第一节、第六节),共计2万余字;第七副主编刘诗琳(第五章),共计3万余字。

本书在编写过程中,由于时间有限,书中的疏漏和不足在所难免,希望读者予以批评指正,以期再版时修订完善,谨致谢意!

编者

2024 年 1 月

目　　录

第一章　乳腺疾病 ………………………………………………………（1）

第一节　乳腺增生症 …………………………………………………（1）

第二节　乳腺导管扩张症 ……………………………………………（8）

第三节　急性乳腺炎 …………………………………………………（12）

第四节　乳腺纤维腺瘤 ………………………………………………（17）

第五节　乳腺导管内乳头状瘤 ………………………………………（21）

第六节　其他乳腺良性肿瘤 …………………………………………（26）

第七节　乳腺癌 ………………………………………………………（37）

第二章　胃肠疾病 ………………………………………………………（75）

第一节　胃、十二指肠溃疡及其并发症 ……………………………（75）

第二节　十二指肠憩室 ………………………………………………（94）

第三节　胃肿瘤 ………………………………………………………（98）

第四节　肠梗阻 ………………………………………………………（114）

第五节　大肠癌 ………………………………………………………（133）

第三章　甲状腺疾病 ……………………………………………………（143）

第一节　甲状腺癌 ……………………………………………………（143）

第二节　甲状腺功能亢进 ……………………………………………（150）

第四章　肝胆疾病 ………………………………………………………（157）

第一节　门静脉高压症 ………………………………………………（157）

第二节　原发性肝癌 …………………………………………………（163）

第三节　肝脓肿 ………………………………………………………（170）

第四节　肝破裂 ………………………………………………………（180）

第五节　胆管结石 ……………………………………………………（185）

第六节　胆道损伤 ……………………………………………………（189）

第五章　普外科其他疾病 ………………………………………………（195）

第一节　直肠肛管良性疾病 …………………………………………（195）

第二节　急性阑尾炎 …………………………………………………（206）

第三节　急性消化道大出血 …………………………………………（211）

第四节　腹外疝 ………………………………………………………（219）

参考文献 …………………………………………………………………（228）

第一章 乳腺疾病

第一节 乳腺增生症

一、乳腺组织增生症

乳腺组织增生症又称乳痛症,是一种因内分泌失衡引起的乳腺组织增生与复旧不良的生理性改变。临床表现以乳房疼痛为主,病理改变主要是末端乳管和腺泡上皮的增生与脱落,一般不会发生癌变。本病为妇女常见病,发病年龄多为 30～50 岁,青少年及绝经后妇女少见,男性极少见。近期文献报道,有乳腺增生的妇女为 58%～89%。城市患病率高于农村。

(一)临床表现

本病系乳腺结构不良症的早期阶段,主要是乳腺组织增生,如小叶间质中度增生、小叶发育不规则、腺泡或末端乳管上皮轻度增生。

1.好发年龄

多见于 30～50 岁的妇女,少数在 20～30 岁,并伴有乳房发育不全现象。青春期前和闭经期少见。发病缓慢,多在发病 1～2 年后开始就医。

2.本病与月经和生育的关系

此类患者月经多不规则,经期短,月经量少或经间期短等。多发生于未婚、未育及生育而从未哺乳者。

3.周期性乳房疼痛

(1)疼痛出现的时间:乳房疼痛为本病的主要症状,常随月经周期而出现经前明显乳房疼痛,经期症状锐减或消失,少数患者也有不规律的疼痛。乳房疼痛多在月经来潮前 1 周左右出现且逐渐加重,月经来潮后逐渐缓解至消失。此乃本病的特点。

(2)疼痛的性质:多为间歇性、弥漫性钝痛或针刺样痛,亦有表现为串痛或隐痛,甚者有刀割样痛,多数为胀痛或钝痛。有些表现为自觉痛,亦有表现为触痛或走路衣服摩擦时疼痛。乳房也可以有压痛或上肢过劳后疼痛加重现象。

(3)疼痛的部位:疼痛位于一侧乳房的上部外侧或乳尾部位,甚至全乳。单侧或双侧,有时也可仅有乳房的部分疼痛,也可伴患侧胸部疼痛,且疼痛常放射到同侧上肢、颈部、背部及腋窝处。其疼痛程度不一致,多发生在乳房外上象限及乳尾区。疼痛发生前乳房无肿块及结节。

(4)疼痛的原因:在月经周期中,乳腺小叶受性激素影响,在月经前乳腺小叶的发育和轻度增生,乳腺结缔组织水肿,腺泡上皮的脱落导致乳腺管扩张而引起,属于生理性,可以恢复正常。此种现象在哺乳期、妊娠期或绝经后减轻或消失。

4.乳房疼痛及乳房肿块与情绪改变的关系

乳房疼痛及乳房肿块多随月经周期、精神情绪改变而改变。随愁怒、忧思、工作过度疲劳,甚至刮风、下雨、天阴、暑湿等气候改变而加重,经期或心情舒畅以及风和日暖气候则症状减轻或消失。此乃本病的特点。

5.乳头溢液

有些患者偶尔可见乳头溢出浆液性或牙膏样分泌物。

6.乳房检查

乳房外形无特殊变化,在不同部位可触及乳腺组织增厚,呈颗粒状,多个不平滑的结节,质韧软,周界不清,触不到具体肿块。增厚的组织呈条索状、三角形或片状非实性。月经来潮前7天以内胀硬较明显,月经后渐软而触摸不清。多为触痛,有时月经来前出现疼痛时,多伴有乳房肿胀而较前坚挺,触诊乳房皮温可略高。乳房触痛明显,乳腺内密布颗粒状结节,以触痛明显区(多为外上象限)最为典型,但无明显的肿块可触及,故有学者称为"肿胀颗粒状乳腺""小颗粒状乳腺"。月经来潮后,症状逐渐消失,待月经结束后,多数患者症状完全消失,乳房触诊为原样。

(二)诊断

1.症状和体征

周期变化的疼痛、触痛及结节性肿块。

2.辅助检查

(1)B超检查:乳腺组织增生症多无明显改变。

(2)X线检查:乳腺组织增生症乳腺钼靶 X 线片常无明显改变,在腺病期、囊性增生症期,增生的乳腺组织呈现边缘分界不清的棉絮状或毛玻璃状改变的密度增高影。伴有囊肿时,可见不规则增强阴影中有圆形透亮阴影。乳腺钼靶 X 线检查的诊断正确率达 80%～90%。

(3)红外线透照检查:由于乳腺组织对红外线的吸收程度不同,透照时可见黄、橙、红、棕和黑各种颜色。乳腺腺病一般情况下透光无异常,增生严重者可有透光度减低,但血管正常,无局限性暗影。

(4)液晶热图检查:该检查操作简便、直观、无创伤性,诊断符合率可达到 80%～95%,适用于进行乳腺疾病的普查工作。

(5)乳腺导管造影:主要适用于乳头溢液患者的病因诊断。

(6)细胞学检查:细针穿刺细胞学检查对病变性质的鉴别诊断有较大的价值,诊断符合率可达 80%～90%。对有乳头溢液的病例,进行乳头溢液涂片细胞学检查有助于确定溢液的性质。

(7)切取或切除活体组织检查:对于经上述检查仍诊断不清的病例,可做病变切取或切除行组织学检查。乳腺增生症大体标本:质韧感,体积较小,切面常呈棕色,肿块无包膜,亦无浸润性生长及坏死出血。

有下列情况者应行病变切取或切除活体组织检查,以确定疾病性质:①35 岁以上,属于乳腺癌高危人群者；②乳腺内已形成边界清的片块肿物者；③细胞学检查（穿刺物、乳头溢液等）查见不典型增生的细胞。

此外，CT、MRI 等方法可用于乳腺增生症的检查，有些因为可靠性未肯定，尤其 CT 价值不大，以 B 超及红外线透照作为乳腺增生症的首选检查方法为宜。除少数怀疑有恶性倾向的病例外，35 岁以下的病例钼靶摄影一般不作为常规应用。对临床诊断为乳腺增生症的患者，应嘱患者 2～3 个月复查 1 次，教会患者自我检查乳房的方法。

（三）治疗

1.内科治疗

迄今为止，对本病仍没有一种特别有效的治疗方法。根据性激素紊乱的病因学理论，国外一直采用抑制雌激素类药物的治疗方案。目前对本病的治疗方法都只是缓解或改善症状，很难使乳腺增生后的组织学改变得到复原。

（1）性激素类药物：以往对乳腺增生症多采用内分泌药物治疗。此类药物主要作用机制是利用雄激素或孕激素对抗增高了的雌激素，以调节体内的激素维持平衡减轻疼痛，软化结节。1939 年，Spence 就试用雄性激素（睾酮），Atkins 也报道了本药作用。尽管激素治疗开始阶段多会有较好的效果，但由于乳腺增生症患者多有内分泌激素水平失衡因素，激素应用时间及剂量很难恰如其分地适合本病需要，往往有矫枉过正之弊。性激素类药物应用不当，往往会加重这种已失衡的状态，效果必然不甚满意。同时雌性激素与乳腺癌的发生有肯定关系，甚至增加乳腺癌发生机会。因此，目前应用性激素类药物治疗本病已很少作为常规用药。

1）黄体酮：一般在月经前 2 周用，每周注射 2 次，每次 5mg，总量 20～40mg。疗程不少于 6 个月。然而目前有报道，此药对本病治疗无效且不能过量治疗，否则会引起乳房发育不良，甚至引起乳腺上皮恶变。

2）雌激素：在月经期间，每周口服 2 次小剂量（1mg）己烯雌酚，共服 3 周。在第 2 次月经期间，依据病情好转程度适当减量。改为每周给药 1 次；或 0.2mg/d，连用 5 天。如此治疗 6～8 个月。亦可用 0.5％己烯雌酚油膏局部涂抹，每晚抹乳腺皮肤，连用 6 个月。雌激素应用的不良反应有恶心、呕吐、胃痛、头痛、眩晕等，停药后可消失。

3）甲睾酮（甲基睾丸素）：甲睾酮 5mg 或 10mg，每天 1 次，肌内注射，月经来潮前 14 天开始用，月经来潮停用。每次月经期间用药总量不超 100mg。不良反应有女性男性化、多毛、阴蒂肥大、音变、痤疮、肝损害、黄疸、头晕和恶心。

4）丙酸睾酮：丙酸睾酮 25mg，月经来前 1 周肌内注射，每天 1 次，连用 3～4 天。睾丸素药膏局部涂抹亦有一定作用。不良反应同甲睾酮。

5）达那唑：是 17α-乙炔睾丸酮衍生来的合成激素，其作用机制是抑制促性腺激素，从而减少雌激素对乳腺组织的刺激。Greenball 等在治疗子宫内膜异位症时，发现该药治疗的病例所伴有的良性乳腺疾病同时得到缓解。达那唑不能改变绝经前妇女的促性腺激素水平，其机制可能是抑制卵巢合成激素所需的酶，从而调整激素水平，此药治疗效果显著。症状消失及结节消失较为明显，有效率达到 90％～98％，但不良反应大，尤其月经紊乱发生率高，因此仅对用其他药物治疗无效、症状严重、结节多者，才选用此药。用药剂量越大，不良反应出现的也越多，且有停药复发问题。用法为每次 100～200mg，每天 1 次，月经来后第 2 天开始服用，3～

6个月为1个疗程。

6)他莫昔芬:主要是与雌激素竞争结合靶细胞的雌激素受体,直接封闭雌激素受体,阻断雌激素效应,是一种雌激素拮抗药。停药后有反跳作用。不良反应主要为月经推迟或停经以及白带增多等。用法为每次10mg,每天2次,持续2～3个月。但有报道,长期服用有引起子宫内膜癌的危险。

(2)维生素类药物:维生素A、B族维生素、维生素C、维生素E等能改善肝功能、调节性激素的代谢,同时还能改善自主神经的功能,可作为乳腺增生症的辅助用药。Abrams用维生素E治疗本病,随后的研究发现其有效率为75%～85%。作用机制是血中维生素E值上升,可使血清黄体酮/雌二醇比值上升;另外,可使脂质代谢改善,总胆固醇与高密度脂蛋白胆固醇的比值下降,a-脂蛋白游离胆固醇上升。维生素E既可使乳房在月经前疼痛减轻或缓解,部分病例的乳房结节缩小、消散,又可调节卵巢功能,防治流产和不孕症。维生素E是一种氧化剂,还可抑制细胞的间变,降低低密度脂蛋白(LDL),增加孕激素,故鼓励患者用维生素E以弥补孕激素治疗的不足。其优点是无不良反应,服药方便,价格低廉,易于推广使用,但疼痛复发率高。维生素B_6与维生素A对调节性激素的平衡有一定的意义,维生素A可促进无活性的雄烯酮及孕酮转变为活性的雄烯酮及孕酮,后两者均有拮抗雌激素作用。用法:维生素B_6每次20mg,每天3次;维生素E每次100mg,每天3次;维生素A每次1 500万U,每天3次。每次月经结束后连用2周。

(3)5%碘化钾溶液:小量碘剂可刺激腺垂体产生促黄体素(LH),促进卵巢滤泡黄体化,从而使雌激素水平降低,恢复卵巢的正常功能,并有软坚散结和缓解疼痛的作用。有效率为65%～70%。碘制剂的治疗效果往往是暂时的,有停药后反跳现象。碘制剂可影响甲状腺功能,因此应慎重应用。常用的是复方碘溶液(卢戈液,每100mL含碘50g、碘化钾100g),每次0.1～0.5mL(3～5滴),口服,每天3次,可将药滴在固体型食物上,以防止药物对口腔黏膜的刺激;5%碘化钾溶液10mL,口服,每天3次;碘化钾片0.5g,口服,每天3次。

(4)甲状腺素片:近年来认为本病可能与甲状腺功能失调有关,因此有学者试用甲状腺素片治疗乳腺增生症获得一定的效果。用甲状腺浸出物或左甲状腺素治疗,每天0.1mg,2个月为1个疗程。

(5)溴隐亭:属于多巴胺受体的长效激活剂,通过作用在垂体乳细胞上多巴胺受体,释放多巴胺来抑制催乳素的合成和释放。同时也减少了催乳素对促卵泡成熟激素的拮抗,促进排卵及月经的恢复,调整激素的平衡,使临床症状得以好转,有效率为75%～98%。本品的不良反应是头晕、困倦、胃肠道刺激(恶心、腹痛、腹泻等)、面部瘙痒、幻觉、运动障碍等。用法:溴隐亭每天5mg,3个月为1个疗程。连续应用不宜超过6个月。

(6)其他药物:常用的药物如下。

1)夜樱草油:是一种前列腺受体拮抗药,用药后可致某些前列腺素(如PGE)增加并降低催乳素活性,每天3g。效果不肯定,临床不常应用。

2)催乳素类药物:处于临床试验阶段,其效果尚难肯定。

3)利尿药:有学者认为,乳房疼痛与乳房的充血水肿有关,用利尿药可以缓解症状。常用螺内酯(安体舒通)和氢氯噻嗪,短期应用。

2.手术治疗

(1)适应证:乳腺增生症本身无手术治疗的指征,手术治疗的主要目的是避免误诊、漏诊乳腺癌。因此,手术治疗必须具备下列适应证。

1)有肿块存在。重度增生伴有局限性单个或多个纤维瘤样增生结节,有明显片块状肿块,乳头溢液,其他检查不能排除乳腺癌的病例。

2)药物治疗观察的病例,在弥漫性结节状乳腺或片块状乳腺腺体增厚区的某一局部,出现与周围结节质地不一致的肿块者,长期用药无效而且症状又加重者。

3)年龄在 40～60 岁,又具有乳腺癌高危因素者。

4)长期药物治疗无效,思想负担过于沉重,有严重的精神压力(恐癌症),影响生活和工作的患者。

(2)手术目的和治疗原则。

1)手术的主要目的是明确诊断,避免乳腺癌的漏诊及误诊。因此,全乳房切除是不可取的,也是禁忌的,如果围绝经期患者必须如此,须谨慎应用(仅行保留乳房外形的腺体切除),绝不能草率进行。

2)局限性病变范围较小,肿块直径不超过 2.5cm,行包括一部分正常组织在内的肿块切除。

3)全乳弥漫性病变者,以切取增生的典型部位做病理学检查为宜。

4)年龄在 50 岁以上,病理证实为乳腺导管及腺泡的高度非典型增生患者可行单纯乳房切除(仅行腺体切除,保留乳房外形)。

3.其他治疗

(1)中医治疗:中医药在治疗乳腺增生症方面有其独到之处,为目前治疗本病的主要手段。

中医治疗时,除口服药物外,不主张在乳房局部针刺治疗(俗称扎火针),且必须强调的是:在诊断不甚明确而又不能排除癌症时,局部治疗属于禁忌。在临床实践中,有多例因中药外敷、针刺治疗而致使误为乳腺增生症实为乳腺癌的患者病情迅速恶化的病例,应引以为戒。

(2)饮食治疗:有学者认为,此病的发生也与脂肪代谢紊乱有关。因此,应适当减少饮食中脂肪的摄入量,增加糖类的摄入。

(3)心理治疗:乳腺增生症的发生和症状的轻重常与情绪变化有关,多数患者在心情不舒畅及劳累过度时,很快出现症状或症状加重。因此,给予患者必要的心理护理,对疾病的恢复是有益的,尤其是对乳腺组织增生症患者。如果能够帮助患者消除心理障碍,保持良好的心理状态,可完全替代药物治疗。消除恐惧和紧张情绪是心理治疗的关键。必要时可给予地西泮等镇静药以及维生素类药物。

二、乳腺囊性增生症

乳腺囊性增生症(DBCH)是以乳腺小叶、小导管及末梢导管高度扩张而形成的以囊肿为主要特征,同时伴有一些其他结构不良病变的疾病。它与乳腺单纯性增生症的区别在于该病增生、不典型增生共存,存在恶变的危险,应视为癌前病变。囊性增生病完全为病理性,组织学改变不可逆。

(一)发病情况

乳腺囊性增生症的发病年龄一般开始于 30～34 岁,40～49 岁为发病高峰年龄段,主要为中年妇女,青年女性少见,绝经后发病率也迅速下降。成年妇女其发病率约为 5%。

(二)病因

本病的发生与卵巢内分泌的刺激有关。Goormaghtigi 和 Amerlinck 在 1930 年已证明切除卵巢的家鼠注射雌激素后能产生乳腺囊性病。在人类,雌激素不仅能刺激乳腺上皮增生,还能导致腺管扩张,形成囊肿。

(三)病理

1.肉眼所见

乳腺内可见大小不等的囊肿,成孤立或数个小囊,囊内含有淡黄色或棕褐色液体。未切开前,囊肿顶部呈蓝色,故又称蓝顶囊肿。通常囊肿比较薄,内面光滑;有的囊肿比较厚,失去光泽,可有颗粒状物或乳头状物向囊腔内突出。

2.镜下所见

可见囊肿、乳管上皮增生、乳头状瘤病、腺管型腺病和大汗腺样化生 5 种病变。

(1)囊肿:主要由末梢导管高度扩张而成,若仅有囊性扩大而上皮无增生者称为单纯性囊肿,囊肿大时因囊内压力大而使上皮变扁平。囊肿壁由纤维肉芽组织构成,小囊肿上皮为立方状或柱状,增生不明显;囊肿上皮呈乳头状生长时称为乳头状囊肿。

(2)乳管上皮增生:扩张的导管及囊肿内衬上皮可有不同程度的扩张,轻者仅细胞层次增加或上皮增生呈乳头状突起。若干扩张的导管和囊肿内均有乳头状增生时则称为乳头状瘤病;复杂分枝状乳头顶部互相吻合成大小不等的网状结构时称为网状增生;网状增生进一步增生拥挤于管腔内而看不见囊肿时成为腺瘤样增生;当增生的上皮呈片状,其中散在多数小圆孔时,称为筛状增生。增生上皮还可以呈实性。

(3)乳头状瘤病:末梢导管上皮异常增生可形成导管扩张,增生的上皮可呈复层,也可以从管壁多处呈乳头状突向腔内,形成乳头状瘤病。

(4)腺管型腺病:以乳腺小叶小管、末梢导管及结缔组织均有不同的增生为特点。

(5)大汗腺样化生:囊肿内衬上皮呈高柱状、胞体大、核小而圆,位于细胞基底部,细胞质呈强酸性、颗粒样,游离缘可见小球形隆起物,这种上皮的出现常为良性病变的标志。

3.病理诊断标准

乳腺囊性增生症具以上 5 种病变,它们并不同时存在;乳头状瘤病、腺管型腺病和囊肿是乳腺囊性增生症的主要病变,各种病变的出现率与取材多少有关,如切片中找到 5 种病变中的 3 种或 3 种主要病变的 2 种即可诊断本病。

(四)临床特点

1.多种多样的乳房肿块

患者常以乳房肿块为主诉而就诊。肿块可发生于单侧或双侧,可见 3 种情况。

(1)单一结节:肿块呈球形,边界可能清楚,也可能不清楚;可自由推动,囊性感。如果囊内容过多,张力大,可能会误诊为实性。

(2)多个结节:多个囊性结节累及双乳,此种多数囊肿活动往往受限。

(3)区段性结节感:乳腺部分或全乳呈不规则的颗粒状或结节状,边界不清;结节按乳腺腺管系统分布,近似一个乳头为顶角的三角形或不规则团块。

2.周期性的疼痛规律

疼痛与月经有一定关系:经前疼痛加重,且囊增大;经后疼痛减轻,囊亦缩小。

3.偶见乳头溢液

乳头溢液为单侧或双侧,多为浆液性或浆液血性,纯血者较少。如果溢液为浆液血性或纯血性,往往标志着乳管内乳头状瘤。

(五)辅助检查

1.乳腺钼靶X线摄片

X线表现为大小不等的圆形、椭圆形或分叶状阴影,边缘光滑、锐利、密度均匀;X线所见肿块大小与临床触诊相仿。根据其影像学表现,钼靶X线片分为弥漫型、肿块型、钙化型和导管表现型4型。

2.B超检查

B超检查显示,乳腺边缘光滑、完整,内皮质地稍紊乱,回声分布不均匀,呈粗大光点、光斑以及无回声的囊肿。

3.近红外线检查

在浅灰色背景下可见近圆形深灰色、灰度均匀的阴影,周围无特殊血管变化;因囊肿所含液体不同,影像表现也不一样。含清液的囊肿为孤立的中心透光区,形态较规则;含浊液者呈均匀深灰色阴影,边界清楚。

4.磁共振成像(MRI)

典型的乳腺囊性增生症MRI表现为乳腺导管扩张,形态不规则,边界不清楚,扩张导管的信号强度在T_1加权像上低于正常腺体组织;病变局限于某一区,也可弥漫分布于整个区域或在整个乳腺。本病的MRI像特点通常为对称性改变。

5.针吸细胞学检查

多方位、多点细针穿刺细胞学检查对该病诊断有较大价值,吸出物涂片检查镜下无特殊发现。

(六)诊断

由于本病的临床特点容易与乳腺癌及其他良性乳腺疾病混淆,因此,该病的最后诊断需依靠病理诊断结果。

(七)治疗

乳腺囊性增生症是一种以组织增生和囊肿形成为主的非炎、非瘤病变,它的恶变率达3%～4%。有学者认为,该病可以发生癌变,属于癌前期病变,所以临床处置应谨慎。

1.乳腺囊性增生症应以外科手术治疗为主

(1)手术目的:明确诊断,避免癌的漏诊和延误诊断。

(2)手术原则:针吸细胞学检查为首选检查方法之一。对检查结果阴性、不能排除恶性者,须做手术检查。有条件者,应在做好根治术准备的情况下行快速冰冻病理检查,如果为恶性,则行根治术;如果不具备冰冻条件,也可先取病理,如果病变为恶性,应在术后2周内行根治术,这样对预后影响不大。

（3）手术方案的选择：肿块类或属于癌高发家族成员，肿块直径在 3cm 以内，可行包括部分正常组织在内的肿块切除；根据病理结果，如有上皮细胞高度增生、间变者，年龄在 40 岁以上，行乳房大区段切除。有高度上皮增生，且家族中有同类病史，尤其是一级亲属有乳腺癌者，年龄在 45 岁以上，应行单纯乳房切除术。35 岁以下的不同类型的中等硬度的孤立肿块，长期治疗时好时坏，应行肿块多点穿刺细胞学检查，如果阳性则行根治术；即使阴性也不可长期药物治疗，应行肿块切除送病理，根据病理结果追加手术范围。当然，也不可盲目行乳房单纯切除术。

2.内分泌治疗

对随月经周期而出现的乳房一侧或双侧疼痛性肿块，若长期药物治疗无效，可在肿块明显部位做切除组织病理检查，如无不典型增生者，行药物治疗观察。因乳腺囊性增生的发病机制与乳腺癌的发生有同源性，故应用抗雌激素药物进行治疗。研究显示，他莫西芬对乳腺囊性增生症治疗的有效率为 $80\%\sim96\%$。但是由于他莫昔芬对子宫内膜的影响，很多医生和患者存有顾虑。托瑞米芬的安全性高于他莫昔芬，而抗雌激素的机制与其相同，因此可以用托瑞米芬治疗乳腺囊性增生症。

3.其他药物治疗

同乳腺组织增生症。

（焦　宇）

第二节　乳腺导管扩张症

乳腺导管扩张症是一种病程长、病变复杂而多样的慢性乳腺病。过去对本病认识不足，曾用过多种名称。1923 年，Bloodgood 因在乳晕区皮肤常可触及扩张的乳腺导管呈条索状，类似面条样虫状物或呈棕红色管状而称为"静脉扩张肿"。1925 年，Ewing 在显微镜下发现病变中有大量浆细胞浸润。1933 年，Adair 对本病做了详细的研究，认为本病发展到后期，乳腺导管分泌物不仅刺激导管扩张，还可以溢出管外，引起管周以浆细胞浸润为主的炎症反应，定名为"浆细胞性乳腺炎"。1941 年，Dockerty 因发现扩张的乳腺导管中有许多灰色稠厚分泌物充塞或溢出，称本病为"粉刺性乳腺炎"。Payne 则称本病为"闭塞性乳腺炎"。1956 年，Haagensen 和 Stout 根据其病理特点称为"乳腺导管扩张症"，认为浆细胞浸润仅是本病后期的一种炎症反应，其始发病变及病理特征是乳腺导管扩张，从而阐明了本病的本质，并得到大家公认。本病发病年龄多在 40~60 岁，占乳腺良性疾病的 $4\%\sim5\%$。近来有学者认为，浆细胞性乳腺炎不是乳腺导管扩张症的必然过程，浆细胞性乳腺炎有其特征性的形态和临床表现，而将其作为乳腺炎的一种特殊类型。

一、病因

本病的病因目前尚无一致认识，可能和下列因素有关。

1.导管排泄障碍

如先天性乳头畸形、乳头内陷、不洁和外来毛发、纤维阻塞引起乳孔堵塞。导管发育异常，乳腺结构不良，导致上皮增生、炎症、损伤等引起导管狭窄、中断或闭塞，导致导管内分泌物积聚，引起导管扩张。部分中、老年妇女，由于卵巢功能减退，乳腺导管呈退行性变，管壁松弛，肌上皮细胞收缩力减退，导致导管内分泌物积聚而管腔扩张引起本病。

2.异常激素刺激

有学者发现，患者血中性激素水平异常，排卵前期血中雌二醇（E_2）、促黄体素（LH）水平低于正常，而催乳素（PRL）水平高于正常。异常的性激素刺激能促使导管上皮产生异常分泌，导管明显扩张。一般来说，单有阻塞存在而无异常激素刺激促使导管上皮分泌，不致发生导管扩张。导管排泄不畅，常是溢乳期发展到肿块期的主因。

3.感染

部分学者认为，本病伴有厌氧菌感染或乳晕部感染，侵及皮下波及乳管，经乳管穿通后形成瘘管；或在导管阻塞的基础上，管内脱落的上皮细胞和类脂分泌物大量积聚并逸出管壁，分解后产生化学物质，引起周围组织的化学性刺激和抗原反应，引起以浆细胞浸润为主的炎症过程。

二、病理

1.大体形态

在乳头及乳晕下区有扭曲扩张的输乳管和大导管，有的形成囊状。受累管常为 3～4 条，多者可十几条同时受累。扩张的导管直径可达 3mm 以上。扩张的导管及囊内充满黄褐色、奶油样或豆腐渣样黏稠物。管周有纤维组织增生并形成白色半透明的纤维性厚壁。相邻的纤维性厚壁互相粘连成黄白相间的硬结、边界不清的肿块。

2.镜下所见

早期改变见乳晕下输乳管及导管有不同程度的扩张，扩张的导管上皮细受压、萎缩、变薄，呈单层立方上皮或扁平上皮，部分导管上皮坏死脱落，脱落的上皮细胞与大量浆细胞、组织细胞、中性粒细胞及淋巴细胞浸润或出现异物巨细胞反应、结核样小结节或假脓肿形成。此时应注意与结核及乳腺癌相鉴别。

三、临床表现

根据本病的病理改变过程和病程经过，可将其临床表现分为 3 期。

1.急性期

早期症状不明显，可有自发性或间歇性乳头溢液，只是在挤压时有分泌物溢出，溢液呈棕黄色或血性、脓性分泌物，此症状可持续多年。随着病情的发展，输乳管内脂性分泌物分解、刺激、侵蚀导管壁并渗出到导管外乳腺间质后，引起急性炎症反应。

此时临床上出现乳晕范围内皮肤红、肿、发热、触痛。腋下可触及肿大的淋巴结并有压痛。全身表现可有寒战、高热。此急性炎症样症状不久即可消退。

2.亚急性期

此期急性炎症已消退,在原有炎症改变的基础上,发生反应性纤维组织增生。在乳晕区内形成具有轻微疼痛及压痛的肿块。肿块边缘不清,似乳腺脓肿,肿块大小不一。穿刺肿物常可抽出脓汁。有时肿物自然溃破而形成脓瘘。脓肿溃破或切开后经久不愈或愈合后又重新有新的小脓肿形成,使炎症持续发展。

3.慢性期

病情反复发作后,可出现1个或多个边界不清的硬结,多位于乳晕范围内,扪之质地坚实,与周围组织粘连固着,与皮肤粘连则局部皮肤呈橘皮样改变,乳头回缩,重者乳腺变形。可见浆液性或血性溢液。腋窝淋巴结可扪及。临床上有时很难与乳腺癌相鉴别。本期病程长短不一,从数月到数年,甚至更长。

以上临床表现不是所有患者都按其发展规律而出现,即其首发症状不一定是先出现乳头溢液或急性炎症表现,可能是先出现乳晕下肿块,在慢性期中可能出现经久不愈的乳晕旁瘘管。

四、诊断和鉴别诊断

1.诊断

对本病的诊断主要依靠详细询问病史,了解其临床过程,考虑其发病年龄,再结合下列几点,常可作出正确诊断。

(1)本病多见于40岁以上非哺乳期或绝经期妇女,常有哺乳障碍史。病变常限于一侧,但亦有两侧乳腺同时受累者。

(2)乳头溢液有时为本病的首发症状,且为唯一体征。可见单孔或多孔溢液,其性质可为浆液性或血性。多个部位压迫乳腺,均能使分泌物自乳头溢出,病变常累及数目较多的乳管,也可占据乳晕的一大半。乳头溢液常为间歇性,时有时无。

(3)有时乳腺肿块为首发症状,肿块多位于乳晕深部,边缘不清。早期肿块即与皮肤粘连,甚似乳腺癌。

(4)若肿块已成脓,常伴有同侧腋窝淋巴结肿大,但质地较软有压痛,随病情进展,肿大的淋巴结可逐渐消退。

(5)因乳腺导管壁及管周纤维组织增生及炎症反应,以致导管短缩,牵拉乳头回缩。有时由于局部皮肤水肿,而呈“橘皮样”改变。

(6)X线乳腺导管造影可清楚地显示扩张的导管和囊肿,了解其病变范围。

(7)肿物针吸细胞学检查,常能抽出脓样物或找到中性粒细胞、坏死物及大量浆细胞、淋巴细胞及细胞残核,对本病的诊断及鉴别诊断非常有帮助。肿物切除后进行病理学检查是最可靠的诊断依据。

2.鉴别诊断

本病的病理改变和临床表现较为复杂,易与急性乳腺炎、乳腺囊性增生病,特别是导管内乳头状瘤、乳腺癌相混淆。文献报道,本病术前临床误诊率高达67.4%,其中误诊为乳腺癌的占16.5%。因误诊为乳腺癌而误行根治术者也为数不少。由此可见,本病鉴别诊断的重点应放在乳腺癌上。

（1）乳腺癌：其与乳腺导管扩张症的鉴别要点如下。

1）乳腺癌起病缓慢，常在无意中发现乳房肿块，发现肿块之前不伴炎症表现。而乳腺导管扩张症在肿块出现之前，常有局部炎症表现，并有急性转为慢性的过程。

2）乳腺癌的肿块多位于乳腺外上、内上象限。而乳腺导管扩张症的肿块多位于乳晕下。乳腺癌的肿块，常是由小变大不断发展增大的过程。乳腺导管扩张症的肿块，是由肿大变为缩小和反复发作的过程。

3）乳腺癌的肿块常在晚期才与皮肤粘连，呈"橘皮样"改变和乳头内陷。而乳腺导管扩张症的肿块早期即与皮肤粘连并出现乳头内陷。

4）乳腺癌的腋下淋巴结，常随着癌症的病程进展而肿大且质硬，彼此粘连融合成团。而乳腺导管扩张症在早期即可出现腋窝淋巴结肿大，且质软，有压痛，随着局部炎症的消散，淋巴结可由大变小甚至消失。

5）乳腺 X 线导管造影，在乳腺癌时见导管有增生及破坏，管壁有中断，失去连续性而乳腺导管扩张症时，则见导管扩张增粗，管壁光滑、完整、延续，无中断及破坏。

6）肿块针吸细胞学检查，乳腺癌常可找到癌细胞。而在乳腺导管扩张症时肿物针吸及乳头溢液涂片，常可找到坏死物、脓细胞、浆细胞、淋巴细胞、泡沫细胞等。临床上鉴别有困难时，可行术前活检或术中冷冻切片检查，以便确诊。

（2）导管内乳头状瘤：导管内乳头状瘤与乳腺导管扩张症都有乳头溢液。前者常为血液，而后者的溢液则多为浆液性，少见血性、浆液血性，常累及多个导管呈多管溢液，按压乳腺几个不同部位均能使乳头溢液。X 线乳腺导管造影：导管内乳头状瘤表现为大导管内有圆形或卵圆形充盈缺损，多为单发，也可多发，可引起导管不完全阻塞或中断，近侧导管扩张；而乳腺导管扩张症常表现为多个大、中导管扩张，少数可呈囊状扩张，扩张的导管常迂曲走行，呈蚯蚓状。根据以上所见，常能鉴别诊断。

（3）乳腺结核：在乳腺内可表现为结节性肿块、质硬、边界不清，活动较差，病程较长。常形成经久不愈的瘘管，从瘘管中流出干酪样坏死物，瘘管分泌物涂片，若发现抗酸杆菌可确诊。乳腺导管扩张症在脓肿形成后亦可溃破形成瘘管，从瘘管中流出脓性物，涂片检查有脓细胞坏死物、浆细胞、淋巴细胞。若诊断有困难，可将肿物切除行病理活检确诊。

五、治疗

（一）手术治疗

手术治疗是本病有效的治疗方法。根据不同的发展阶段，采取不同的手术方法。

1.乳管切除术

适用于病程早期，乳晕下导管普遍性扩张及乳晕下肿块伴乳头溢液者，其方法是沿乳晕边缘做弧形切口，保留乳头，从乳头以下切除所有导管，并楔形切除乳晕下的乳房肿块组织。

2.乳腺区段切除术

适用于乳晕下肿块且伴有乳腺导管周围炎者。术中应将此区域所属大导管及肿块周围组织，从乳头起一并切除，以防止术后形成乳晕下囊肿，乳腺瘘管及乳头溢液。

3.单纯乳腺切除术

适用于病变广泛,肿块过大,特别是位于乳晕下与皮肤粘连形成窦道者。可行经皮下乳腺全切或乳腺单纯性切除术。

(二)中医中药治疗

1.初期

乳头内陷,有粉刺样分泌物,气味臭秽或伴有乳晕部疼痛不明显的肿块时,治宜疏肝理气、调摄冲任。

柴胡、郁金、延胡索、生山楂、芡实、肉苁蓉、淫羊藿、路路通各 9g,牡蛎、蒲公英、白花蛇舌草、生谷麦芽各 30g。

2.急性期

乳晕部肿块增大,胀痛显著,形成脓肿,有波动感,出现畏寒、发热、头痛等症状,治宜清热解毒、祛瘀消肿。

金银花、连翘、黄芩、皂角刺各 12g,蒲公英 30g,全瓜蒌、赤芍、生地黄、半枝莲、丹参、生黄芪各 15g,炙僵蚕 9g,白花蛇舌草 50g。

3.亚急性期

此期全身及局部炎症反应减轻,局限性肿块已溃破,脓性溢液不止,形成窦道或瘘管时,治宜清热消肿、活血祛瘀。

蒲公英、全瓜蒌、丹参、虎杖各 15g,金银花、连翘、莪术、生山楂、夏枯草、王不留行、桃仁、赤芍各 9g,当归 12g,白花蛇舌草 30g。

4.慢性期

亚急性期过后,局部感染得到控制,残留窦道、瘘管、溃口常有脓性分泌物溢出,乳房皮肤"橘皮样"改变或变形,此时一般不内服中药治疗,应行窦道或瘘管切开、行搔刮术,切去外露的硬韧管壁及瘢痕组织、变形的皮肤,尽量保存乳头组织,术后用提脓祛腐的八二丹棉球嵌塞创面,每天换药 1 次,5 天后脓腐减少,改用九一丹嵌塞,7~10 天脓腐排尽后,创面嫩红有肉芽形成时,改用生肌散敛创收口。此类手术的优点是患者痛苦小,组织损伤少,复发率低,基本保持乳房外形。

(焦　宇)

第三节　急性乳腺炎

急性乳腺炎是乳腺的急性化脓性感染,最常见于哺乳期妇女,尤其是初产妇。哺乳期的任何时间均可发生,而哺乳初期最为常见。近年来,非哺乳期乳腺炎的发病呈上升趋势。

一、病因

1.乳汁淤积

乳汁淤积有利于入侵细菌的生长繁殖。乳汁淤积的原因有:①乳头过小或内陷妨碍哺乳,孕妇产前未能及时矫正乳头内陷,婴儿吸乳时困难,甚至不能哺乳;②乳汁过多,排空不完全,产妇不了解乳汁的分泌情况,多余乳汁未能及时排出而保留在乳房内;③乳管不通,造成乳管不通的原因很多,常见的有乳管本身的炎症、肿瘤及外在压迫,这些均影响了正常哺乳。

2.细菌侵入

乳头内陷时婴儿吸乳困难,易造成乳头周围的破损,这是细菌沿淋巴管入侵造成感染的主要途径。另外,没有良好的哺乳习惯,婴儿经常含乳头而睡,也可使婴儿口腔的细菌直接侵入蔓延至乳管,继而扩散至乳腺间质引起化脓性感染。其致病菌以金黄色葡萄球菌为常见。

3.其他

非哺乳期乳腺炎的病因尚不明确,可能与乳腺导管扩张、乳头的内陷有关。

二、病理生理

乳汁淤积有利于入侵的细菌生长繁殖,妇女产后哺乳期抵抗力下降,细菌可从乳头入侵,迅速生长繁殖,沿淋巴管到乳腺及其结缔组织,侵入到乳腺小叶,引起急性化脓感染,早期为蜂窝织炎,数天后出现炎性脓肿。表浅脓肿可向乳房表面破溃或破入乳管由乳头流出。深部脓肿可波及乳房与胸肌间的疏松组织中,形成乳房内脓肿、乳晕下脓肿、乳房后脓肿。严重感染者,可发生脓毒血症。

三、临床表现

1.急性单纯性乳腺炎

初期主要是乳房的胀痛、皮温高、压痛、乳房某一部位出现边界不清的硬结。

2.急性化脓性乳腺炎

局部皮肤红、肿、热、痛,出现较明显的硬结,触痛明显加重,同时患者出现寒战、高热、头痛、无力、脉快等全身症状。另外,腋下可出现肿大、有触痛的淋巴结。化验室检查发现白细胞计数明显升高。感染严重者可并发败血症。

3.脓肿形成

由于治疗措施不得力和病情的进一步加重,局部组织发生坏死、液化,大小不等的感染灶相互融合形成脓肿。脓肿可为单房性也可为多房性,浅表的脓肿易被发现,而较深的脓肿波动感不明显,不易发现。乳腺炎患者全身症状明显,局部及全身药物治疗效果不明显时,要注意进行疼痛部位的穿刺,待抽出脓液或涂片发现脓细胞来明确脓肿的诊断。

4.非哺乳期乳腺炎

初始表现为乳房无痛性肿块,多位于乳头、乳晕周边,亦有患者直接表现为有痛的肿块,但最后均会表现出红、肿、热、痛等炎症特征。

四、诊断和鉴别诊断

急性乳腺炎根据病史和查体均能作出正确的诊断,凡在哺乳的年轻妇女出现乳房局部的胀痛,甚至出现寒战、高热、白细胞计数升高的情况时,急性乳腺炎的诊断是较容易的。但在以上症状不典型时,要特别注意与炎性乳腺癌相鉴别。炎性乳腺癌临床虽不多见,但也多发生在年轻妇女,尤其在妊娠或哺乳期。炎性乳腺癌发展迅速,可在短期内侵及整个乳房,患乳淋巴管内充满癌细胞,皮肤充血、发红,犹如急性炎症,整个乳房变大变硬,而无明显的局限性肿块,但炎性乳腺癌无发热、白细胞计数升高的情况,疼痛不明显。

五、治疗

(一)非手术治疗

1.炎症的初期可以继续哺乳

哺乳前后应清洗乳头、婴儿的口腔及乳头周围,哺乳可起到疏通乳管、防止乳汁淤积的作用。乳头皲裂或破坏时可暂时停止患乳哺乳,应用吸乳器排空乳汁,创面经清洗后涂用消炎膏类药物以促进愈合。

2.局部冷、热敷

炎症初级阶段,可用 25%硫酸镁冷敷以减轻水肿,乳内有炎性肿块时改为热敷,每次 20~30 分钟,每天 3~4 次。另外也可用中药外敷以促进炎症的吸收,有条件时可进行物理治疗。

3.药物治疗

首选青霉素治疗,用量可根据症状而定,每次 80 万 U 肌内注射,每天 2~3 次。也可用800 万 U 静脉滴注。中医中药治疗乳腺炎也有良好疗效。

4.封闭治疗

局部用含有 100 万 U 青霉素的等渗生理盐水 20mL 封闭治疗。

(二)手术治疗

脓肿形成后任何良好的抗生素都不能代替切开引流,引流的方法有多种,但目的都是将脓液排出,使炎症早日消散。

1.激光打孔

根据单房性、多房性脓肿在波动感最明显的部位打孔并吸出脓液,然后将抗生素推入脓腔。此方法创伤小,患者免受每天换药的痛苦,容易接受。

2.脓肿切开引流

乳腺脓肿需切开引流时,原则上应停止哺乳。患者可口服药物回奶以避免发生奶瘘而使伤口长期不愈合。切开引流的注意事项如下。

(1)时间掌握准确:浅表的脓肿有波动感,较深的脓肿波动感不明显,要在压痛最明显的部位穿刺涂片,发现脓细胞时就应切开引流。

(2)切口选择要正确:乳房上方的脓肿应在乳晕以外做放射状切口,而乳晕下方脓肿因较浅表可以做弧形切口。

(3)引流要通畅:脓肿切开引流后患者的症状、体征均应明显减轻,如切开后体温仍较高、疼痛无明显缓解者应考虑是否是引流不通畅。脓肿切开时应以手指探入脓腔,轻轻将腔内坏死物清除,同时分开多房脓肿之间的纤维隔,以防残留无效腔。如脓腔很大或脓腔呈哑铃状,一个切口引流不畅时可行对口引流。

(4)换药要及时:脓肿切开引流后要及时换药,每次换药可用过氧化氢溶液、庆大霉素或复方黄柏液等药物冲洗,以抑制细菌的生长。

3.纤维乳管镜治疗

患者仰卧,患侧乳腺充分暴露,以乳头为中心常规消毒,用 2%利多卡因 0.2mL 进行局部麻醉,由扩张的乳管开口插入乳管镜,用生理盐水反复多次冲洗乳管,使淤积其中的乳汁排出,自冲洗孔缓慢反复注入庆大霉素注射液进行乳管冲洗,治疗结束后再次消毒,覆盖无菌敷料,嘱患者 24 小时内禁浴,定时用外用吸乳器吸净乳汁,避免积乳。

4.成脓期非手术治疗

对于确诊后的化脓性乳腺炎,传统的治疗方法多是手术切开引流,术后换药,病程较长,有瘢痕形成等问题。临床工作中,还可多根据患者病情及脓肿程度,采用针吸法穿刺抽脓保守治疗,疗效确切,预后良好,此治疗方法对于非哺乳期患者效果更佳。

具体方法:穿刺前在彩色多普勒超声引导下确定脓肿位置、大小及脓液量,常规消毒皮肤,局部 2% 利多卡因麻醉,穿刺抽出脓液后,换用较大号注射器抽吸,一般使用 10~20mL 注射器,脓腔较大或脓液稠厚者可用 30~50mL 注射器抽吸。抽吸困难或不畅时,调换位置或方向或用生理盐水冲洗针头,再行抽吸,至脓液抽不出,彩色多普勒超声下无回声区为止,术后局部加压包扎。根据脓肿大小,每天或隔天抽吸 1 次,一般患者 1~3 次即可治愈。治疗期间不必断奶,给予手法排乳,以保持乳汁通畅,减少乳汁淤积以避免增加细菌繁殖条件而加重病情。少数患者治疗后局部形成局限性无症状性肿物,可待断乳后行手术治疗。期间不影响哺乳。

穿刺抽脓后局部加压包扎,可使创面不易移动,创腔内组织处于闭合状态,减少创腔内出血及积液或乳汁再次灌注可能,促进组织生长,对消除脓腔,促进愈合意义重大。

针吸法治疗乳腺脓肿操作简便,可迅速减轻患者痛苦,缩短病程,避免手术造成的精神压力,且无手术瘢痕,最大程度地保留患者泌乳功能,提高母乳喂养率,患者易接受。一般患者于乳腺炎发病 3~5 天即有脓肿形成,便可采取穿刺抽脓治疗,同时应用中药进行辅助治疗,效果更好。

脓肿位置较深或初期使用抗炎药物导致病程迁延,不易尽早发现,对于病程较长,脓液稠厚或呈蜂窝状脓腔者,针吸法治疗效果欠佳,应尽早切开引流。

六、护理

(一)护理评估

1.健康史

了解乳头情况,有无乳头发育不良,如过小或内陷。了解哺乳情况,哺乳是否正常,乳汁能否完全排空,即有无乳汁淤积的情况。了解患者有无乳头破损或皲裂的情况。

2.身心状况

(1)局部表现:患侧乳房首先出现胀痛,局部红、肿、热、痛,触诊肿块有压痛。脓肿形成时肿块可有波动感,深部脓肿的波动感不明显,但乳房肿胀明显,有局部深压痛。脓肿破溃时,可见脓肿液自皮肤或乳头排出,常伴患侧腋窝淋巴结肿大和触痛。

(2)全身表现:患者可出现寒战、高热、脉搏加快和食欲减退等症状。

3.辅助检查

(1)实验室检查:血常规可见白细胞计数升高,中性粒细胞比例升高。

(2)诊断性穿刺:深部脓肿可在乳房压痛明显处穿刺,抽出脓液即确诊。

4.治疗要点

(1)局部治疗。

1)非手术治疗:炎症早期停止患乳哺乳,排空乳汁。采取局部热敷、理疗或外敷药物等措施促进炎症的吸收。

2)手术治疗:一旦脓肿形成应及时切开引流。定时换药,保持切口清洁,保持引流通畅,促进切口愈合。

(2)全身治疗。

1)抗生素药物治疗:应用足量有效的抗生素,首选青霉素。由于药物可以分泌到乳汁,要避免使用对婴儿有不良影响的抗生素,如氨基糖苷类、磺胺类和甲硝唑等药物。

2)中药治疗:服用清热解毒类药物。

3)回乳:感染严重出现乳瘘者应采取措施终止乳汁分泌。常用方法为己烯雌酚 1～2mg,口服,每天 3 次,共 2～3 天。还可以用炒麦芽 60g,每天一剂水煎,分两次服,共 2～3 天。

(二)常见的护理诊断/问题

1.体温过高

与乳腺急性化脓性感染有关。

2.疼痛

与炎症致乳房肿胀、乳汁淤积有关。

3.知识缺乏

缺乏哺乳和急性乳腺炎预防知识。

(三)护理措施

1.局部治疗的护理

指导患者停止患乳哺乳,可用吸奶器吸空乳房。用宽松的乳罩托起两侧乳房,以减轻疼痛。局部使用 5% 硫酸镁湿热敷或外敷鱼石脂软膏,观察局部炎症发展的情况。脓肿切开后按时换药,保持引流通畅。

2.全身治疗的护理

(1)休息与营养:注意休息,适当活动。多饮水,进食易消化富含蛋白质和维生素的饮食。进食少者,可静脉补充液体。

(2)遵医嘱按时用药:注意观察药物的疗效和不良反应。

(3)对症护理:高热患者给予物理降温或药物降温。疼痛严重者给予镇静止痛药。

(四)健康教育

1.预防乳头破损

妊娠后期每天用温水擦洗并按摩乳头,然后用 75% 乙醇擦拭乳头。

2.矫正乳头内陷

在分娩前 3～4 个月开始矫正,可用手指在乳晕处向下按压乳房组织同时将乳头向外牵拉,每天 4～5 次。乳头稍突出后,改用手指捏住乳头根部轻轻向外牵拉并揉捏数分钟,也可用吸奶器吸引,每天 1～2 次。

3.防止乳汁淤积

指导产妇按时哺乳,每次哺乳尽量排空乳房。

4.防止细菌侵入

哺乳前后清洁乳头,注意婴儿口腔卫生,乳头破损时暂停哺乳,局部涂抗生素软膏。

(汪冰洁)

第四节　乳腺纤维腺瘤

乳腺纤维腺瘤常见于青年妇女。早在 19 世纪中叶,学者们对本病就进行了阐述及命名。在对本病的认识过程中,曾被称为乳腺纤维腺瘤、腺纤维瘤、腺瘤等。实际上这仅仅是由构成肿瘤的纤维成分和腺上皮增生程度的不同所致,当肿瘤构成以腺管上皮增生为主,而纤维成分较少时则称为纤维腺瘤;如果纤维组织在肿瘤中占多数,腺管成分较少时,则称为腺纤维瘤;肿瘤组织由大量腺管成分组成时,则称为腺瘤。但上述 3 种情况只是具有病理形态学方面的差异,而 3 种肿瘤的临床表现、治疗及预后并无差别,所以准确分类并无必要。

一、发病率

乳腺纤维腺瘤的发病率在乳腺良性肿瘤中居首位。好发年龄 18～25 岁,月经初潮前及绝经后妇女少见。有报道,本病在成年妇女中的发病率为 9.3%。

乳腺纤维腺瘤是良性肿瘤,但文献报道少数可以恶变。肿瘤的上皮成分恶变可形成小叶癌或导管癌,多数为原位癌,亦可为浸润性癌,其癌变率为 0.038%～0.12%。肿瘤间质成分也可以发生恶性变,即恶变为叶状囊肉瘤,此种恶变形式较为常见,为叶状囊肉瘤的发生途径之一。如果肿瘤的上皮成分及间质成分均发生恶变即形成癌肉瘤,此种癌变形式少见。纤维腺瘤恶变多见于 40 岁以上患者,尤以绝经期和绝经后妇女恶变危险性较高,临床上应予注意。

二、病因

乳腺纤维腺瘤虽好发于青年女性,但详细发病机制不详,一般认为与以下因素有关。

(1)性激素水平失衡:如雌激素水平相对或绝对升高,雌激素的过度刺激可导致乳腺导管上皮和间质成分异常增生,形成肿瘤。

(2)乳腺局部组织对雌激素过度敏感。

(3)饮食因素,如高脂、高糖饮食。

(4)遗传倾向。

三、病理

(一)大体形态

肿瘤一般呈圆球形或椭圆形,直径多在 3cm 以内,表面光滑、结节状、质韧、有弹性、边界清楚,可有完整包膜。肿瘤表面可有微突的分叶。切面质地均匀,灰白色或淡粉色,瘤实体略外翻。若上皮成分较多则呈浅棕色。管内型及分叶型纤维腺瘤的切面可见黏液样光泽,并有大小不等的裂隙。管周型纤维腺瘤的切面不甚光滑,呈颗粒状。囊性增生型纤维腺瘤的切面常见小囊肿。病程长的纤维腺瘤间质常呈编织状且致密,有时还可见钙化区或骨化区。

(二)镜下观察

根据肿瘤中纤维组织和腺管结构的相互关系可分为5型。

1.管内型纤维腺瘤

主要为腺管上皮下结缔组织增生形成的肿瘤,上皮下平滑肌组织也参与肿瘤形成,但无弹力纤维成分。病变可累及一个或数个乳管系统,呈弥散性增生,早期上皮下结缔组织呈灶性增生,细胞呈星形或梭形,有程度不等的黏液变性。增生的纤维组织从管壁单点或多点突向腔面,继而逐渐充填挤压管腔,形成不规则的裂隙状,衬覆腺管和被覆突入纤维组织的腺上皮因受挤压而呈两排密贴。在断面上,因未切到从管壁突入部分,纤维组织状如生长在管内,故又称为管内型纤维腺瘤,纤维组织可变致密,并发生玻璃样变性,偶可见片状钙化。上皮及纤维细胞无异型。

2.管周型纤维腺瘤

病变主要为腺管周围弹力纤维层外的管周结缔组织增生,弹力纤维也参与肿瘤形成,但无平滑肌,也不呈黏液变性。乳腺小叶结构部分或全部消失,腺管弥漫散布。增生的纤维组织围绕并挤压腺管,使之呈腺管状。纤维组织致密,常呈胶原变性或玻璃样变性,甚至钙化、软骨样变或骨化。腺上皮细胞正常或轻度增生,有时呈乳头状增生。上皮及纤维细胞均无异型。

3.混合型纤维腺瘤

一个肿瘤中以上两种病变同时存在。

4.囊性增生型纤维腺瘤

乳腺内单发肿块,与周围乳腺组织分界清楚,可有包膜。肿瘤由腺管上皮和上皮下或弹力纤维外结缔组织增生而成。上皮病变包括囊肿、导管上皮不同程度的增生、乳头状瘤病、腺管型腺病及大汗腺样化生等。上皮细胞和纤维细胞无异型。本病与囊性增生病的区别在于后者病变范围广泛,与周围组织界限不清,且常累及双侧乳腺,镜下仍可见小叶结构。

5.分叶型纤维腺瘤(巨纤维腺瘤)

本瘤多见于青春期和40岁以上女性,瘤体较大,基本结构类似于管型纤维腺瘤。由于上皮下结缔组织从多点突入高度扩张的管腔,又未完全充满后者,故在标本肉眼观察和显微镜检查时皆呈明显分叶状。一般纤维细胞和腺上皮细胞增生较活跃,但无异型。本型与向管型的区别在于分叶型瘤体大、有明显分叶。与分叶状肿瘤的区别在于后者常无完整包膜、间质细胞有异型,可见核分裂。

四、临床表现

乳腺纤维腺瘤可发生于任何年龄的妇女,多见于20岁左右。多为无意中发现,往往是在洗澡时自己触及乳房内有无痛性肿块,亦可为多发性肿块或在双侧乳腺内同时或先后生长,但以单发者多见。肿瘤一般生长缓慢,妊娠期及哺乳期生长较快。

体格检查:本病好发于乳腺外上象限,一般乳腺上方较下方多见,外侧较内侧多见。肿瘤多为单侧乳房单发性肿物,但单乳或双乳多发肿物并不少见,有时乳腺内布满大小不等的肿瘤,临床上称为乳腺纤维腺瘤病。肿瘤直径一般在1~3cm,亦可超过10cm,甚或占据全乳,临床上称为巨纤维腺瘤,青春期女性多见。肿瘤外形多为圆形或椭圆形,质地韧实,边界清楚,表面光滑、活动,触诊有滑动感,无触压痛,肿瘤表面皮肤无改变,腋窝淋巴结不大。对该肿瘤的详细触诊,是该病诊断的重要手段,仔细触诊,虽肿瘤光滑,但部分肿瘤有角状突起或分叶状。

有学者将本病临床上分为 3 型。①普通型:最常见,肿瘤直径在 3cm 以内,生长缓慢。②青春型:少见,月经初潮前发生,肿瘤生长速度较快,瘤体较大,可致皮肤紧张变薄,皮肤静脉怒张。③巨纤维腺瘤:又称分叶型纤维腺瘤。多发生于 15～18 岁青春期及 40 岁以上绝经前妇女,瘤体常超过 5cm,甚至可达 20cm。扪查肿瘤呈分叶状改变。以上临床分型对本病的治疗及预后无指导意义。

五、诊断

乳腺纤维腺瘤的诊断一般较为容易,根据年轻女性、肿瘤生长缓慢及触诊特点,如肿瘤表面光滑、质韧实、边界清楚、活动等,常可明确诊断。

对于诊断较困难的病例,可借助乳腺的特殊检查仪器、针吸细胞学检查,甚至切除活检等手段,以明确诊断。

1.乳腺钼靶 X 线摄片

乳腺纤维腺瘤表现为圆形、椭圆形、分叶状,密度略高于周围乳腺组织且均匀的块影,肿瘤边界光滑整齐,有时在肿瘤周围可见一薄层透亮晕,病程长者可有片状或弧形钙化,但无沙粒样钙化。瘤体大小与临床触诊大小相似。乳腺钼靶 X 线摄片检查不宜用于青年女性,因为此阶段乳腺组织致密,影响病变的分辨,且腺体组织对放射线敏感,过量接受放射线会造成癌变。

2.B 超检查

B 超是适合年轻女性的无创性检查,且可以重复操作。肿瘤为圆形或卵圆形,实质性,边界清楚,内部为均质的弱光点,后壁线完整,有侧方声影,后方回声增强。B 超可以发现乳腺内多发肿瘤。

3.液晶热图

肿瘤为低温图像或正常热图像,皮肤血管无异常。

4.红外线透照

肿瘤与周围正常乳腺组织透光度基本一致,瘤体较大者边界清晰,周围没有血管改变的暗影。

5.针吸细胞学检查

乳腺纤维腺瘤针吸细胞学检查的特点是可以发现裸核细胞或黏液,诊断符合率可达 90%以上。

6.切除活检

切除活检既是一种诊断手段,又是一种治疗手段。但对于有以下情况者不宜盲目行切除活检,宜收入病房,并在快速冰冻病理监测下行肿瘤切除活检:①患者年龄较大或同侧腋下有肿大淋巴结;②乳腺特殊检查疑有恶性可能者;③有乳腺癌家族史者;④针吸细胞学有异型细胞或有可疑癌细胞者。

六、治疗

(一)手术治疗

对明确诊断的普通型纤维腺瘤可不行手术治疗,但需要严密观察,定期复查。提高乳腺纤维腺瘤诊断准确性是减少手术率的关键。

手术是乳腺纤维腺瘤最有效的治疗手段,无论是普通型纤维腺瘤还是幼年型、巨纤维腺瘤等特殊型纤维腺瘤,只要完整切除都可使其治愈。单发性乳腺纤维腺瘤的手术治疗容易,但多发性乳腺纤维腺瘤手术治疗就困难些。对于散在分布的多发性乳腺纤维腺瘤,如果全部切除,乳腺上满布切口,显然是难以接受的。可考虑选择较大的肿瘤或者有怀疑的肿块予以切除,而对那些典型纤维腺瘤肿块予以观察,在观察过程中,如发现肿块增大或不能除外恶性肿瘤,可及时再行手术治疗。

部分患者完整切除后仍在原手术部位或乳房其他部位甚至对侧乳腺再出现新的肿瘤,这并不是原来肿瘤的真正复发,而是第二原发肿瘤的缘故。

1.手术时机

(1)对未婚女性:诊断基本明确者可在严密随访下,根据患者的意愿考虑婚前或婚后选择手术切除。

(2)对婚后拟妊娠生育的患者:多建议在计划妊娠前手术切除,有助于避免妊娠哺乳期手术,因妊娠和哺乳均可使肿瘤生长加快。

(3)妊娠后发现肿瘤者:宜在妊娠4～6个月行手术切除。

(4)对于无妊娠、哺乳、外伤等促使肿瘤生长的情况:肿瘤短期内突然生长加快,应及时手术。

(5)手术时间:最好避开月经前期及月经期。

2.手术方式

(1)传统手术切除:根据美学和手术完整切除的便利性选择手术皮肤切口,沿乳晕边缘的弧形切口愈合后瘢痕小且在视觉上不那么明显,多发者可考虑行乳腺下缘折褶处切口。手术时要贯彻分层切开的原则,皮肤及皮下层可顺皮纹方向,而乳腺腺体层需行以乳头为中心的放射状切开以减少乳腺导管的损伤。手术要完整切除整个肿瘤。传统手术的缺点是会留下皮肤切口瘢痕,影响乳房美观。对于肿瘤大、切除范围较大影响乳房美容效果者,可以酌情考虑合并行乳房成形重建术。

(2)微创手术切除:一般选择乳腺纤维腺瘤诊断明确者。是在腋下或乳晕等隐蔽的地方戳孔(约3mm),在超声或钼靶引导下应用麦默通或埃可乳腺肿瘤真空辅助旋切系统将肿物旋切出来,一次进针多次切割,痛苦小,术后只留下一个3mm左右的孔痕,恢复快,切口不需缝合所以不用拆线。可以通过一个切口一次性同时切除多个肿瘤,临床摸不到的微小肿瘤特别适合采用这种手术。缺点是费用较高,易出现局部出血、皮下瘀斑,有时不能保证完全切除。

因为存在临床误诊漏诊的可能性,所以手术切除的标本应常规行病理检查。根据病理检查的结果给予相应的恰当处理。对于传统手术切除的标本也可以先行术中冰冻快速切片病理检查。

乳腺纤维腺瘤术后,乳房其他部位依然有相似概率再生长纤维腺瘤,因此术后依然要重视定期体检和影像学检查。

(二)药物治疗

1.西药治疗

(1)非细胞毒性方法:包括单独采用抗雌激素受体药物他莫昔芬,或与非甾体药物舒林酸联合应用。15%～20%的纤维瘤病应用他莫昔芬后缩小,25%～30%保持稳定。一项回顾性研究发现,采用他莫昔芬能够使65%的患者获益,病变保持稳定、缩小,甚至完全缓解。

(2)联合非甾体药物比单药能够提高抗激素治疗的效果:舒林酸作为一种非细胞毒性治疗方法,临床数据越来越支持将其应用于硬纤维瘤治疗,对于保持肿瘤的稳定性有明显效果,1年和2年的肿瘤无进展率分别为66%和55%,但是部分或完全缓解率仅为6%～9%。非细胞毒性的治疗需要6～8个月,部分病例在缩小和稳定之前会有所增长,因此治疗乳腺纤维瘤病早期肿瘤的轻度增大不应当被视为治疗失败。

(3)细胞毒性治疗:在非细胞毒性治疗无效时可以采用。多柔比星联合其他药物是最为常用的治疗方案,有效率为40%～100%。蒽环类单药用于治疗腹腔内型硬纤维瘤有效率为75%。一项包括30例患者、中位随访时间62个月的研究发现,甲氨蝶呤联合长春新碱能使70%的患者获益。

2.中医药治疗

可考虑中医药治疗,中医治则是疏肝解郁、化痰散结。可用于小的基本确诊的患者或多发性乳腺纤维腺瘤患者选择性切除术后。一般不建议内分泌药物治疗。

(三)放疗

越来越多的证据支持采用放疗的方法治疗硬化性肿瘤。这些数据多源自乳腺外的硬化性肿瘤,控制率为73%～94%。放疗的控制率好于单纯应用外科治疗,并且在切缘阴性和初次术后的效果比复发病例更好。关于术后放疗,有些支持者建议无论切缘阳性还是阴性均进行术后放疗,但是一些专家仅推荐用于切缘阳性病例。腹膜外局部复发的可以考虑进行放疗。

(王星权)

第五节　乳腺导管内乳头状瘤

导管内乳头状瘤又称大导管乳头状瘤、囊内乳头状瘤等,是发生于乳头及乳晕区大导管的良性乳头状瘤。肿瘤由多个细小分支的乳头状新生物构成,常为孤立、单发,少数亦可累及几个大导管。

本病多见于经产妇女,以40～45岁居多。发病率较低,从临床上看,导管内乳头状瘤较乳腺纤维腺瘤,甚至较乳腺癌亦明显少见。本病病程长,少数可以发生癌变。

乳腺导管内乳头状瘤与乳腺纤维腺瘤、乳腺囊性增生的发病原因相同,多数学者认为主要与雌激素水平增高或相对增高有关。

一、病理

1.大体观察

导管内乳头状瘤是发生在乳管开口部至壶腹部以下 1.5cm 左右的一段乳管内的肿瘤。病变大导管明显扩张，内含淡黄色或棕褐色或血性液体，管腔内壁有乳头状物突向腔内，乳头状物的数目及大小不等，一般直径 0.5～1.0cm，亦有直径达 2.5cm 者，乳头的蒂粗细、长短不一，也可为广基无蒂。一般短粗的乳头内纤维成分较多，呈灰白色，质地较坚实，不易折断；而细长顶端呈颗粒状鲜红的乳头质脆，特别是呈树枝状尖而细的乳头更易折断出血。有时乳头状瘤所在的导管两端闭塞，形成囊肿样，即称为囊内乳头状瘤。

2.镜下所见

乳腺导管内乳头状瘤的基本特点是导管上皮和间质增生形成有纤维脉管束的乳头状结构。该瘤边界清楚，但无纤维包膜。乳头及腔壁表面被覆双层细胞，表层为柱状上皮，其下是圆形或多边形细胞层，该层外是基底膜，上皮与基底膜之间可见肌纤维细胞。瘤细胞无异型，排列极性整齐。纤维脉管束可纤细疏松，亦可粗厚致密。多数肿瘤可见灶性上皮增生、大汗腺化生及实性上皮细胞巢。

发生于乳腺中小导管的多发性乳头状瘤称为乳头状瘤病，该病常伴有乳腺囊性增生。乳头状瘤病在中小乳管内呈白色半透明状小颗粒，附于管壁，无蒂，上皮生长旺盛，属于癌前病变，癌变率 5%～10%。

二、临床表现

1.症状

导管内乳头状瘤多以乳头溢液就诊，多数是在内衣上发现血迹或黄褐色污迹。无疼痛及其他不适，挤压乳腺时乳头溢液。少数以乳房肿块就诊，而以肿块就诊者，病变多在中小乳管。发生于大导管的乳头状瘤溢液发生率 70%～85%，Stout 报道的乳头状瘤，溢液发生率仅为 10%～25%。乳头溢液的性质 50% 左右为血性，其次为浆液性溢液，约占 30%。有学者统计了 300 例血性乳头溢液患者，45 岁以上癌变率约为 23%。

2.体征

本病的特点是挤压肿瘤所在区域，乳头出现血性或其他性质的溢液。导管内乳头状瘤能在乳晕区触及肿块者占 1/3 左右，肿块呈圆形、质韧、表面光滑、边界清楚。如继发感染，则肿瘤有压痛，也可与皮肤粘连。

发生于中小乳管的乳头状瘤，肿瘤多在周边区，瘤体较大，可能由于乳管被阻塞、液体潴留所致。肿瘤亦可与皮肤粘连。

三、诊断

对于有乳头溢液，特别是血性溢液的患者，如能在乳晕附近扪及 1cm 以下的圆形肿物，则 95% 的患者可诊断为乳腺导管内乳头状瘤。对于只有溢液而不能触及肿块的患者，则应采取一些辅助检查，以明确诊断。

1.选择性乳导管造影

对乳头溢液而言,选择溢液乳导管进行造影,是一项既能明确诊断又安全可靠的方法。

(1)方法:常规患侧乳头及周围皮肤消毒,找准溢液乳导管开口,用钝头细针轻轻插入病变乳导管,避免用力插入,以免刺破乳导管,一般进针 1~2cm 后,注入碘油或76％复方泛影葡胺,然后拍钼靶片。注意注药时不要推入空气。

(2)正常乳导管造影表现:乳导管自乳头向内逐渐分支、变细,呈树枝状。自乳管开口处可分为:①一级乳管,宽 0.5~2.3mm,长 1~3cm;②二级乳管,宽 0.5~2.0mm;③三级乳管,宽0.2~1.0mm。

正常乳腺导管壁光滑、均匀、分支走向自然。如注射压力过高,造影剂进入腺泡内,形成斑点状阴影。哺乳期乳管略粗。

(3)乳腺导管内乳头状瘤的表现:肿瘤多位于主导管及二级分支导管,表现为单发或多发的圆形或椭圆形充盈缺损。可有远端乳导管扩张或出现导管梗阻,梗阻处呈弧形杯口状,管壁光滑、完整,无浸润现象,中小乳管内乳头状瘤主要表现为乳管梗阻现象。较大的乳腺导管内乳头状瘤可见病变导管扩张,呈囊状,管壁光滑完整,其间可见分叶状充盈缺损。

2.脱落细胞学或针吸细胞学检查

将乳头溢液涂片进行细胞学检查,如能找到瘤细胞,则可明确诊断,但阳性率较低。对于可触及肿物的病例,采用针吸细胞学检查,可与乳腺癌进行鉴别诊断。

3.乳导管镜检查

乳管镜是近几年发展起来的一种特殊检查,通过此方法可以明确诊断。找到溢液乳导管,先注入表面麻醉剂,用扩张器扩张乳导管,放入乳导管镜对一、二、三级导管进行检查。导管内乳头状瘤呈粉红色或鲜红色突出于导管壁或堵塞乳导管。

四、鉴别诊断

导管内乳头状瘤的主要症状为乳头溢液,故凡可引起乳头溢液的乳腺疾病均应进行鉴别诊断。

1.乳腺癌

乳腺导管内乳头状癌、导管癌等可引起乳头溢液。

(1)乳管造影表现。

1)乳管本身受到癌浸润、梗阻、破坏引起的征象包括:患病乳导管不规则浸润、僵硬、狭窄及中断,截断面呈"鼠尾状"。

2)因癌侵犯、收缩、压迫等引起的征象有:树枝状结构受压或受牵引移位,导管分支减少或结构紊乱,有时因肿瘤浸润而致多个相邻分支突然中断。

(2)乳管镜检查发现乳导管僵硬、结节状改变。

(3)脱落细胞学或针吸细胞学可发现异型细胞、可疑癌细胞,甚或癌细胞。

(4)钼靶摄片有时可见沙粒样钙化。

2.乳腺囊性增生

本病溢液多为浆液性或黄绿色,且多为双乳头多乳导管溢液,临床上本病呈周期性疼痛,月经前疼痛明显,乳腺可扪及结节状肿物,质韧且压痛。

乳导管造影无充盈缺损的表现。硬化型腺病表现为乳管及其分支变细,呈细线状;囊肿型表现为与导管相连的较大囊性扩张;小导管及腺泡囊性增生型表现为终末导管、腺泡呈较均匀的小囊状或串珠状扩张。

3.乳导管扩张

临床上有乳头溢液,但多为淡黄色液体,偶有溢血。乳管造影示:乳晕下大导管显著扩张、迂曲,严重者呈囊性,无充盈缺损。

4.乳管炎

乳管炎溢液为浑浊、脓性,乳管镜发现乳导管充血、水肿、有分泌物。

五、治疗

本病有一定的恶变率。临床凡确诊为本病者,手术治疗为其治疗原则。凡发现乳头有血性溢液者,应先明确出血导管的部位和性质,再根据具体情况确定手术方案。

1.局部切除术

乳房导管内乳头状瘤是良性病变,恶变的概率不大。虽有部分学者认为本病为癌前病变,但大量的临床资料支持本病为良性病变。有学者报道,73例乳头状瘤按此术式进行手术后无一例复发。也有学者报道,110例乳头状瘤以局部切除为主,3年后仅有1例癌变,其他未见复发。因此,局部切除范围充足者,理应获得满意的疗效,在定位准确的条件下,可作为乳头状瘤的首选术式。

术前准确定位是手术成功的关键。因为部分患者术前触不到肿块,部分即使术前触到肿块,而在术中因挤压而缩小或消失。因此,术前沿乳晕顺序轻压,看到乳头有血性液溢出,说明此处为病变部位所在,然后用一钝性针头从溢液的乳头导管开口插入,再沿着针的方向做放射状切口或在乳晕缘做弧形切开皮肤,游离皮肤至乳头,轻轻将针头上下挑动,辨明乳管,找到扩张的乳腺管。

在乳晕下游离导管,直到乳头处,用中号丝线结扎切断,沿乳腺导管做锐性分离,横行剪除有病变的导管组织。分层缝合切口或在放入乳管的针头内注入少量无菌亚甲蓝,作为手术切除病变的指标,将有着色的组织(包括导管)楔形切除,避免遗留病变。

本手术方法须注意以下几点:①先以乳晕缘的弧形切口切开皮肤;②在游离乳晕皮肤时不能过深,以防损伤乳腺管;③在游离的皮下行放射状切开乳腺组织,避免损伤更多的乳管;④如果要求哺乳者,仅游离出病变乳管,单行病变乳管切除。

2.乳房区段切除术

临床上症状和体征符合乳头状瘤,病理也确定本病者,可行乳房区段切除,即将整个乳管连同肿瘤及部分周围正常乳房组织一并切除。如肿块不明显,临床上出现血性溢液者,可行乳房局部或区段的按压,如出现溢液,在乳晕区未探及肿块,指压无出血者或有多发性乳头状瘤者,也可行乳房区段切除术。

3.乳房单纯切除术

本手术主要适用于以下患者。

（1）年龄＞50 岁的患者。

（2）挤压乳房的多个区段,导致多乳管血性溢液者。

（3）病理诊断有局限性上皮高度不典型增生,细胞生长活跃,有恶变趋势者。

（4）＞45 岁、乳头状瘤为多发性、病灶范围广者。

4.乳房导管内乳头状瘤治疗过程中的注意事项

（1）以乳头溢液就诊者,术前应排除生理状态、内科疾病或其他因素（如药物）引起的乳头溢液。

（2）明确病变部位可行局部或单纯乳管切除。

（3）无肿块发现而出血的乳管口不能明确者或压迫乳晕之外有出血者,可行局部或区段的乳腺切除。

（4）无肿块的多乳管出血,为某区段出血,＞40 岁的患者乳房单切,≤40 岁的患者局部切除或区段切除。

（5）双乳多乳管溢液且以血性为主,必须排除内分泌疾病所引起,不能贸然行双侧乳房切除术。

（6）＜35 岁的患者仅在乳头挤压时有乳头溢液（非自溢者）而无肿块可严密观察,定期复诊,排除乳房囊肿病及导管扩张症。

（7）术前 2 天禁止挤压乳房避免排净积液,导致术中定位困难。

（8）切除组织均应行病理学检查,如提示细胞恶变,应及早行乳腺癌根治术或改良根治术。

六、预后

本病是一种良性疾病,是否会发生恶变尚有争议。对 208 例乳房导管内乳头状瘤患者追踪 5～18 年,未见恶变成癌。Haagensen 等对 427 例导管乳头状瘤患者随访,1～22 年仅有 2 例恶变,他们认为乳房导管内乳头状瘤是良性病变,是独立起源的,不应视为癌前病变。但 Geschicketer、Buh-Jorgensen 等则认为,乳房导管内乳头状瘤是一种潜在的恶性肿瘤,他们对 72 例患者的观察中,19 例导管内乳头状瘤与癌并存。国内文献报道的一般恶变率为 6％～8％。

Kraus 等认为,位居乳晕区的大导管的乳头状瘤多为单发,且甚少恶变。而 Carter 认为,位居乳晕区外的中小导管内的乳头状瘤,常为多发,较易恶变。有报道,其恶变率约占 1/3。Haagensen 通过临床观察认为本病是癌前病变。有学者分析 144 例本病,单发为 120 例,癌变占 5％,多发为 24 例,恶变率为 8.3％。因此认为,管内乳头状瘤无论发生于大、中、小导管内,都有一定的恶变概率,一般认为多发性导管内乳头状瘤病生物学特性倾向恶变,故称癌前期病变。Kraus 等指出,乳头状瘤癌变一般恶性度较低,生长缓慢,但因处理不当而致复发或转移,造成不良后果并非少见。因此,慎重采取治疗措施甚为重要。

（王星权）

第六节 其他乳腺良性肿瘤

一、脂肪瘤

乳房脂肪瘤同身体的其他部位的脂肪瘤一样,其肿块较软、界限清楚,生长缓慢无特殊不适,很少恶变。

(一)病理

1.大体所见

肿物质地软,有完整的包膜,呈结节状或分叶状,形状不规则,多为圆形或椭圆形,瘤组织与正常乳腺内的脂肪极为相似,其颜色较正常脂肪黄,且脂肪瘤组织有包膜是与乳房皮下脂肪组织及乳房脂肪小叶的不同之处。

2.镜下所见

瘤体由分化良好的成熟脂肪组织所构成。有时混有少许脂肪细胞,细胞核小且位于细胞中央,细胞质内充有丰富的脂滴,瘤细胞间有少许纤维组织及小血管。根据肿瘤组织的所含成分,乳房脂肪瘤可分为以下 4 种类型。

(1)乳腺单纯性脂肪瘤:本病与一般脂肪瘤有相同的组织及形态。瘤组织由成熟的脂肪细胞所组成。镜下有时难与正常脂肪区别,往往要借助肉眼观察帮助诊断。

(2)乳腺内血管型脂肪瘤:不多见,其大体特点较瘤组织更软些。切面为棕黄色,可见表面有少许血液渗出。组织学所见:瘤组织由成熟的脂肪细胞和血管组织(多数为毛细血管)及数量不等的纤维组织所构成;有的病例以脂肪为主,伴有灶性血管增生。

(3)乳腺纤维型脂肪瘤:其特点为在脂肪瘤的组织中掺杂较多的分布均匀的纤维组织成分,其周围可见有不等量的胶原纤维和黏液样基质。

(4)乳腺腺脂肪瘤:由成熟脂肪、纤维、乳腺腺体或腺上皮混杂在一起而组成的一种特殊肿瘤,又称乳腺错构瘤,其性质纯属良性。根据肿瘤成分中各组织所占比例不同,分别称为纤维性错构瘤、腺性错构瘤,而脂肪组织占绝对优势的肿瘤组织中散布着少数腺上皮小岛者,可称为腺脂肪瘤。

(二)临床表现

本病可发生于任何年龄,但多见于 40～60 岁的妇女。好发于脂肪丰富的大乳房内。本病发病率低。脂肪瘤多为圆形或椭圆形,质地柔软,有分叶,肿物直径多在 5cm 以下,也有达 10cm 者。根据肿瘤在乳房内的部位不同,可分为以下 3 种情况。

1.位于乳房皮下的脂肪瘤

与其他部位的脂肪瘤一样,单发性、生长缓慢,呈圆形或不规则的分叶状,边缘清楚,触之柔软,有假性波动,尚需与淋巴管瘤、血管瘤、粉瘤相鉴别。行穿刺即可鉴别诊断(淋巴管瘤为淡黄澄清液体,皮脂腺囊肿为豆腐渣样组织,血管瘤有血抽出)。

2.位于乳房内的脂肪瘤

此类脂肪瘤,常见乳房呈进行性缓慢的泛发性增大,柔韧,边界不清。除乳房肿大外,无任何不适,往往以其他疾病为诊断,在术中发现为本病。

3.乳腺外脂肪瘤

发生在乳房后方者较多,生长多缓慢,但有时显著增大,尚需与寒性脓肿、囊状腺瘤、肉瘤等相鉴别。如有较长时间的低热,全身状况差,乳房部感到沉胀隐痛,无急性感染史,穿刺有稀薄脓液,涂片未发现一般致病菌或发现有结核分枝杆菌,即为寒性脓肿。

(三)辅助检查

可进行 X 线检查鉴别肿瘤的性质。恶性肿块周围有毛刷状阴影出现;良性则无此现象。脂肪瘤的 X 线表现为边界清楚、密度较低的肿块阴影,呈圆形或卵圆形,也有呈分叶状的。有时病变位居皮下,其密度与脂肪组织相似,因此往往不能在 X 线片上显示。位居乳房内的脂肪瘤,可显示乳腺内占位性病变。边缘呈现薄层纤维脂肪包膜的透亮带,将邻近的乳腺条索状结缔组织推开,以此作为诊断参考。

(四)治疗

乳房脂肪瘤与其他部位的脂肪瘤一样,为良性肿瘤,很少发生恶变,且生长缓慢,对机体的危害不大。若瘤体不大,无须处理。对于乳腺间脂肪瘤,因手术探查遇到本病可随时摘除。位于乳房后的脂肪瘤,如诊断清楚,瘤体又不大,不影响其乳房功能者,不必手术。而对瘤体较大,明显压迫周围组织,甚至影响乳腺功能者或继发癌变者,以手术切除为原则。

二、平滑肌瘤

乳房平滑肌瘤是一种少见的乳房良性肿瘤。本瘤可来自乳头、乳晕的平滑肌组织及乳腺本身的血管平滑肌组织。根据生长部位、细胞来源的不同,病理分为 3 型:①来源于乳晕区皮肤平滑肌者称为浅表平滑肌瘤;②来源于乳腺本身血管平滑肌者称为血管平滑肌瘤;③来源于乳腺本身血管平滑肌和腺上皮共同构成的腺样平滑肌瘤。

大体观察:肿瘤呈圆形或椭圆形,边界清楚或有包膜,实性,质韧,一般直径 0.3～0.5cm,切面灰白或淡红色,稍隆起,呈编织状。镜下:肿瘤由分化成熟的平滑肌细胞组成。瘤细胞呈梭形、细胞质丰富、粉染、边界清楚,并可见肌原纤维。胞核呈杆状,两端钝圆,位于细胞中央,无核分裂。瘤细胞排列呈束状、编织状或栅栏状,间质有少量的纤维组织。血管平滑肌由平滑肌和厚壁血管构成。腺样平滑肌瘤在平滑肌瘤细胞之间夹杂着数量不等的乳腺小管状结构。

临床上,肿瘤可位于真皮亦可在乳腺实质内。位于真皮者表面皮肤隆起,略呈红色,局部有痛感或有压痛。位于乳腺实质内者,位置深在,多为血管平滑肌瘤或腺样平滑肌瘤,肿瘤有包膜,易推动,生长缓慢。

本病发生于真皮者,诊断较易确定,可行手术治疗,手术时,连同受累皮肤一并切除。对于发生于乳腺实质内者,与纤维瘤较难鉴别,有时需待手术后病理切片方可证实。本病一般不恶变,手术后不复发。

三、神经纤维瘤

乳房神经纤维瘤少见,常为神经纤维瘤的一部分。好发于皮肤及皮下的神经纤维,神经纤维瘤多位于乳头及乳头附近,可为单发或多发,肿瘤直径 1～2cm,生长缓慢,一般不恶变,无疼痛及其他症状。单发者手术切除后一般不复发,多发者可致乳头变形,可考虑切除病变皮肤,并进行乳房整形。

四、汗腺腺瘤

乳腺汗腺腺瘤罕见,是发生于乳腺皮肤汗腺上的良性肿瘤。肿瘤在真皮内由无数小囊形管构成,管腔内充满胶样物质,管壁的两层细胞受压变扁平。

临床上,本病开始时是在皮肤上发现透明而散在的结节,软且有压缩性。结节位于真皮内,一般 2cm 大小,有时高出皮肤,肿瘤可逐渐增大呈乳头状,并发生破溃。一般不恶变,手术切除可治愈。

五、错构瘤

乳房错构瘤又称腺脂肪瘤。本病临床较少见,好发于中青年妇女,一般为单发,生长缓慢、无症状,肿物边界清楚,质软,活动度好,与周围无粘连。在钼靶片上,本病表现为圆形或椭圆形肿块阴影,中央密度不均匀,边缘光滑,且有一圈透亮带。病因为胚芽迷走或异位或胚胎期乳腺发育异常,造成乳腺正常结构成分比例紊乱。

肉眼观察:肿瘤呈实性,圆形或椭圆形,有一层薄而完整的包膜,直径 1～17cm,质软。切面脂肪成分较多时呈淡黄色;腺体成分较多时呈淡粉红色,纤维组织为主者呈灰白色。

镜下观察:肿瘤为数量不等、杂乱无章的乳腺导管、小叶和成熟的脂肪组织、纤维组织混杂而成,包膜完整。小叶和导管上皮可正常,亦可增生。有时可见导管扩张及分泌物潴留。当脂肪组织占肿瘤大部分时,称为腺脂肪瘤。

本病需经手术切除后病理切片确诊,预后好,手术后不复发。

六、海绵状血管瘤

乳房海绵状血管瘤临床极为少见,它是由血管组织构成的一种良性血管畸形。本病一般多发于乳腺皮下组织内,肿瘤体积不定,质地柔软,边界清楚。切面呈暗红色,可见多数大小不等的腔隙。腔壁厚薄不均,腔内充满血液。镜下见瘤组织由大量充满血液的扩张的腔隙及血管构成,腔壁上有单层内皮细胞,无平滑肌。腔隙之间由很薄的纤维组织条索构成间隔,状如海绵,可有完整包膜,亦可边界不清。本病可发生于任何年龄,一般为单发,也可多发。本瘤边界清楚,质软,有压缩性或呈囊性感。常无任何不适,生长缓慢。局部肿瘤穿刺抽出血性液体时,可明确诊断。较小的血管瘤可局部手术切除,范围较大者,可考虑行乳房单纯切除术。

七、淋巴管瘤

乳房淋巴管瘤临床极罕见,由淋巴管和结缔组织构成,是一种先天性良性肿瘤。淋巴管瘤多见于锁骨上区及颈部,乳房淋巴管瘤生长缓慢,无不适表现。瘤体大小不一、触之无压痛、软,有囊性感或波动感,透光试验阳性,局部穿刺可抽出淡黄色清亮液体。临床上,肿瘤较小者行肿瘤切除,较大者行乳房单纯切除术。

八、颗粒细胞瘤

乳房颗粒细胞瘤又称颗粒性肌母细胞瘤,是一种少见的乳腺良性肿瘤。颗粒细胞瘤可发生于身体任何部位,好发于舌、皮下及软组织,乳腺也是本病常见的发病部位之一。

颗粒细胞瘤并非发生于乳腺组织本身,而是来源于乳腺神经鞘细胞。大体观察:肿瘤无包膜,与周围组织分界不清,直径 0.5～4.0cm,质硬,切面灰白或灰黄,均质状,表面受累皮肤可发生凹陷。镜下:肿瘤无明确分界,瘤细胞体积大,呈多边形或卵圆形。细胞质丰富,内含均匀分布的嗜酸性颗粒;胞核小而圆。瘤细胞呈松散的巢状或条索状排列,其间有多少不等的纤维组织包绕。受累皮肤呈假上皮瘤样增生。

临床上,本病好发于 20～50 岁女性。主要为无痛性肿块,质硬,呈结节状,边界不清,活动度差,且常与皮肤粘连,致受累皮肤凹陷,故易与乳腺癌混淆。依靠镜下瘤细胞核小而圆、规则、细胞质丰富呈嗜酸性颗粒状与乳腺癌鉴别。

本病手术切除预后良好。

九、软骨瘤和骨瘤

乳房软骨瘤和骨瘤极少见,可见于老年妇女的乳房纤维腺瘤内。肉眼见该瘤表面呈颗粒状突起,色淡黄,质硬,无明显包膜,但边界清楚。镜下可见骨膜、断续的骨板及排列紊乱的骨小梁,小梁之间可见疏松纤维组织。一般认为它是由成纤维细胞化生而成,另一部分由纤维瘤内纤维成分而来。

临床上,患者一般无自觉症状,肿瘤质硬,无触痛,可活动,与周围组织无粘连。

手术切除后一般无复发。

十、腺肌上皮瘤

乳腺腺肌上皮瘤临床少见,术前多易误诊为乳腺纤维腺瘤。本病好发于 50 岁以上女性,亦有年轻女性及男性腺肌上皮瘤报道。常以无痛性肿块就诊,边界清楚,质地韧实,表面光滑,生长缓慢、无痛。

肉眼观察,肿瘤可有或无包膜,切面灰白或灰黄,质脆或鱼肉状,少数为囊实性或囊性。镜下肿瘤组织由增生的腺上皮和肌上皮组成,以肌上皮增生为主。腺上皮可有乳头状增生;肌上皮呈巢状、片状、小梁状分布,细胞呈梭形或为透明细胞。Tavassoli 根据肿瘤结构及肌上皮形态不同,将其分为 3 型:①梭形细胞型,由巢状和片状分布的梭形肌上皮细胞和少量腺腔组成;②腺管型(经典腺肌上皮瘤),主要由大小不等的腺管组成,内覆腺上皮细胞,外围为肌上皮细胞;③小叶型,增生的上皮细胞呈巢状,围绕并挤压腺腔,肿瘤周围纤维组织向瘤内生长,分隔肿瘤呈小叶状。当核分裂象超过 5 个/10 高倍视野、细胞有明显异型性、肿瘤呈浸润性生长以及肿瘤出现坏死时,考虑有恶性可能。

本病治疗方法为手术切除,应切除肿瘤周围部分正常腺体组织,否则易复发。反复复发则有恶性可能。考虑为恶性时,宜行乳房切除或改良根治术。

十一、乳头腺瘤

乳头腺瘤又称乳头导管腺瘤,发生于乳头内的导管即乳窦部,是一种局限于集合管内或其周围的良性上皮增生。好发于 40～50 岁女性,偶有男性,发病率不到乳腺良性肿瘤的 1％,病程长,生长缓慢,肿瘤体积小,直径一般不超过 2cm。

(一)临床表现

乳头腺瘤单侧多见,罕见双侧患者。乳头溢液为主要表现,约占 2/3 患者,其次可有乳头增粗、变硬、糜烂、溃疡、结痂出血,乳头内或其底部扪及结节等症状,切除的结节质硬,边界可清或不清楚,呈灰白色,此结节有时不在导管内。

(二)诊断和鉴别诊断

乳头腺瘤是一种少见病,对临床上有乳头溢液伴有乳头内或乳窦部硬结节或肿块者,同时若有乳头糜烂、溃疡、出血、结痂者,应高度重视。影像学检查方法:钼靶 X 线摄片通常不把乳头包括在内,所以影像学不易发现,临床上对可疑者,申请加拍乳头在内的头尾位和内外侧斜位,有时可见乳头及乳晕区有高密度肿块影;彩色 B 超可显示乳头内有实性肿块影,可协助诊断,但最终需靠病理学确诊。

乳头腺瘤多因临床表现不典型,医师经验不足,术前诊断较困难,临床检查常有漏诊或误诊,必须与乳头慢性炎症、良性肿瘤、佩吉特病乳头状癌等进行鉴别。

1.湿疹样癌(佩吉特病)

初期表现为一侧乳头瘙痒、变红,继而皮肤增厚,粗糙、糜烂、出血、结痂,可见乳头变形或破坏。病理检查:乳头、乳晕表皮基底层内可查到佩吉特细胞,乳头下导管内可见管内癌。即可确诊。而乳头腺瘤是导管上皮细胞增生改变,表皮内无佩吉特细胞。

2.导管内乳头状瘤

临床表现主要是以乳头溢液为主,半数左右为血性,在乳晕附近可扪及圆形肿物,乳导管造影和乳管镜检查加上取病理活检,一般可以确诊。

3.乳腺管状腺瘤

由密集增生的管状结构构成的圆形结节状良性病变,多见于年轻妇女,多为无意中发现皮肤触及包块,系为卵圆形,可单发、多发,生长较快,活动度较好,界限较清,质地中等、压痛,无皮肤及乳头改变,疼痛随月经期前后变化明显。影像学检查通常为边界清晰、偶含微钙化的肿物,乳腺管状腺瘤是良性病变,切除后无复发,预后较好,主要靠切除后行组织学检查以确诊。

4.乳头汗腺样瘤

发生部位与乳头腺瘤相似,但无乳头糜烂及乳头溢液,检查无佩吉特细胞,病理检查以乳头大导管的乳头状增生为主,该病罕见,临床检查不易确诊,而病理检查确诊不困难。

(三)治疗和预后

本病应尽量行乳头结节局部完整切除,保留乳头,一般不主张行乳房单切术,术后常见复发,未见癌变报告。

十二、乳腺结节性筋膜炎

发生于乳腺的结节性筋膜炎又称假肉瘤性筋膜炎,是乳腺深、浅筋膜的成纤维细胞/肌成纤维细胞的瘤样增生性病变。由于增生的成纤维细胞数量丰富,具有一定的异型性,可见核分裂象,周边无包膜形成,生长较迅速,极易误诊为恶性肿瘤而过度治疗。

大体观察:病变位于乳腺筋膜处,向上可长入皮下,向下可长入乳腺间质。通常体积较小,平均直径 2cm,多不超过 3cm,病灶较局限,呈单一梭形或圆形结节,有时在主结节周围可有小的卫星结节。切面灰白、淡红或棕褐色,可有胶冻状或黏液样区域,切面呈实性,质地中等或较韧,有时较软。显微镜下可见,增生的成纤维细胞呈短束状或车辐状排列,分布于黏液样基质中,常伴有小血管增生和炎症细胞浸润。成纤维细胞的密度随病程发展变化较大。早期细胞丰富,形态多样,似肉瘤样改变,细胞呈梭形,较肥胖,核圆或卵圆形,空泡状,相对一致或轻度异性,核仁明显,核分裂象比较常见(<1 个/高倍视野),有时可较多,但均为生理性。部分病例可见多核巨细胞钙化与骨化,周边组织间隙中常见红细胞外渗。免疫组化染色波形蛋白(Vimentin)强阳性,肌源性标记常阳性,Actin 可局灶阳性,偶尔可有 Desmin 表达。

本病为一反应性、自限性病变,可发生于任何年龄,以 20~40 岁多见。最常见部位为上肢,特别是前臂屈侧、躯干和颈部,乳腺结节性筋膜炎可发生于乳房皮下组织,亦见于乳腺实质,临床表现为快速生长和局部肿块,一般为 1~2 周,通常不超过 3 个月,局部有肿胀或触疼(约 50%),数月后可自行消退。如病史超过 6 个月或肿块>5cm,应排除其他病变。本病的临床、大体及显微镜下均易与恶性肿瘤相混淆,故临床病理诊断须通过病史、病理所见,免疫组化检查等与乳腺的梭形细胞肿瘤及病变相鉴别,如恶性纤维组织细胞瘤、纤维肉瘤、黏液性脂肪瘤、平滑肌肿瘤、神经纤维瘤、纤维瘤病、叶状肿瘤、增生性肌炎,术后梭形细胞结节,放疗后成纤维细胞不典型增生等。

尽管该病变可自行消退,但其特别的临床表现往往导致需进行活检或手术切除,因其具有浸润性生长方式,切除后仍可有 1%~2% 病例复发,故局部切除仍不失为较适当的治疗方法。

十三、乳腺结节病

乳腺结节病又称乳腺 Boeck 肉样瘤,类肉瘤病。一般是全身性结节病累及乳腺组织,也有少部分病例原发于乳腺。因本病可同时累及全身较多器官,起病隐匿,临床缺乏特异性,虽然少见,一旦发生,临床易误诊为肿瘤性疾病。

结节病是一种全身性肉芽肿病,病程长而隐蔽,不同阶段病理改变有所不同。急性期一般无皮肤及组织学改变,慢性期约 30% 可出现皮肤斑块、丘疹或皮下结节。典型的乳腺结节病肉眼观察为乳腺皮下或实质中灰白、灰褐色,形态大小较一致,边界较清楚的圆形结节,实性,中等硬度。显微镜下早期可见灶性上皮样细胞增生,散在少量朗汉斯多核巨细胞,较后期病灶扩大,形成大小相对一致、分布均匀的非坏死性结核样的肉芽肿结节,主要由上皮样细胞构成,中央无干酪坏死,偶见纤维素样坏死,周边可有少量淋巴细胞浸润,即"裸结节"。其中可有多少不等的多核巨细胞,多核巨细胞内、外可见到星状包涵体、层状小体(钙化小体),有时结节周边可有蜡样小体(巨大的溶酶体)。晚期上皮样细胞消失,结节逐渐纤维化。

本病原因不明,近年来认为与自身免疫性反应有关,特别是 T 细胞介导的免疫反应,有些病例与遗传因素有关。主要发生于 20~40 岁青壮年,其累及部位除淋巴结和肺以外,还可累及骨、软组织、眼、涎腺和纵隔,尤其是肺部及支气管旁淋巴结占 60%~90%,肉芽肿病变可出现在很多疾病之中,如结核分枝杆菌感染、麻风、真菌感染、异物,甚至霍奇金淋巴瘤等,故本病是一个排除性诊断,除临床大体观察和显微镜观察之外,需通过多种实验室检查慎重鉴别才能确诊。

本病原则上以内科治疗为主,单纯皮肤及淋巴结病变常能自然缓解,无须治疗。部分病例特别是单纯性乳腺结节病因形成明显肿块,术前难以确诊,常以手术切除为主,配以内科治疗,预后良好。

十四、乳腺囊肿

乳腺囊肿在临床很常见,由于乳腺囊肿为乳房触摸明显肿物,往往引起患者的负担和恐惧,有时,一夜之间,小的囊肿即可明显增大。囊肿多发或周围组织有炎症表现,积乳囊肿、外伤性囊肿、单纯性乳腺囊肿为乳腺良性病变,是女性常见病和多发病,占所有女性病的 7% 左右,其发生与内分泌功能紊乱密切相关。

(一)病因

大多数学者认为,乳腺囊肿发生与内分泌紊乱密切相关。本病好发于中年妇女,此期的妇女由于生理因素易出现内分泌紊乱,当孕酮分泌减少或缺乏,雌激素水平相对增高,刺激乳腺导管上皮增生,致使导管延伸、折叠、迂曲,大量上皮细胞脱落及伴有部分导管细胞坏死,造成管腔堵塞,其分泌物大量在管腔内积聚,管内压增高而形成囊肿。乳腺囊肿病在病理上表现为一种以上皮组织增生和囊肿形成的非炎非瘤病变。乳腺囊肿一般不会恶变,只有少数不典型导管上皮增生和重度乳头状瘤乳头状增生,才有恶变可能。

有研究显示,患乳腺囊肿的女性患者约为其他乳腺病女性患者的腋臭发病率的 8 倍。根据统计欧美人士有腋臭者高达 80%,而东方人较少约 10%。行腋臭手术切除术后 5～10 年是乳腺囊肿高发期,呈多发性,乳晕区多见,部分患者伴有乳头溢液。

究其原因,乳腺组织由汗腺演化而来,腋臭是由腋部增生的大汗腺所产生的油脂、蛋白质经细菌分解产生特殊气味所形成的。同源性可能为二者紧密相关的基础。两者均来源于胚胎外胚层,表皮生发层深入到真皮部分,分化为汗腺和哺乳动物的乳腺。当乳腺受到刺激时,乳腺导管上皮出现再生,新生的幼稚细胞往往向着其同源和形态类似的汗腺上皮方向生长分化。

随着乳腺彩超及磁共振等检查的临床普及,越来越多的乳腺囊肿被早期发现。由于生活水平的提高而腋臭手术切除术的增加,乳腺囊肿疾病亦同时得到发现和治疗。腋臭患者与乳腺囊肿之间是否还存在其他内在关系,有待进一步观察和研究。

积乳囊肿又称乳汁淤积症或乳汁潴留样囊肿,较单纯囊肿少见。主要由于泌乳期乳导管阻塞,引起乳汁淤积而形成囊肿。如哺乳期患有乳腺增生、炎症或肿瘤压迫、小叶增生,可造成乳腺的 1 个腺叶或小叶导管填塞。另外,因哺乳期习惯不当,乳汁淤积于导管内,致使导管扩张形成囊肿,细菌入侵继发感染,导致急性乳腺炎或乳腺囊肿。

(二)病理

囊肿大小不等,体积可以很大,直径大于 3mm 者称为肉眼可见囊肿,对囊肿直径 <5mm 称为囊肿早期阶段,>7mm 称为囊肿晚期阶段,在 5～7mm 称为过渡阶段。

囊肿常含有浑浊或清亮液体。有的囊肿外观呈蓝色,又称蓝顶囊肿,大囊肿周围可见多个小囊肿,囊壁较薄,显微镜下:大多数囊肿被覆扁平上皮,上皮可以缺如,囊肿内充满多量泡沫细胞和胆固醇结晶,称为脂性囊肿。

囊肿也可破裂,内容物溢出,引起周围间质炎症反应,也可见多量泡沫细胞和胆固醇结晶,本病常同时伴有其他增生性病变,临床病例可见孤立性的大囊,也可见大囊附近又有多个小囊,囊内常含有流黄色液体或棕褐色血性液体。

单纯囊肿镜下特点:乳腺腺管增大,扩张形成小囊肿,被覆立方上皮。

乳头囊肿镜下特点:囊肿上皮乳头状增生,细胞较轻度异型性,同时有单纯囊肿。

脂性囊肿镜下特点:囊肿壁上皮呈泡沫细胞样,囊内为大量脂性物质,并有胆固醇结晶。

大汗腺乳头状囊肿:囊肿上皮乳头状增生,上皮由大汗腺细胞生成。

(三)辅助检查

1.乳房钼靶X线摄片

大多可见圆形或椭圆形边缘光整、密度均匀的致密阴影;囊肿因挤压周围腺体脂肪组织,在其周围可见透明晕;囊内有出血的,因含铁血黄素与正常组织相比较,密度较高;大的囊肿因凸于挤压皮下组织,但皮肤并不增厚,囊壁内偶可见蛋壳样或斑点样钙化。单发囊肿常为圆形,多发囊肿常为椭圆形高密度影,以两侧者多见。X线片中很难区分囊实性肿块。

2.典型的乳腺囊肿彩超图像表现

内部无回声区,伴有后方回声增强;形状为圆形或椭圆形;边界清晰,边缘光整,囊壁薄而均匀。不典型者多为结节状囊肿及小囊肿,伴有扁平状的囊肿多不伴后方回声增强。有些病例囊壁可见钙化。

3.针吸细胞学检查

细针穿刺诊断即可作出诊断,囊肿较大者可抽出液体注入气体,行囊肿充气X线造影,这样可了解囊内有无隐藏的肿瘤,乳头状瘤或囊内上皮增生的存在,细胞涂片除了能见到腺上皮细胞外,还可见较多的泡沫细胞,其细胞大小不一,圆形边界清楚,核小,细胞质极为丰富,充满大小不等的空泡而呈泡沫状。

穿刺抽完囊液后,注入碘造影剂,刺激囊壁,使囊腔自行封闭,约有95%的患者可以自行封闭。故穿刺还有一定的治疗意义。

(四)临床表现

患者多无明显临床症状。常因肿物而就诊,经常为多发。触诊肿物质中或韧,边界尚清,活动度可,大小不一。较小肿物触诊不明显。大而单发的囊肿多数为圆形,小而多发的囊肿多数为椭圆形,边界清楚,活动,月经来潮前胀痛,而乳房大小无变化,肿块逐渐增大,增多,多发囊肿及双侧乳房多见。有时触诊肿物质硬,不活动,边界欠清,疑似乳腺癌,细针穿刺或彩超可协助诊断。部分患者伴有明显的多孔乳头溢液。

单发囊肿一般无血性液体,如有则为囊内肿瘤,临床行常规穿刺检查,单发囊肿内多为浆液性或淡黄色液体,也有囊内坏死,有棕褐色血性液体。

不典型者多为结节状囊肿,个别绝经期妇女的单纯囊肿,可自行缩小或消失,这就需要临床医生密切观察。囊肿手术后容易复发,囊肿随着月经周期的改变而逐渐增大,由于某些原因,短期内囊肿分泌较多液体,张力明显升高,囊肿临床触诊硬韧感较强。

（五）诊断

（1）病史数月或数年，乳房内触及多发囊性肿物，常位于外上象限。

（2）圆形或椭圆形肿物边界清楚，触及弹性感，张力大，活动差。

（3）彩超引导下的穿刺有液体。

（六）鉴别诊断

1.乳腺脂肪瘤

乳腺脂肪瘤常见于大乳房内，也可见中年及绝经后妇女，单纯囊肿绝经后较少见，脂肪瘤触之无囊性感，伸张缓慢。

2.乳腺纤维腺瘤

两者的临床表现相似，但乳腺纤维腺瘤多发生在卵巢功能旺盛时期（18～25岁），囊肿多发生在哺乳期及以后，早期有囊性感，后期质地较硬，彩超及穿刺细胞学检查可以协助诊断。

3.外伤性乳房血性囊肿

各种原因引起乳房血管的断裂出血，形成局部血性囊肿，外伤史穿刺血液即可确诊，临床表现有外伤病史，乳房疼痛，局部皮肤青紫色瘀斑表现，少量血肿可自行吸收，大的血肿不能够吸收，逐渐形成纤维性硬化，有个别患者表现为腋窝淋巴结肿大，X线检查有阴影密度较高的肿物，周围有透明环带，有时易与乳腺癌混淆，切除组织病理检查即可确诊。早期小血肿行理疗、热敷即可吸收。大的血肿穿刺，抽完后注入适量抗生素，如果血肿处理不当，可引起乳房炎症反应，后期应用活血化瘀类中药进行治疗。

4.大汗腺囊肿

实际大多数妇女都有大汗腺囊肿，只是体积小而未被发现。

5.分泌型囊肿

不常见，含脓液，可与单纯囊肿相鉴别。

6.蓝顶囊肿

乳房囊性增生形成较大的囊肿，由于液体色蓝而得名，多恶变（10%左右），上述囊肿均行常规手术切除。

7.乳腺癌

乳腺癌患者发病年龄偏大，肿块和周围组织边界不清，质硬、活动差、腋下淋巴结可有转移肿大。一般针吸细胞学检查或粗针穿刺可明确诊断。积乳囊肿多见于哺乳期，且边界清楚。如不继发感染，患者腋下淋巴结不大。

（七）治疗

单纯囊肿切除术及多发囊肿区段切除术，预后良好。近年来，采用微创旋切术治疗亦取得良好效果，因其创伤小，不留瘢痕，患者易接受，具有良好的发展前景。

十五、真空辅助乳腺微创旋切系统在乳腺良性肿瘤诊疗中的应用

影像技术的不断发展，使许多临床不能扪及的乳腺微小占位性病变可被检出。由于人们健康意识的提高和对生活质量的追求，患者要求在明确诊断、治愈疾病的同时，要求能够保持乳房的完整、美观。但传统手术治疗一般都会在乳房表面留下影响美观的瘢痕。真空辅助乳

腺微创旋切系统在治疗疾病的同时,最大限度地保留了乳房的外形美观,填补了乳腺良性病变微创手术的空白。

在过去的 10 年中,真空辅助乳腺微创旋切系统在乳腺良性肿瘤中的应用得到了长足的发展,从每切割 1 次后均需要将标本取出,到可连续切割并将标本自动输送到收集篮内,成功应用于乳腺良性病变的微创诊断与治疗,并配备有不同型号切割针。

(一)真空辅助乳腺微创旋切系统的优点

真空辅助乳腺微创旋切系统是在超声或钼靶 X 线实时监测下,完成对可疑病灶的切除。定位准确、切除完整,具有常规手术及空芯针活检无可比拟的优越性。把穿刺针放到乳腺肿块部位,通过负压吸引、旋切将肿块切除。伤口无须缝合,手术时间短,对于多发性乳腺肿块切除也只需 1 个穿刺孔,具有切口小、位置隐蔽、不影响乳腺功能和乳房外形、术后恢复快等优势。真空辅助乳腺微创旋切系统可切除临床无法触及或传统手术难以切除的乳腺病灶,提高早期乳腺癌诊断的准确性。该系统具有微创、美容、高效、安全的特点,是乳腺病变理想的微创诊疗方法。同时它能获得足够的样本用于病理诊断及免疫组织化学检查(ER、PR、p53 等指标),指导乳腺癌患者新辅助的化疗或内分泌治疗,优化方案的制订,促进开展个体化的治疗。

(二)真空辅助乳腺微创旋切系统的适应证与禁忌证

1.适应证

(1)病灶直径小于 3cm 且有美容要求者适合行旋切术。对于病灶直径＞3cm 而且患者有强烈行微创手术意愿者,可采取分次手术的方法。

(2)临床触诊阴性的隐匿性乳腺病变的诊治。超声可见的局灶或可疑微小钙化;钼靶提示或超声可见乳腺结构扭曲,需鉴别病变性质。

(3)对于重度增生性病变,可以同时达到诊断及治疗目的。

(4)高度可疑乳腺恶性肿瘤的术前诊断。

(5)新辅助化疗或内分泌治疗前,局部晚期乳腺癌的诊断和治疗后的疗效判定。

(6)了解乳腺癌保乳术术前,乳腺其他部位多发病灶的性质。

(7)乳腺癌保乳术术后切口周围新生病灶的诊治。

直径＞3cm 的乳腺良性肿块切除或位于乳头乳晕下、乳腺腋尾部、乳腺内有假体者、副乳腺和药物治疗无效的男性乳腺发育症患者,亦可作为相对适应证。

2.禁忌证

有严重全身器质性疾病不能耐受手术者,如心、肝、肾功能障碍,凝血障碍等。

(三)真空辅助乳腺微创旋切系统操作方法

患者取仰卧位,彩色多普勒超声探查病灶,行体表定位,观察肿物性质及周边血流情况,计划好穿刺口及穿刺路径。未婚育女性尽量取乳腺外缘切口,已婚育女性尽量取乳晕切口,在保证手术顺利操作的前提下尽量保证美容效果。常规消毒,铺无菌巾,超声引导下细针将 0.5%～1.0% 利多卡因 10mL＋肾上腺素(1∶20 万 U)混合的局部麻醉药物注入穿刺路径及肿块周围。做 0.3～0.5cm 皮肤切口,将旋切活检刀沿麻醉后穿刺路径刺至肿块下方,确认刀槽位于肿块正下方后开始切割,直至完整切除(超声反复检查未见肿瘤残留影像)。撤刀后立即局部压迫 10～15 分钟,弹力绷带加压包扎 24～48 小时,以防止血肿形成。解除绷带包扎后，创可贴覆盖穿刺口，5天后可正常淋浴。

真空辅助乳腺微创旋切系统手术切口有多种选择。

1.腋中线切口

为常用切口选择，切口选择点位于腋中线上，自腋窝顶端至第7肋间的范围内任何一个点。优点：该切口位于乳房表面皮肤的外侧，具有较好的美容效果，通过该切口从乳房后间隙进针，既可以对全乳房的肿物进行切除活检，又能保证对乳腺腺体的穿刺损伤减少到最低限度，穿刺也变得轻松方便，尤其适合位于乳房腺体深部的病灶。缺点：对于乳腺内侧的病灶，因为乳腺刀要绕过肋弓，对于操作者具有一定的技术要求，乳房大或胸廓较宽的患者，如果肿块接近胸骨旁，因乳腺刀的长度有限，切除病灶有一定的困难。

2.腋下皮纹线切口

位于乳腺外上近腋前线处，此处通过活动上肢多可发现有明显的皮纹出现。优点：此处切口较腋中线切口更加隐蔽，美容效果更佳，且此处皮肤张力小，创缘对合良好，术后切口愈合快，瘢痕隐蔽。缺点：此切口可以切除的病灶一般位于乳腺的上极，对于其他位置的病灶切除有一定困难。

3.乳晕切口

位于乳晕区的任何一点，但一般选择在乳晕边缘。优点：切口愈合后由于乳晕区色素沉着，几乎无瘢痕，尤其适合乳腺表浅病灶的切除活检。缺点：对位于腺体中央及后方的病灶切除，由于要自上向下穿过腺体，穿刺较困难，如穿刺过深有引起并发症的可能。因此，该切口多用于乳晕较近的表浅病灶。

4.病灶附近乳房表面皮肤切口

一般选择在病灶边缘外3～4mm的切口，此类切口一般应用在可疑恶性的病例，切口位置的选择，要考虑到二次手术（保乳或全切）时的切口设计。优点：切口距离病灶近穿刺容易，术后病理证实如为恶性，则二次手术时可将穿刺针孔及针道完全切除。缺点：较致密乳腺穿刺腺体时，可能存在一定的困难；切口位于乳房表面，会在乳房表面留下瘢痕；1个穿刺点只能做1处病灶活检。

5.乳房表面多处切口

当乳腺内有多处可疑病灶时，可选择此切口，优缺点与病灶附近乳房表面皮肤切口相同。

（四）行真空辅助乳腺微创旋切系统治疗术中注意事项

1.术中创面出血、术后血肿形成

术中出血，判断出血位置（瘤床出血、针道出血、刀口皮下出血），给予对应部位压迫即可达到止血效果。术后患者活动未压紧，出现皮下血肿，根据出血的范围，轻度出血局部压迫，即可止血。为预防出血，术前常规检查血常规及凝血四项，避开经期、经前期（月经前3天内），近期禁服阿司匹林等药物。穿刺时尽量避开血流信号丰富的区域；对于多发肿物，尽可能选择同一穿刺针道，按照由远及近的顺序切割，切完1个病灶后立即压迫止血，随切随压。

2.术中肿物残留

术中注入生理盐水对比后发现肿物残留，此时不放出残腔内生理盐水，再次刺入旋切刀头，在B超引导下仔细判断肿瘤与刀槽关系后，切除残余瘤体部分。如为血肿，B超探头压迫即变形,如为残余肿物 B 超探头压迫外形一般不改变。

3.患者乳房较大,腺体质地密实

不易将刀头刺入乳腺肿物下方时,如确实穿刺困难,可用半切的状态旋切出少量腺体,进入刀头比较容易,可直达瘤体。

4.较硬乳腺肿物

发现质地较硬的纤维瘤,因瘤体较难变形,不易被吸入到刀槽内,因而增加了切割的次数并且易导致切割不完全,所以在实际中,对于 2.5cm 的良性病灶,仍选择 8G 刀具。对于疑似恶性肿瘤活检,一般采用 11G 刀具。

5.表浅肿瘤(病灶)

可以在肿物上方皮下局部麻醉浸润,使皮下组织水肿,B 超监视下见到皮肤被吸入刀头或肉眼看到皮肤已被吸入时,要及时停止切割,助手牵拉局部皮肤,继续旋切,操作时将刀头放置在病灶的侧边,然后通过转动刀头方向切除病灶,直至将肿瘤完全切除。

6.感染问题

术中注意无菌操作,严格执行刀头一次性使用,如果是同一患者双侧病灶,原则上也应使用 2 把刀头,因为双乳病理结果可能不一致。由于旋切刀头结构较为复杂,普通清洗、消毒难以达到真正无菌要求,因此不建议重复使用刀头。

7.漏切的问题

主要因术前 B 超定位不准,术中又没有详细核对,因此造成漏切。为避免纠纷的发生,应常规在术前行 B 超定位,并在乳房上以图示标明位置、数量,并告知患者,在其认可签字后进行手术。

鉴于微创技术的特殊性,建议手术医生与 B 超医生共同操作完成,做到定位准确,不误切、漏切,达到预期效果。

(焦　宇)

第七节　乳腺癌

乳腺癌是女性发病率最高的恶性肿瘤。在我国,每年有近 20 万女性被诊断出乳腺癌,且发病率呈逐年上升趋势,尤其是在东部沿海地区和经济发达的大城市,其发病率增加尤其显著。近年来,全球乳腺癌的病死率逐步下降,但是在中国,特别是在广大的农村地区,乳腺癌病死率的下降趋势并不明显。

一、病因和发病机制

乳腺癌的病因和发病机制尚不清楚,目前认为与下列因素有关。①激素作用:乳腺是多种内分泌激素的靶器官,其中雌酮及雌二醇对乳腺癌的发病有直接关系。20 岁前本病少见,20 岁以后发病率迅速上升,45～50 岁较高,绝经后发病率继续上升,可能与雌酮含量升高有关。②家族史:一级女性亲属中有乳腺癌病史者的发病危险性是普通人群的 2～3 倍。③月经、婚育史:月经初潮年龄早、绝经年龄晚、未育、初次足月产年龄较大及未进行母乳喂养者发病率增加。④乳腺良性疾病:与乳腺癌的关系尚有争论,多数认为乳腺小叶有上皮高度增生或不典型增生可能与本病发生有关。⑤饮食与营养:营养过剩、肥胖和高脂肪饮食可加强或延长雌激素对乳腺上皮细胞的刺激,从而增加发病机会。⑥环境和生活方式:北美、北欧地区乳腺癌发病率约为亚、非、拉美地区的 4 倍,而低发地区居民移居到高发地区后,第二、第三代移民的发病率逐渐升高。

二、病理生理

1.病理分型

乳腺癌有多种分型方法,目前国内多采用以下病理分型。

(1)非浸润性癌:此型属于早期,预后一般较好。①导管内癌:癌细胞未突破导管壁基底膜;②小叶原位癌:癌细胞未突破末梢乳管或腺泡基底膜;③乳头湿疹样乳腺癌(伴发浸润性癌者除外)。

(2)浸润性特殊癌:此型一般分化较高,预后尚好,包括乳头状癌、髓样癌(伴大量淋巴细胞浸润)、小管癌(高分化腺癌)、腺样囊性癌、黏液腺癌、顶泌汗腺样癌、鳞状细胞癌等。

(3)浸润性非特殊癌:约 80% 的乳腺癌为此型。此型一般分化低,预后较差,但判断预后需结合疾病分期等因素。此型包括浸润性小叶癌、浸润性导管癌、硬癌、髓样癌(无大量淋巴细胞浸润)、单纯癌、腺癌等。

(4)其他罕见癌:如炎性乳腺癌。

2.转移途径

(1)局部浸润:癌细胞沿导管或筋膜间隙蔓延,继而侵及乳房悬韧带和皮肤。

(2)淋巴转移:乳房的淋巴网非常丰富,淋巴液输出有 4 个途径。①乳房大部分淋巴液流至腋窝淋巴结,部分乳房上部淋巴液可直接流向锁骨下淋巴结。此途径最多见,这也是乳腺癌患者淋巴结转移最常见于腋窝的原因。②部分乳房内侧的淋巴液通过肋间淋巴管流向胸骨旁淋巴结。③两侧乳房间皮下有交通淋巴管。④乳房深部淋巴网可沿腹直肌鞘和肝镰状韧带通向肝。

(3)血行转移:癌细胞可经淋巴途径进入静脉,也可直接侵入血液循环而致远处转移。最常见的远处转移依次为肺、骨、肝。有些早期乳腺癌已有血行转移。

三、临床表现

(一)常见乳腺癌的临床表现

1.乳腺肿块

乳腺肿块是乳腺癌患者最常见的临床表现,80% 的乳腺癌患者以出现乳腺肿块为主要症状就诊。乳腺肿块多在无意中发现,但随着肿瘤知识的普及和防癌普查的开展,患者行乳腺自我检查和医师常规查体发现乳腺肿块的比例逐渐增加。乳腺肿块的特征包括以下几点。

(1)部位:肿块位于外上象限最多见,其次是乳头、乳晕区和内上象限。

(2)数目:乳腺癌以单侧单发肿块多见,多发及双侧肿块也可见。

（3）大小：乳腺肿块就诊时的大小有明显的地区差异，这与医疗水平有关，以往因就诊较晚，直径 5cm 左右较大的肿块多见。随着乳腺自我检查的普及和肿瘤普查的开展，直径≤2cm 肿块的比例明显增多。

（4）形态及边界：乳腺癌一般为不规则的球形块，边界欠清。有的也可呈扁片状，表面结节感，无清楚边界。但有时可表现为表面光滑，边界比较清楚，与良性肿块难鉴别。有些特殊型癌，因浸润较轻也可表现为边界较清楚、活动度好。

（5）硬度：乳腺癌的肿块大多为实性、较硬，有的似石头样硬，但有的髓样癌也可稍软，甚至个别浸润性导管癌临床上也可表现为囊性感。

（6）活动度：肿块较小时，活动度较大。但值得注意的是，这种活动的特点是肿块及其周围的软组织一起活动，与纤维瘤可广泛推动不同。在双手用力掐腰使胸大肌收缩时，若肿瘤侵犯胸大肌筋膜，则活动性减少；若累及胸肌，则活动性消失，晚期肿瘤累及胸壁时则完全固定。

（7）伴发症状：乳腺癌的肿块通常是无痛性肿块，乳腺肿块不伴发疼痛是乳腺癌延诊的主要原因，仅不超过 10％的病例可自述患处有轻微不适，少数病例即使肿块很小，其周围也可出现疼痛。

2.乳腺局限性腺体增厚

乳腺局限性腺体增厚是指乳腺局部有较正常腺体增厚区，触诊为片状肿块，无清楚边界，肿块的范围难以准确测量。乳腺局限性腺体增厚是临床上甚为常见但常被忽略的体征，由于该类病变临床检查无明显恶性特征，大多数被误诊为乳腺增生症。值得注意的是，在一些增厚的腺体中隐藏着癌的可能性。

3.乳房皮肤改变

乳腺癌表面皮肤的改变与肿瘤部位深浅和侵犯程度有关，乳腺癌初期或肿瘤位于乳腺组织的深部时，表面皮肤多正常。随着肿瘤的发展，乳房皮肤可出现不同的改变。

（1）皮肤粘连：肿瘤侵犯乳房悬韧带，使其缩短，牵拉皮肤，肿瘤部位的皮肤发生凹陷，状如"酒窝"，称为"酒窝征"。发生在末端导管和腺泡上皮的乳腺癌，离皮肤较近，较易出现这种现象，可为乳腺癌的早期临床表现之一。

（2）皮肤浅表静脉曲张：生长较快或体积较大的乳腺肿瘤，肿瘤表面的皮肤菲薄，其下浅表血管，特别是静脉常可曲张。这种征象的乳腺癌少见，多见于乳腺的巨纤维腺瘤及叶状囊肉瘤。

（3）皮肤红肿：乳腺皮肤红肿和局部皮温升高常见于急性和亚急性乳腺炎，但也可见于乳腺癌，典型的是炎性乳腺癌，其皮下淋巴管中充满了癌栓，皮下的癌性淋巴管炎使皮肤呈炎性改变，颜色由淡红到深红，可扩展到大部分乳房皮肤。

（4）皮肤水肿：乳腺癌的皮肤水肿是由于乳房皮下的淋巴管被癌细胞所阻塞，或位于乳腺中央区的肿瘤浸润使乳房浅淋巴回流受阻所致。由于皮肤与皮下组织的连接在毛囊部位最为紧密，因而在毛囊处形成许多点状小孔，使皮肤呈"橘皮样"改变，"橘皮样"改变属典型的乳腺癌晚期表现。

（5）皮肤溃疡：乳房皮肤溃疡形成是晚期乳腺癌直接侵犯皮肤的临床表现，现已不常见。皮肤溃疡的形成过程多先是皮肤红晕发亮或呈暗红色，继之直接侵及皮肤，形成累及皮肤的肿块,肿块进一步增大破溃形成溃疡,可有不同程度的渗血或出血,多合并细菌感染,有异味。

(6)皮肤卫星结节:乳腺癌晚期,癌细胞沿淋巴管、腺管或纤维组织直接浸润到皮内并生长,在主癌灶周围的皮肤形成散在分布的质硬结节,称为"皮肤卫星结节"。结节数目常为几个或十几个,直径数毫米,色红或暗红。复发性乳腺癌因淋巴回流受阻,淋巴管内癌栓逆行扩散所引发的皮肤广泛结节常出现在术区瘢痕周围,也可表现为大片状结节,伴皮肤红肿。

4.乳房疼痛

乳房疼痛不是乳腺癌常见的症状,乳腺良性肿瘤和乳腺癌通常是无痛性肿物,但肿瘤部位的疼痛偶尔是早期乳腺癌的唯一症状,可在临床查到乳腺肿块之前出现。绝经后的妇女出现乳房疼痛,尤其是伴有腺体增厚者,乳腺癌的发生率较高。

5.乳头改变

乳腺癌所致的乳头改变主要有乳头脱屑、糜烂、回缩、固定及乳头溢液等。

(1)乳头脱屑、糜烂:为乳头湿疹样癌的特有表现,常伴有痛痒感,约2/3患者伴有乳晕附近或乳腺其他部位的肿块,初期大多数表现为乳头表皮脱屑或发生小裂隙,随后可伴有乳腺肿块,有的还伴有乳头血性或浆液性溢液。在病变进展过程中,乳头可回缩或固定,常见乳头部分或全部溃烂。

(2)乳头回缩、固定:成年女性发生的乳头回缩并逐渐加重、固定,常为乳腺癌的表现,此时乳头常较健侧升高。

(3)乳头溢液:肿瘤侵蚀导管,肿瘤内部的出血、坏死和分泌液的潴留,癌周扩张的乳腺导管腔内分泌物的潴留,黏液腺癌的黏液湖与导管相通,是乳腺癌发生乳头溢液的病理基础。溢液性质多为血性,少数表现为清水样、浆液性,多为单侧乳头溢液。

(二)区域淋巴结肿大

在乳腺癌的生长过程中,随着癌肿向乳腺周围组织浸润,很快即可出现区域淋巴结转移。由于腋淋巴结是乳腺的主要引流区域,腋淋巴结即为乳腺癌的主要转移途径。部分乳腺癌可向内乳淋巴结转移。此两组淋巴结均为淋巴转移的第一站,锁骨上淋巴结为淋巴转移的第二站,属于乳腺癌的远处转移。

有报道指出,病理证实的乳腺癌中,50%以上有腋淋巴结转移。腋淋巴结转移与原发肿瘤的大小、病期的早晚及肿瘤的部位有关。病期越晚、肿瘤越大,经淋巴结转移的概率越高。

直径大于5cm(Ⅲ期)的肿瘤,腋淋巴结转移占50%以上,而小于1cm的,淋巴结转移为25%左右。

腋淋巴结转移与乳腺肿瘤所在部位有关。研究发现,肿瘤位于外侧较位于内侧者腋淋巴结转移的发生率高。

转移的腋淋巴结随病情的发展逐渐长大,由单个变为多个,由散在可推动到融合固定。肿大的淋巴结可压迫腋静脉,使上肢静脉及淋巴回流受阻,而致上肢肿胀。晚期固定的腋淋巴结还可穿破皮肤,形成溃疡。

肿大的内乳淋巴结在晚期可将胸骨旁的肋软骨顶起,表现为胸骨旁隆起、质硬、边界不清的肿物;并可出现锁骨上、对侧腋窝淋巴结肿大,偶尔可出现腹股沟淋巴结转移。

在乳腺癌中,有以淋巴结转移为首发症状就诊者,即临床上尚未发现乳腺内肿块,在腋窝却发现了肿大的转移淋巴结,即隐性乳腺癌。隐性乳腺癌的主要表现为腋部肿块(肿大的淋巴结)。常为患者自己或体检时偶然发现。腋淋巴结小至刚可触及,大者可超过 5cm 直径,可为单个,多数为多个,质硬。少数患者可出现同侧锁骨上淋巴结肿大或其他远转移的表现。

值得提出的是,乳腺癌患者腋窝淋巴结肿大并不意味着一定有淋巴转移,相反,未扪及腋窝淋巴结肿大并不意味着无淋巴结转移,在进行乳腺癌根治术时应常规清理和送检腋窝淋巴结,这对估计乳腺癌分期及预后均有重要意义。

(三)乳腺癌的血行转移

乳腺癌的血行转移以肺、胸膜、骨、肝、脑及软组织较多见,偶尔也可出现在心包、肾、肾上腺、胰、腹膜、卵巢、子宫等器官,血行转移是乳腺癌治疗失败的主要原因。

四、临床分期

(一)乳腺癌 TNM 分期(表 1-1、表 1-2)

表 1-1　乳腺癌 TNM 分期(第 7 版)(UICC 和 AJCC 合作制定)

分期	描述
T	原发肿瘤
Tx	原发肿瘤无法评估(如已切除)
T_0	无原发肿瘤证据
Tis	原位癌
Tis(DCIS)	导管原位癌
Tis(LCIS)	小叶原位癌
Tis(Paget)	不伴肿瘤的佩吉特病(注:伴有肿块根据肿块大小分期)
T_1	肿瘤最大直径≤2cm
T_1mic	微小浸润性癌,最大直径≤0.1cm
T_{1a}	肿瘤最大直径>0.1cm,≤0.5cm
T_{1b}	肿瘤最大直径>0.5cm,≤1.0cm
T_{1c}	肿瘤最大直径>1.0cm,≤2.0cm
T_2	肿瘤最大直径>2.0cm,≤5.0cm
T_3	肿瘤最大直径>5.0cm
T_4	无论肿块大小,直接侵犯胸壁或皮肤
T_{4a}	侵犯胸壁(胸壁包括肋骨、肋间肌、前锯肌,但不包括胸肌)
T_{4b}	患侧乳房皮肤水肿(包括"橘皮样"改变),溃破或卫星状结节但不满足炎症型乳腺癌诊断标准
T_{4c}	T_{4a} 和 T_{4b} 并存
T_{4d}	炎症性乳腺癌

分期	描述
N	淋巴结
Nx	淋巴结无法评估（如已被切除）
N_0	淋巴结无转移
N_1	同侧Ⅰ、Ⅱ级腋窝淋巴结转移，可活动
N_2	同侧Ⅰ、Ⅱ级腋窝淋巴结转移，固定或融合；或有同侧内乳淋巴结转移临床征象，而没有Ⅰ、Ⅱ级腋窝淋巴结转移临床征象
N_{2a}	同侧Ⅰ、Ⅱ级腋窝淋巴结转移，淋巴结彼此间或与其他组织结构固定、融合
N_{2b}	有内乳淋巴结转移临床征象，而没有Ⅰ、Ⅱ级腋窝淋巴结转移临床征象
N_3	同侧锁骨下淋巴结（Ⅲ级腋窝淋巴结）转移，伴或不伴Ⅰ、Ⅱ级腋窝淋巴结转移；或有同侧内乳淋巴结转移临床征象，并且显示Ⅰ、Ⅱ级腋窝淋巴结转移；或同侧锁骨上淋巴结转移，伴或不伴腋窝或内乳淋巴结转移
N_{3a}	同侧锁骨下淋巴结转移
N_{3b}	同侧内乳淋巴结转移伴腋窝淋巴结转移
N_{3c}	同侧锁骨上淋巴结转移
pN	区域淋巴结
pNx	区域淋巴结无法分析（手术未包括该部位或过去已切除）
pN_0	组织学无区域淋巴结转移，未行进一步孤立肿瘤细胞（ITC）检测
$pN_0(i-)$	组织学检查无区域淋巴结转移，免疫组化检查阴性
$pN_0(i+)$	组织学检查或免疫组化检查发现孤立肿瘤细胞，转移灶最大直径≤0.2mm
$pN_0(mol-)$	组织学检查无区域淋巴结转移，分子检测（RTGPCR）阴性
$pN_0(mol+)$	组织学检查无区域淋巴结转移，分子检测（RTGPCR）阳性
PN_1mi	微小转移（＞0.2mm或单个淋巴结单张组织切片中肿瘤细胞数量＞200个），但最大直径≤2mm
pN_1	1～3枚同侧腋窝淋巴结转移和（或）经前哨淋巴结活检发现内乳淋巴结镜下转移，但无临床征象
pN_{1a}	1～3枚同侧腋窝淋巴结转移，至少1处转移灶＞2mm
pN_{1b}	经前哨淋巴结活检发现内乳淋巴结镜下转移（包括微转移），但无临床征象
pN_{1c}	pN_{1a}和pN_{1b}并存
pN_2	4～9枚同侧腋窝淋巴结转移；或者是有同侧内乳淋巴结转移临床征象，但不伴有腋窝淋巴结转移
pN_{2a}	4～9枚腋窝淋巴结转移，至少1处转移灶＞2mm
pN_{2b}	有同侧内乳淋巴结转移临床征象，但不伴有腋窝淋巴结转移

分期	描述
pN$_3$	≥10 枚同侧腋窝淋巴结转移；或锁骨下淋巴结（Ⅲ级腋窝淋巴结）转移；或有同侧内乳淋巴结转移临床征象，并伴有至少 1 枚Ⅰ、Ⅱ级腋窝淋巴结转移；或≥3 枚腋窝淋巴结转移，兼有无临床征象的内乳淋巴结镜下转移；或同侧锁骨上淋巴结转移
pN$_{3a}$	≥10 枚同侧腋窝淋巴结转移（至少 1 处转移灶＞2mm），或锁骨下淋巴结（Ⅲ级腋窝淋巴结）转移
pN$_{3b}$	有同侧内乳淋巴结转移临床征象，并且有≥1 枚腋窝淋巴结转移；或存在≥3 枚腋窝淋巴结转移，通过检测前哨淋巴结出现镜下内乳淋巴结转移，但无临床征象
pN$_{3c}$	同侧锁骨上淋巴结转移
M	远处转移
M$_0$	临床及影像学检查未见远处转移
cM$_0$(i＋)	临床及影像学检查未见远处转移证据及征象，而组织学或分子技术检测到骨髓血液或其他器官中≤0.2mm 的转移灶
M$_1$	临床及影像学检查发现远处转移，或组织学发现＞0.2mm 的转移灶

（1）病理学区域淋巴结分类（N 分类）要求至少切除并检查腋窝底部淋巴结（Ⅰ级）。对单个或多个前哨淋巴结的检查结果也可用于病理分类。如分类仅依据前哨淋巴结活检结果，而其后无进一步腋窝切除淋巴结的检查结果，则应设前哨淋巴结（sn）检查，如 pN$_1$(sn)。

（2）区域淋巴结仅有孤立肿瘤细胞（ITC）转移的肿瘤分类为 pN$_0$；ITC 是指最大直径≤0.2mm 的微小肿瘤细胞团和（或）单个淋巴结单张切片中分散肿瘤细胞总数不超过 200 个；借助免疫组化或分子生物学方法通常可检测到 ITC，HE 染色也可能观察。ITC 通常不表现肿瘤转移活性（如增生或间质反应）。

（3）无临床征象即肿瘤经过临床检查或影像学分析（不包括淋巴闪烁造影术）未能被检测出来。

（4）有临床征象即肿瘤经过临床检查或影像学分析（不包括淋巴闪烁造影术）或大体病理学检查可被检测出来。

表 1-2　分期组

临床分期	T	N	M
T$_0$ 期	Tis	N$_0$	M$_0$
Ⅰa 期	T$_1$	N$_0$	M$_0$
Ⅰb 期	T$_0$	N$_1$mi	M$_0$
	T$_1$	N$_1$mi	M$_0$

临床分期	T	N	M
Ⅱa 期	T_0	N_1	M_0
	T_1	N_1	M_0
	T_2	N_0	M_0
Ⅱb 期	T_2	N_1	M_0
	T_3	N_0	M_0
Ⅲa 期	T_0	N_2	M_0
	T_1	N_2	M_0
	T_2	N_2	M_0
	T_3	N_1，N_2	M_0
Ⅲb 期	T_4	N_0，N_1，N_2	M_0
Ⅲc 期	任何 T	N_3	M_0
Ⅳ 期	任何 T	任何 N	M_1

(二)临床 TNM 分期的相关问题

1.肿瘤大小的测量

(1)原发瘤大小的临床测量(cT)。体检和影像学技术(乳腺 X 线摄影、B 超和 MRI)可用于临床测定肿瘤大小,需要注意的是,有些特殊类型的癌影像学难以准确判断大小,也难以区分浸润癌与原位癌。

(2)原发瘤大小的病理测量(pT)。仅计算浸润成分,要把原位癌部分去除掉。

(3)对于较小的能容纳在一个蜡块中的浸润性癌,显微镜下测量最准确的是 pT 测量技术;对于较大的需要分放在多个蜡块中的浸润性癌,大体测量肿瘤大小比较准确,因为分放在不同蜡块中的肿瘤组织切片难以保证来自同一切面,盲目相加误差较大。

(4)原位癌无论大小,只要没有浸润成分就归为 Tis。再划分为导管原位癌(DCIS)或小叶原位癌(LCIS)。新版 TNM 分期中也提到导管上皮内瘤变(DIN)和小叶上皮内瘤变(LIN)尚未得到广泛使用,要注意不同术语之间的对应关系。

(5)炎性乳腺癌的诊断。要求典型的皮肤受累面积至少占据乳房皮肤面积的 1/3。

2.区域淋巴结转移的测量

(1)对于淋巴结中孤立肿瘤细胞的定义更加严格。成团的肿瘤细胞病灶大小不得超过 0.2mm;对于分散不融合的肿瘤,每个淋巴结单张组织切片中肿瘤细胞数量不超过 200 个。

(2)对于前哨淋巴结(sn)的定义也更加严格。如果大体检出的淋巴结数量>6 个,不能再称为"前哨"淋巴结。

(3)在第 6 版中已经把锁骨下淋巴结(腋尖淋巴结,Ⅲ级腋窝淋巴结)与腋下、腋中淋巴结(Ⅰ、Ⅱ级腋窝淋巴结)进行了区分。需要注意的是,同侧锁骨上淋巴结也属于区域淋巴结,发生转移属于 N_{3c},但是如果肿瘤转移至对侧内乳淋巴结、对侧颈淋巴结或对侧腋窝淋巴结则属

于 M_1。

3.远处转移的测量

(1)在第 6 版中已经提出临床病史和检查阴性足以说明该病例是 M_0，并不需要过于精细的影像学或其他检查。

(2)新增 $M_0(i+)$组。其定义是骨髓或外周血中出现孤立、播散的肿瘤细胞，或者是在其他组织(如预防性卵巢切除标本)中偶然发现大小不超过 $0.2mm$ 的病灶。

(3)如果在确诊乳腺癌 4 个月内，既未进行新辅助治疗，也无疾病进展证据，但术后影像学发现远处转移，则分期应相应修改。但是如果是在之后出现的新转移灶，应视为复发，按照复发癌进行分期。

(三)新辅助治疗后 TNM 分期

(1)乳腺癌新辅助治疗的应用和治疗后肿瘤缓解程度均影响患者的预后，因此也相应产生了新辅助治疗后病理分期(ypTNM)，这种分期与术前的临床分期(cTNM)是两个不同而并存的分期系统。

(2)治疗前的临床肿瘤大小(cT)应根据临床或影像学所见来决定；而治疗后的 T 应根据临床、影像学(ycT)或病理所见(ypT)来综合决定。有关 ypT 的定义存在争议，尚不明确应该测量所有浸润病灶的大小，还是测量单个最大浸润病灶的大小，目前仍采取测量单个最大连续浸润病灶作为 ypT 值，对于多发病灶可加注前缀 m。瘤床内纤维化组织不计入肿瘤大小。

(3)对于新辅助治疗前诊断炎症型乳腺癌者，即便治疗后炎症表现完全缓解，仍然划归为炎性乳腺癌。

(4)ypTNM 应注明患者对新辅助治疗的反应程度(完全缓解、部分缓解、无缓解)，而且需要说明判定缓解程度的依据(体检、影像技术、病理检查)。

(5)尽管有学者认为完全缓解的定义是肿瘤完全消失(包括浸润癌和原位癌)，而 AJCC 制定本版 TNM 分期时提出，只残留原位癌者也属于完全缓解，其依据是原位癌的存在对于局部治疗的选择有影响，但是对患者的预后没有影响。完全缓解者分期记录为 $ypT_0pN_0cM_0CR$ 或 $ypTispN_0cM_0CR$。

(6)新辅助治疗后淋巴结转移灶 $0.2mm$ 者，归类为 $ypN_0(i+)$，然而这样的患者不属于病理完全缓解者。

(7)如果患者治疗前为 M_0，治疗后出现转移(ypM_1)提示肿瘤进展。如果患者治疗前属于 M_1(Ⅳ期)，新辅助治疗后即使完全缓解也仍然属于Ⅳ期，与治疗后的缓解状态无关。

TNM 分期始于 1959 年，当时尚未开展肿瘤的现代综合治疗，因此，TNM 分期对于肿瘤的治疗(主要是手术切除)至关重要。随后肿瘤生物学的研究取得了许多成果，系统性治疗手段不断更新。以乳腺癌为例，TNM 分期已经不再成为治疗模式的主要决定因素。如何对 TNM 分期系统以及其他预后因素、治疗决定因素进行整合也成为关注的焦点。在新版食管癌的分期系统中已将肿瘤类型、分级甚至部位与 TNM 综合制定出预后分组。在乳腺癌中尚未将肿瘤组织学分级或分子标志物纳入 TNM 分期系统中，但是建议将这些检测结果(如 ER、PR、HER2 等)与 TNM 分期一并上报。

五、辅助检查

1.影像学检查

（1）钼靶 X 线检查：可作为普查方法，表现为密度增高的肿块影，边界不规则，或呈毛刺状，或见细小钙化灶。

（2）超声检查：能清晰显示乳房各层次软组织结构及肿块的形态和质地，主要用来鉴别囊性或实性病灶。结合彩色多普勒检查观察血液供应情况，可提高判断的敏感性，为肿瘤的定性诊断提供依据。

（3）MRI 检查：对软组织分辨率高，敏感性高于钼靶 X 线检查。该检查能三维立体观察病变，不仅能够提供病灶形态学特征，而且运用动态增强还能提供病灶的血流动力学情况。

2.活组织病理检查

常用的活检方法有空芯针穿刺活检术（CNB），麦默通旋切术活检和细针针吸细胞学检查（FNAC）。前两者病理诊断准确率可达 90%～97%，细针针吸细胞学检查确诊率为 70%～90%。疑为乳腺癌者，若这些方法无法确诊，可将肿块连同周围乳腺组织一并切除，做冰冻活检或快速病理检查。乳头糜烂疑为湿疹样乳腺癌时，可做乳头糜烂部刮片或印片细胞学检查。

六、治疗

（一）手术治疗

1.乳腺癌根治术

（1）适应证：主要适应临床Ⅲ期的患者或肿瘤偏大、侵犯胸肌、腋窝淋巴结多发转移的患者。有些患者手术前可配合新辅助化疗或内分泌治疗，然后行手术。目前Ⅰ、Ⅱ期的患者多采用改良根治术。

（2）禁忌证：①肿瘤远处转移者；②年老体弱不能耐受手术者；③呈现恶病质者；④重要脏器功能障碍，不能耐受手术者；⑤临床Ⅲ期偏晚患者有下列情况之一者：乳房皮肤橘皮样水肿超过乳房面积的一半；乳房皮肤出现卫星结节；乳腺癌侵犯胸壁；临床检查胸骨旁淋巴结肿大，且证实为转移；患侧上肢水肿；锁骨上淋巴结明显转移，且多发固定；炎性乳腺癌；⑥有下列情况之二者也不宜行根治术：肿瘤破溃；乳房皮肤橘皮样水肿占全乳房面积 1/3 以内；肿瘤与胸大肌固定；腋下淋巴结多发转移，其中最大径超过 2.5cm；腋下淋巴结彼此粘连或与皮肤、深部组织粘连。

（3）术前准备。

1）术前诊断：在拟行手术治疗以前，应尽量取得较准确的临床或病理诊断。如对乳房病变行超声检查、乳腺 X 线钼靶摄片及针吸细胞学检查等，仍不能作出定性诊断，应行空芯针穿刺活检，必要时再行定位切除活检或术中冰冻病理切片检查，以确定诊断。

2）一般性术前处理：术前应了解患者的身体素质、营养状况及有无伴发病。应在有限的时间范围内，予以处理，尽可能使其改善。全面检查心、肺、肝、肾主要脏器功能。对有功能障碍者，应尽可能给予纠正，使其达到可以耐受手术的程度。恶性肿瘤患者心理反应强烈，往往不同程度的恐惧、烦躁或消沉、过激行为等。医护人员应对患者做深入细致的思想工作，恰当的心理护理是术前必需的。

3）术前综合治疗：对进展期的乳腺癌，常需进行必要的术前化疗和（或）放疗等。术前综合治疗的目的：①尽可能地缩小肿瘤，便于手术切除；②预防肿瘤的术中播散；③通过综合治疗缩小手术的范围，提高生活质量。

4）特殊情况下的术前准备：肿瘤破溃是晚期恶性肿瘤的表现，破溃后常合并出血、感染。合并感染者，有大量恶臭的分泌物。术前应用有效的抗生素是必要的，同时应行适当的局部处理。

晚期肿瘤可因外伤破溃或发生自发性破裂，破裂后常有不同程度的出血，甚至出现大出血。对突发性大出血应予以急症手术。

5）合并其他疾病的术前准备：乳腺癌患者以 40～49 岁的年龄段最多。尽管乳腺癌行乳房切除术，侵袭性比较小，术中并发症也较少。但是，术后都不发生并发症的可能性几乎没有。而且，随着今后社会高龄化的出现，有多种并发症的高龄乳腺癌患者在增加。在乳腺疾病外科，要充分把握患者的一般状况，对有并发症的患者进行必要的检查，判定并发症的严重程度，在术前进行治疗，适当改善病情，以便满足手术的要求。

（4）操作方法。

1）患者体位：平卧位，患侧上肢外展90°，肩胛部垫高，消毒后将上肢用无菌巾包紧，手术台向健侧倾斜，即可将患乳的位置抬高。

2）切口选择：具体选择哪种切口，不仅要看对术野的显露和功能的影响，还要结合肿瘤的位置和大小，看哪种切口距肿瘤边缘的距离较大以及切口张力更小。根据肿瘤的位置不同，切口可选择以乳头和肿瘤为中心的任意方向。切口一般选择梭形切口，切口的轴线方向大致为肿瘤与乳头连线的方向，依肿瘤位置的不同，切口可为纵行，也可为横向。横梭形切口，内侧达胸骨线，外侧达腋中线，不要切入腋窝；纵梭形切口，切口上端始自患侧锁骨下缘外、中 1/3 交界处，下端至锁骨中线肋弓交界处，不宜将切口引向上臂。当肿瘤位于乳房内上或外下象限时，也可选择新月形切口。对局部晚期肿瘤或多病灶，有时需要选择不规则切口。切口皮肤不足可转移皮瓣或植皮。皮肤切口距肿瘤边缘 3cm 以上，如肿瘤与皮肤有粘连或皮肤有水肿，皮肤切除范围应更广一些。

3）切开皮肤：手术切开皮肤时，应绷紧切口周围皮肤，再用手术刀切开。也可先切开皮肤至真皮层，然后用电刀完全切开真皮，以减少真皮下血管出血。但要注意，电刀最好选用单纯电切模式或电切加轻度混凝模式，并且电刀功率尽量调至较低档，切开时电刀不要接触表皮。

4）皮瓣的分离：要求分离层次正确，厚薄均匀，保障血运、出血少。临床实践表明，以皮肤真皮层下散在少量点状脂肪岛（脂肪颗粒）为宜。游离的范围，上到锁骨下，内侧到中线，外侧到背阔肌前缘，下到肋弓及腹直肌上部。对根治性乳房切除的皮瓣分离，不同单位、不同医生的习惯不同，可选用手术刀剥离皮瓣法、电刀分离皮瓣法，只要应用恰当即可。

5）止血：常用的有压迫、钳夹或止血夹夹闭、结扎、缝扎、热凝（如电凝等）止血以及药物、生物胶和止血明胶与纤维等止血。

6）无菌和无瘤技术：是肿瘤手术最基本的原则。乳腺手术一般为无菌手术，但如有皮肤溃破或肿瘤继发感染则为污染手术。对肿瘤溃破处，手术消毒前应先予过氧化氢清洗和蒸馏水冲洗，再以氯己定或聚维酮碘消毒，然后更换器械消毒术区正常皮肤，最后再消毒溃烂部位。在铺手术巾后和切皮之前，先以护皮塑料薄膜覆盖溃烂处或以多层纱布覆盖并缝合其四周以隔离肿瘤，所用器械应弃用。因此，应在分离后的乳房与尚未清除的腋窝组织之间以粗丝线紧紧结扎以阻断乳房的血液循环或者在乳房与腋窝组织连接的薄弱处确认无淋巴结和转移灶后，以电刀切断并移除整个乳房，然后行腋窝清除。

7）显露、分离与清除：手术视野暴露的好坏与切口的大小和方位有关，在切口确定之后，暴露的好坏则与助手的牵拉有很大关系。牵拉时要选用合适的拉钩，使用适当的力度，尤其在乳腺癌根治手术中，用拉钩牵拉时要注意以纱垫保护皮瓣，用力不要过度，如牵拉力度大、时间久，可能造成皮瓣的挫伤和缺血坏死。手术中正确的显露与分离是防止误伤重要结构的关键。

8）切除胸大肌、胸小肌：首先游离乳腺的边缘，显露出胸筋膜等，助手以皮肤拉钩牵开切口上端皮肤，在锁骨下方露出胸大肌的纤维，保留一条宽 1～2cm 的胸大肌横行纤维，分离胸大肌，术者用左手示指伸入胸大肌纤维的后方，向肱骨游离，在尽量靠近肱骨部直至胸大肌止点（肱骨大结节嵴）处，用刀自深层向浅层切除胸大肌之纤维和筋膜（胸大肌扁腱）。切开胸大肌深面的喙锁肌膜，暴露胸小肌，将胸小肌内、外两缘游离，并与深部组织分开（此肌肉的深面即锁骨下血管，应小心不要损伤），向上一直达到肩胛骨之喙突，术者左手示指钩住胸小肌，右手用剪刀或电刀将此肌自喙突止点剪断，并钳夹切断胸小肌动脉。胸大肌、胸小肌切断后即露出锁骨下的血管和臂丛。

9）腋部及锁骨下血管的解剖：用锐刀切开血管鞘膜，自臂丛下方起，将血管周围的疏松组织自上而下地解剖，并结扎切断走向胸壁的动、静脉及神经。肩胛下血管和胸背神经是腋窝外界的标志，一般情况下，应保留此血管和神经。自锁骨下血管下行的分支均被结扎切断后，用血管拉钩将大血管向上轻轻拉开，进一步解剖胸壁表面，胸长神经自内上向外下通过（此神经分布至前锯肌），一般情况下应予保留，此时锁骨下及腋窝的脂肪和淋巴组织已完成解剖清除。清除锁骨下和腋窝脂肪和淋巴组织时除保留肩胛下动、静脉，胸背神经和胸长神经外，还应保留第 2、第 3 肋间的肋间臂神经。肋间臂神经支配上臂内侧的感觉，由于保留了此神经，上臂内侧感觉麻木的出现率和程度都减轻。

10）规范的腋淋巴结清除：主要目的是确定腋淋巴结有无转移和有几个淋巴结转移，对判断预后，决定辅助化疗或放疗起决定性作用。腋淋巴结清除首先应统一和明确腋淋巴结的范围。腋淋巴结根据与胸小肌的关系分为三个平面：Ⅰ平面为胸小肌外侧的淋巴结（肩胛下血管周围淋巴结）；Ⅱ平面为胸小肌背侧和腹侧（包括 Rotter 淋巴结）以及腋静脉下面的淋巴结；Ⅲ平面为胸小肌内侧和锁骨下的淋巴结。根治术要求清除腋下Ⅰ、Ⅱ、Ⅲ平面淋巴结，清除淋巴结在 10 枚以上，所有淋巴结全部病检，检查淋巴结的数量和转移的多少，关系术后辅助治疗和患者的预后，不同期别，不同术式，淋巴结清扫范围会有所增减。

腋窝清扫：首先要找准腋静脉的位置，并将其显露出来予以保护。

腋静脉锁骨下段的显露可有三种方法：一是在清除胸大小肌间结缔组织时，显露出胸肩峰血管的胸肌支和伴行的胸前内侧神经并予保护，然后沿该血管向上分离至其根部即可显露腋静脉锁骨下段；二是自腋窝沿腋静脉向内侧分离至锁骨下段；三是 Crose 改良根治术方法，在锁骨下方分开胸大肌纤维，剪开胸锁筋膜后，显露腋静脉锁骨下段。

清除锁骨下淋巴结时,先提起胸大肌并清除胸大小肌间组织,显露出腋静脉锁骨下段,再分离胸小肌内侧缘及其深面,将胸小肌向外牵拉,即可方便地清除腋静脉锁骨下段和胸肩峰血管根部的锁骨下淋巴结和结缔组织。清除胸小肌深面的淋巴结和腋静脉前方的组织后,沿腋静脉下缘分离至深部,可见胸背血管及与之伴行的胸背神经,在该神经内侧紧贴胸壁钝性分离即可显露胸长神经,如要保留肋间臂神经,可在胸壁第二肋间找到其根部或在清除腋窝脂肪组织时予以显露保护。清除胸大小肌间组织与锁骨下淋巴结时,将肘关节屈曲并向内侧调整上臂的位置可使胸大肌外缘内移并保持松弛,更有利于锁骨下的显露和清除。

11)切除标本:腋部解剖结束后,助手将标本自胸壁提起,将乳房、腋窝脂肪和淋巴结、胸大肌、胸小肌自胸壁的起始部切断,标本整块切除。仔细结扎出血点,冲洗切口。

12)引流:乳腺癌根治术后多放置引流管,创面较大的有时需放置多根,术后接持续负压吸引,以便引流渗液并使皮瓣紧贴胸壁。引流条或引流管多放置于残腔(如腋窝)内或易发生出血和积液的部位,经手术创面最低处引出,并妥善固定,防止误缝、脱落或者滑入切口内。

13)缝合切口:乳腺肿瘤手术缝合时应注意皮肤切缘有无缺血和挫伤,如皮肤切缘缺血或挫伤较重,应做切缘修剪,否则术后易发生皮缘坏死,导致切口瘢痕。乳房切口目前多采用皮内美容缝合,以便尽可能保持乳房的美观,同时在切口皮内和皮下尽可能不要残留不可吸收缝线,以防瘢痕增生。乳腺癌根治手术切口如无明显张力,也可采用皮内缝合,并可通过环绕切口皮内缝合1周后收紧缝线以缩小切口。如张力较大,应适当向周围分离皮瓣和切除多余的皮下脂肪,以免张力过大导致皮瓣缺血坏死,必要时可行减张缝合。如皮肤仍不能对合,应行植皮或皮瓣转移。

14)植皮与皮瓣转移:对癌肿较大或伴有皮肤浸润需大面积切除皮肤及乳房较小的患者,切除后皮肤缺损较大,如向周围分离后切口仍不能对合,常需植皮或行皮瓣转移。由于这类患者术后常需放疗,而皮瓣转移对放疗的耐受性优于游离植皮,且术后美容效果和皮肤感觉也佳,故皮瓣转移应为首选。

15)术后处理:手术完毕,检查切口对合情况,并用吸引器抽吸引流管,吸净渗液和皮瓣下的空气,使皮瓣贴敷于胸壁,同时检查切口或引流管有无漏气,如果切口处漏气,可用油纱布敷盖,如果引流管周漏气,应重新缝合引流口处,以免术后影响引流效果。术后包扎一般采用胸带包扎或用特制的尼龙套包扎。包扎前在锁骨下窝和腋窝处放一大小适中的纱布团或纱布垫,以防此处皮瓣漂浮。包扎的松紧应适度,在有负压引流的情况下,一般无须包扎过紧。在出手术室前,应检查患者的血压、脉搏、呼吸等一般情况。一般情况不稳定者,应在手术室就地处理。一般情况稳定后方可离开手术室。回病房后,仔细观察患者的一般情况,检查血压、脉搏,如果持续性低血压,应注意是否有活动性出血或血容量不足。注意体温变化,一般自手术结束后6~8小时开始有体温升高,2~3天内达高峰,最高体温一般不超过38.5℃,如果有持续高热,应考虑是否有继发感染的发生。同时注意患侧手臂血运情况和活动能力。手术后当天禁食,术后第1天可进水和流质饮食,3天后可进普通饮食。

引流管的护理:负压引流是确保术后不发生积液的关键,同时为观察有无术后出血提供了方便条件。负压引流量,一般手术后第1个24小时可引出50~150mL淡红色液体,术后第2个24小时一般为20~50mL淡红色液体,第3个24小时一般仅有<20mL血清样液体。如

果引流量较多,可缓至术后4～7天拔管。术后5天引流量仍多,需分析原因,如创面仍有渗血、淋巴漏、感染等,分别对症处理。引流管自始至终应保持通畅,若不通畅可试用少量含抗生素药物的生理盐水冲洗;或在皮下可触及引流管的位置不当,适当移动引流管。每日倾倒引流液1次,注意负压吸引器(或囊)保持无菌。

术后患侧上肢管理:术后48小时内患侧肩关节轻度内收约45°制动,48小时后开始逐渐练习上肢活动,肩关节可保持近90°,如此愈合后腋窝处可保持圆滑平整,有利于上肢功能的恢复,同时也便于术后放疗的实施。术后勿在患侧上肢输液。

拆线:乳腺癌患者术后的拆线一般在2周后进行,由于剥离皮瓣范围大,血运不良,尤其是乳腺癌根治术,切口愈合常较慢。宜先做间断拆线,视切口愈合情况择日完全拆线。

抗生素的应用:大部分乳腺癌手术属无菌手术,术后可不用抗生素。下列情况可选用一定的抗生素:①肿瘤有破溃、出血等;②伴有身体其他部位感染性病灶;③有呼吸道症状或咳痰不畅者,尤其在全身麻醉下手术者;④术中有术野或切口污染之嫌者;⑤术中曾发生休克;⑥行大面积植皮者;⑦术后有积液、皮瓣坏死或炎症征象者;⑧曾行术前化疗和(或)放疗,白细胞较低者;⑨年老体弱、全身状态不良者。

2.乳腺癌改良根治术

(1)适应证:乳腺癌改良根治术切除范围包括全部乳腺组织,胸大肌、胸小肌间的淋巴脂肪组织,腋窝及锁骨下区的淋巴脂肪组织。适用于临床Ⅰ、Ⅱ期及部分Ⅲ期乳腺癌,肿瘤尚未累及胸肌筋膜,且无远处转移症状,全身情况较好,能耐受手术者。运用于临床的乳腺癌改良根治术主要包括乳腺癌改良根治术Ⅰ式,即手术切除全部乳腺组织,胸大肌、胸小肌间淋巴脂肪组织,腋窝及锁骨下区的淋巴脂肪组织,保留胸大肌、胸小肌,主要用于非浸润性癌和Ⅰ期浸润性癌。Ⅱ期临床无明显腋窝淋巴结肿大者也可选用。乳腺癌改良根治术Ⅱ式(Patey术式),即切除胸小肌,保留胸大肌,淋巴结清扫范围与根治术相当,多用于腋窝淋巴结转移较多的患者,需进行包括胸肌间Rotter淋巴结在内的腋窝淋巴结彻底清扫的进展期乳腺癌患者。

(2)禁忌证。

1)肿瘤远处转移者:治疗目的在于提高患者生活质量,缓解肿瘤引起的相关症状,在确保患者生活质量的前提下尽量延长其生命。根据患者的一般情况,首选内分泌治疗或新辅助化疗。适合手术治疗的转移性乳腺癌患者相当有限。

2)炎性乳腺癌:是病程进展快、预后差、高度恶性的乳腺肿瘤。症状有乳房肿大、发红可伴有疼痛,局部皮温增高,扪之坚实。绝大部分炎性乳腺癌的炎症改变继发于原有的局部晚期乳腺癌,大部分患者腋下可扪及肿大淋巴结。炎性乳腺癌进展快,多数患者在诊断后几个月内死于远处转移,手术疗效极差。但其应与急性化脓性乳腺炎、浆细胞性乳腺炎、梅毒或结核侵犯乳腺引起的急性炎症性改变,以及恶性淋巴瘤或白血病的乳腺浸润相鉴别。

3)年老体弱不能耐受手术者:全身情况较差、恶病质、合并有其他重大疾病或难以承受手术应激者。

4)重要脏器功能障碍,凝血功能障碍不能行手术治疗者。

5)乳房皮肤广泛橘皮样变及多处卫星结节者。

6)乳腺癌侵及胸壁或胸骨旁淋巴结转移者。

7）腋窝淋巴结彼此粘连或侵及腋静脉致上肢水肿者。

（3）术前准备：完善检查，术前诊断评估及手术风险告知。手术区域备皮，术前禁饮、禁食，全身麻醉术前留置导尿管。

（4）手术要点。

1）根据肿瘤位置、大小及乳房的大小、形态决定切开方式。纵形、横形、梭形切口均可，以肿瘤为中心，包括乳头乳晕，向上、下两方延伸，切缘避开肿瘤浸润处。

2）以记号笔画出设计好的乳腺切口，用刀片沿设计好的切口切开皮肤层。切口不宜过深，以免不利于分离皮肤浅筋膜与脂肪层。

3）保留胸大肌，切除胸小肌（Patey 术式）：先将胸大肌与其深面的胸锁筋膜和胸小肌分离，一边分离，一边止血，将胸大肌牵向内上方，充分暴露胸小肌。仔细分离并保留附着在胸大肌深面的胸肩峰动脉的胸肌支。此外，注意保护胸前神经的外侧支。切断穿过胸小肌的胸前神经内侧支。切断胸小肌于喙突的止点，牵向下方即可暴露腋静脉等腋窝重要神经、血管。

4）保留胸大肌和胸小肌：先将胸大肌与其深面的胸锁筋膜和胸小肌分离，一边分离，一边止血，将胸大肌牵向内上方，充分暴露胸小肌。将胸小肌前面的胸锁筋膜连同胸肌间淋巴结（Rotter 淋巴结）从胸大肌和胸小肌间分离出来，清除筋膜组织与淋巴结，保留胸小肌。将胸大肌和胸小肌一同向内上方牵拉，从而暴露腋静脉等腋窝重要神经、血管。

解剖腋静脉，清除腋窝淋巴结及部分脂肪结缔组织。上述已显露腋静脉术野，从中段解剖腋静脉，依次向外侧及内侧段解剖，游离腋静脉及腋动脉的分支，钳夹，切断，结扎，避免滑结，以免术后大出血。腋静脉 1/3 段内侧为锁骨下区，又称腋顶。解剖内侧段时，将该处脂肪结缔组织与胸壁分离，谨慎操作，避免引起气胸。腋外侧清扫应达背阔肌前缘，由背阔肌前缘、腋静脉、肩胛下血管构成的三角区。将上述分离的组织与乳腺、胸肌连成一大块准备切除。操作过程中应注意保护前锯肌表面的胸长神经与支配背阔肌的胸背神经。

用无菌蒸馏水冲洗创面 3 次，检查有无活动性出血，并及时止血，清除脱落的脂肪组织和残余血块。

放置引流管：自创面最低处下方放置负压带孔引流管，皮下引流管放置在胸大肌前胸骨旁，引流皮下渗液；腋下引流管放置于腋前线，引流管顶端位于腋窝顶部，引流腋窝渗液，分别缝合固定在皮肤上。

皮下减张缝合切口后皮钉钉合，如中部切口张力过大难以对合，可扩大皮瓣的游离面，有利于减张或者行中厚皮片游离植皮。有美容要求者可行乳房Ⅰ期再造。

切口消毒，无菌敷料覆盖，锁骨下、腋窝可用纱布胸带均匀加压包扎，避免形成局限包裹性积液或张力性水疱。

（5）术后监测与处理。

1）术后适当加压包扎切口，腋窝处应注意避免患侧肢体血液循环障碍。包扎的目的是使术后的淋巴液和血液的潴留量尽量减少。对于惧怕切口疼痛、裂开，不安感较强烈的患者，加压包扎很有效果。

2）术后监测血压、脉搏、呼吸等生命体征。气管插管全身麻醉术后患者未完全清醒时，多有头晕、呕吐、咽喉肿痛等症状，需给予吸氧及止吐药。术后血压可能较术前稍增高，可暂时不予处理,如果持续性高血压,需给予降压药。此外,术后低血压并持续下降,应注意引流管是否引流出大量鲜血,考虑术后出血可能,应及时补液,切口拆开止血,避免失血性休克,并给予抗感染及营养支持。

3)密切观察负压引流瓶中引流液颜色及引流量,避免阻塞及脱出,如有大量新鲜血液快速流出,需及时补液及进行切口止血处理,必要时给予输血。

4)术后第 2 天即可积极进行康复锻炼。鼓励患者进行洗脸、梳头等日常动作。在病房散步,避免长期卧床导致下肢静脉血栓形成。逐步开始做患肢的圆周运动及上举运动。避免剧烈运动,劳逸结合,逐步增强患肢肌肉力量,并帮助上肢淋巴、静脉回流,防止术后粘连导致的运动障碍。术后第 1 周应指导患者做患侧肩关节的运动,包括屈曲、伸展、外旋、内旋、外展等全方位运动,鼓励患者克服切口疼痛及对运动的恐惧心理。

5)密切观察切口是否渗血、渗液,敷料是否干燥。如切口有较多渗出,应给予换药,乙醇溶液湿敷,操作时注意无菌原则,避免感染。如切口皮肤出现缺血、坏死、发黑,也应坚持乙醇溶液湿敷。如发现切口红肿、渗液、脓性分泌物,并且血象较高,除切口勤换药外,还应给予抗生素抗感染治疗,密切观察切口情况,及时对症处理。

(6)术后常见并发症的预防与处理。

1)术后出血:多于术后初期出现,表现为引流管内大量鲜红色血液流出,严重时可伴有心悸、脉速等低血容量性休克表现。给予吸氧、输液,必要时输血治疗,同时拆除缝线重新止血,创面加压包扎,并给予抗感染治疗。

2)皮瓣坏死:多表现为切口愈合不良、皮瓣颜色异常或切口感染化脓等。原因多见于切口设计不当,使皮肤切除过多而张力较大、移植皮瓣血供不足,皮瓣游离较薄而血供障碍,创面加压力度较大而影响血供,切口感染、皮下积液或使用电刀切开时电刀功率过大导致焦痂而影响切口愈合。防治措施:术前根据肿瘤位置、大小、侵及皮肤范围等合理设计切口位置、形状、大小,必要时需移植皮瓣。术中皮瓣不宜过薄,皮瓣与深层肌肉需贴合紧密,加压包扎力度需适中,避免皮下积液。术后加强营养,促进身体恢复及切口愈合。

3)患侧上肢水肿:原因可见于腋窝淋巴结转移较多,广泛切除致淋巴汇流障碍;加压包扎时腋窝加压不当导致瘢痕缩窄压迫腋静脉,上肢血液回流障碍;上臂活动较迟;腋窝局限性积液;手术时上肢静脉损伤;术后感染;术后局部放疗。防治措施:以预防为主,术中解剖到位,避免损伤上肢静脉;术后腋窝包扎避免压力过大;术后适时功能锻炼,减少腋窝瘢痕挛缩;清扫淋巴结时,结扎较大淋巴管。上肢水肿症状出现后,可抬高患肢,弹力绷带包扎,避免感染,如有感染因素,应行抗感染治疗。此外,应避免肢体注射、输液、抽血,防止患肢下垂和受压,适当按摩,必要时可人工从上肢末梢往腋窝方向按摩,帮助上肢体液回流。

4)皮下积液:为常见的并发症,一般术后 4～5 天即可出现。原因多为手术操作粗糙、止血不严密、术后引流不畅或引流拔除过早、加压包扎时间过短、包扎纱布填充不均匀、压力不均衡导致局限性包裹性积液。防治措施:术中充分止血,结扎较大的血管,避免滑结,小的出血点可电凝止血。保证负压引流管引流通畅,引流管拔除时间不宜过早,视引流量而定,一般引流量少于 15mL/d 方可拔除。皮瓣固定,胸带加压包扎力度均匀,避免局限性积液。肩关节的功能锻炼宜在引流量较少时开始。

5)术区感染:术后近期感染多由于积液、皮下组织坏死、引流管逆行感染。远期感染多由于上肢淋巴水肿继发丹毒或蜂窝织炎。防治措施:术后保持切口敷料清洁干燥,定期换药,必要时去除皮下坏死组织,远期感染去除病因,均需给予抗感染治疗。

6)术后肿瘤局部复发:复发灶多出现在手术野皮肤、皮下、同侧腋下、胸壁。其复发与手术无瘤操作、手术范围、肿瘤分期、术后放化疗、肿瘤类型及生物学行为有关。防治措施:术中应严格遵循无瘤原则,术中肿块切除送检时应保证肿块周围有 1cm 正常组织。送检后行改良根治术时应更换手术器械、重新铺无菌手术单、更换手术衣及无菌手套等。术中肿块应整块切除,防止医源性播散,避免挤压致癌细胞外溢。术中应多次用无菌蒸馏水冲洗切口,引流管放置应更换刀片及手术钳,避免导致种植播散。手术方式及操作范围应遵循规范,避免手术不彻底,导致癌细胞残留。若术后局部复发,可根据病情行进一步行放化疗或手术治疗。

3.乳腺癌保乳根治术

(1)适应证。

1)绝对适应证:经病理学检查确诊为乳腺癌,且具备下列 3 个条件者。①肿块长径＜3cm,且肿块边缘距乳晕边缘线≥5cm。②经影像学检查证实,非多中心或多灶性病变。③术后有条件完成放疗和化疗,患者主动要求保乳或同意保乳。

2)相对适应证:①确诊为乳腺癌,如肿块长径＞5cm,经新辅助化疗后,肿块缩小至 3cm 以下,患者有保乳要求;②临床上患侧腋窝未扪及明确肿大淋巴结,仅 B 超发现有淋巴结而肿块大小及位置符合上述条件者。

(2)禁忌证。

1)患侧胸壁或患侧乳房有放疗史。

2)有活动性结缔组织病,特别是有系统性硬化病或系统性红斑狼疮风险者。

3)妊娠期、哺乳期患者(哺乳期患者在终止哺乳后可考虑)。

4)有 2 个象限以上的多中心或多灶性病变。

5)乳头乳晕湿疹样癌。

6)肿瘤位于乳房中央区,即乳晕及乳晕旁 2cm 环形范围内。

(3)术前准备。

1)心理准备:术前要充分了解患者的心理状况,多与患者和家属进行沟通,消除患者的恐惧心理,使其正确面对疾病,树立战胜疾病的信心,并告知患者其是否适合保乳根治手术;如有条件接受保乳手术,手术加放疗及术后进行相关的影像学随访。

2)病史和体格检查:了解患者有无乳腺癌家族史,其亲属发生乳腺癌的年龄;乳腺区域是否接受过胸壁或乳腺放疗;是否患有胶原和血管性疾病;是否进行过乳房假体置入;末次月经时间;仔细检查乳腺肿块的大小、部位;乳房和肿瘤大小的比例;肿瘤与皮肤及胸部肌肉有无粘连,肿块是否固定;是否多发肿瘤,有无肿瘤远处转移;腋窝及锁骨上淋巴结有无肿大、是否活动;是否有局部晚期癌的证据,如皮肤有无溃疡及卫星结节、皮肤橘皮样改变,炎性乳腺癌,淋巴结相互融合固定,同侧上肢出现淋巴水肿等。

3)乳腺影像学评估:乳腺癌患者保乳术前应行 B 超检查,可以了解肿瘤是囊性、实性或囊实性,测量肿瘤大小、距乳头或乳晕的距离,确定肿瘤部位,是否靠近胸壁、皮肤,有无多发病灶,腋窝或锁骨上有无可疑转移淋巴结。数字乳房摄影可以了解肿瘤部位、大小、范围,是否多灶,尤其能了解微小钙化的部位、是否多中心钙化及皮肤增厚。乳腺 MRI 检查有助于进一步明确肿瘤位置、有无多灶、肿瘤累及范围及术前评估可能切除的范围和体积,以便更好地设计手术方案,增加手术切除彻底性,从而可获得更好的美容效果及减少再次手术的次数和复发风险。

(4)手术要点。

1)体位和麻醉:取仰卧位,患侧肩胛部垫软枕使患者患侧抬高,患侧上肢外展与肩平行,有利于腋窝显露,但要避免过度外展,导致臂丛神经的损伤。若条件允许,应尽可能采用全身麻醉,以保持呼吸道通畅,减少手术风险;也可以采用高位硬膜外麻醉下进行手术。

2)切口选择:沿皮肤弹性纤维走行线(Langer 线)做切口可获得最佳美容效果,因此乳房上切口多采用弧形切口。切口选择要根据具体情况,如肿瘤大小、部位、是否皮肤受累,已做活检手术的切口情况及是否术前行空心针活检而定,原则上要切除受累皮肤、切除针道及原有的切口瘢痕,以保证切除肿瘤的彻底性,可采用梭形切口,尽量按弧形切开或放射状切口,以保证术后美容效果。若要行前哨淋巴结活检或腋窝淋巴结清扫,最好在乳房和腋窝处各取一切口;若肿瘤位于外上象限,可采用一个放射状切口。行保乳手术时,选择切口及切口大小还要顾及术中发现不适合保乳时乳房切除的切口选择。

3)操作步骤:①游离皮瓣;②切除乳腺腺体;③缝合乳腺创面;④缝合皮肤;⑤淋巴结清扫。

(5)术后监测与处理:术后应将患者送入麻醉复苏室,待患者完全清醒,拔除气管插管后送入病房。注意观察患者呼吸、脉搏、血压、体温变化。乳腺癌手术后为减少创面出血或渗血,多进行加压包扎,有可能对呼吸产生影响。对血氧饱和度低的患者,要分析原因,如包扎过紧,应及时松开,必要时面罩给氧。对有并发症如高血压和糖尿病的患者,要注意监测和控制血压、血糖在正常范围或安全范围内。保持引流管通畅,确切固定引流管以避免滑脱,注意观察引流量、颜色。注意观察切口情况,检查皮下有无瘀斑、血肿、渗血,症状较轻者,应密切观察,如逐渐加重,要局部加压止血或再手术止血。

(6)术后常见并发症的预防与处理:乳腺癌保乳手术及前哨淋巴结活检因其手术范围不大、创伤小,发生并发症的概率非常低。在行前哨淋巴结清扫时有可能损伤腋静脉、神经等,重点是预防,手术时要仔细,视野清晰,解剖层次要清楚,损伤后要及时修复。前哨淋巴结活检发生上肢淋巴水肿的机会少,但也可能发生,术后早期进行患侧上肢功能锻炼,避免提过重物体能有效减少上肢淋巴水肿。保乳手术切口部位容易发生皮下积液,如果皮下积液不多,没有合并感染,可以不予处理,有利于保持乳房外形;如积液过多,引起胀痛不适,可以穿刺抽吸积液,加压包扎。

(二)微创外科治疗

1.主要适应证

巨大男性乳房发育:乳房不大的女性乳腺多发性良性病变,如纤维囊性增生症、乳头状瘤病;早Ⅱ期以下乳腺癌不愿或不宜保乳者。

2.全腔镜皮下乳腺切除术

患者取对侧斜卧位 $20°\sim40°$,患肢消毒后包裹置于头架侧。在胸侧壁距乳腺边缘 $3\sim5cm$

纵向做 3 个穿刺孔,观察孔位于一端,主操作孔和辅操作孔相互靠近,以便术毕将两切口连通后取出腺体组织。全身麻醉,术前以记号笔标出手术分离范围。置入穿刺鞘前,先建立操作空间。操作空间的建立有两种方法,一是经穿刺孔直接以血管钳或剪刀在皮下分离出间隙,二是经穿刺孔注射溶脂剂后吸脂建立操作空间。置入穿刺鞘后,充气至 6~8mmHg 维持,以超声刀分别分离乳房后间隙和皮下脂肪层,整块切除全部乳腺腺体,分次经操作孔取出。冲洗止血后,放置引流管经穿刺孔引出固定,术后接持续负压吸引。

良性病变和早期恶性病变无须腋窝清扫和放疗的患者,在行腔镜皮下乳腺切除术后可行一期假体植入乳房成形。因为假体置于胸大肌后,体积有限,所以更适合乳房较小者,大乳房者在行皮下乳房切除术后由于皮肤过多,会造成下垂,影响美学效果。对不放置假体的患者和男性乳腺发育的患者,要注意保持皮瓣厚薄均匀一致和修整皮瓣四周的皮下组织厚度,使术后保持平整的外观和良好的手感。

3.乳腔镜辅助小切口乳腺癌改良根治术

采用乳腔镜辅助完成小切口乳腺癌改良根治术,仅距离肿瘤边缘 1~2cm 切开皮肤,切口两端不必再扩大,按标准游离皮瓣至无法直视手术时,借助现代外科腔镜技术辅助完成乳腺癌改良根治术。乳腔镜辅助小切口手术可以达到与传统改良根治术相同的肿瘤切除效果和淋巴结清扫范围,可以避免常规手术中对肿瘤的挤压,真正做到无接触(notouch)手术。利用腔镜良好的照明和放大作用,可快速直视下建立腔镜操作空间,而且易于掌握手术层次和游离皮瓣厚度,同时又免除了 CO_2 充气造成高碳酸血症之虑。其美容效果显示了乳腺癌手术最终摆脱胸壁巨大切口瘢痕的可能性,且因保留了更多的胸部皮肤,为二期整形手术创造了条件,患者术后精神和心理康复具有常规手术难以达到的效果,提高患者自信心和生活质量,已被患者接受。

4.乳腔镜腋窝淋巴结清扫

腋窝淋巴结清扫(ALND)是乳腺癌临床分期和判断预后的重要步骤。ALND 本身对腋窝淋巴结阴性者有弊无利,手术后并发症,特别是上肢淋巴水肿,影响了患者的生活质量,是目前国内、外临床治疗上的一大难题。由于 ALND 所发挥的实际作用和其在乳腺癌治疗中占有的地位,促使人们重新审视所有乳腺癌患者均行 ALND 的必要性。

(1)适应证:临床触诊或彩超检查腋窝淋巴结阴性或即使肿大其直径≤1 cm 者,原则上均可选择。若肿大的淋巴结经新辅助化疗缩小或消失后,也可考虑。

保乳手术实施 MALND 的优势容易理解,全乳切除(改良根治)实施 MALND 目的在于:①首先是获得 MALND 的三重优势(手术微创、功能保留和外形美观);②无须为做 ALND 而有意或无意向腋窝方向延长切口,乳房切除手术切口大大缩小。

(2)术前准备。

1)配制脂肪溶解液:生理盐水 200~250mL、双蒸馏水(或蒸馏水)200~250mL、2%利多卡因 20mL 和 0.5~1mg 肾上腺素的混合液。

2)麻醉与体位:全身麻醉,局部浸润麻醉和(或)静脉强化则对于下列两类患者可以适当考虑,即合并严重心脑血管、呼吸系统疾病和糖尿病的年老、身体状况差的乳腺癌患者,以及个别因惧怕气管内插管全身麻醉而拒绝的患者。麻醉采用仰卧位,患侧肩关节外展,肘部屈曲,前臂悬吊于头架附近。

（3）手术程序。

1）腋窝脂肪抽吸：于腋窝多点、分层次注入脂肪溶解液，注入体积为 $200\sim500\text{mL}$，可根据患者的胖瘦，调整注射量。10 分钟后，从腋窝下方腋中线乳头水平上方戳孔 1 cm，伸入顶端钝圆、开口在侧方（避免在脂肪抽吸时损伤腋静脉）的负压吸引器头，抽吸腋窝脂肪。

2）腋窝气腔的形成：于脂肪抽吸孔置入 10mm trocar，固定于皮肤，注气，使气压控制在 8mmHg 左右。观察吸脂效果，对不满意的区域再补充吸脂。

3）腋窝淋巴结清扫：从 10mm 的 trocar 孔放入 30°角 10mm 腔镜，在腋窝上部胸大肌外侧缘和背阔肌前缘各切 5mm 的 trocar 孔，旋入塑料螺纹 trocar，插入短臂分离钳和电剪，进行分离。

（4）分离路线：原则上从气腔中央向腋顶部分离，直至见到腋窝重要标志——腋静脉，剔下其前下方的脂肪淋巴组织，然后转向两侧、向下分离，完成腋窝Ⅰ、Ⅱ和（或）Ⅲ水平淋巴结的切除。剪断形如蜘蛛网样的纤维间隔，剔除附着在血管、神经间隔上的脂肪和淋巴结。切下的少量组织可直接从 5mm 的 trocar 取出，较多的组织可立即从 10mm 的 trocar 取出，此时应从腋窝上方前端 trocar 中，另放入 0°角 5mm 腔镜作为观察镜。也可将较多的组织暂时放在腋腔底部，分批取出。

（5）腋窝创面的处理：为了尽量预防腋窝肿瘤复发或 trocar 置入处种植机会，强调在手术即将结束时，使用温蒸馏水冲洗腋窝，以期杀灭腋窝可能残留的游离癌细胞，如同对胃肠道肿瘤术中温蒸馏水灌洗腹腔一样。手术操作完成后拔出穿刺锥鞘，从前方操作孔用 50mL 注射器加压推入 500mL 左右的蒸馏水，冲洗腋窝。此时带有细小脂肪块或组织碎屑的蒸馏水就会一起从后方操作孔以及腔镜入孔溢出，可以用弯盘在腋窝下方接收。放置引流管一根，从腋窝下方的 trocar 孔引出，接负压吸引。

（6）流程：正确的手术流程一方面可确保手术安全，另一方面可大大加快手术速度。

1）处理肋间臂神经：肋间臂神经是手术最先碰到的主要结构，位置表浅。腋窝充气、置入腔镜后，稍加分离蜘蛛网状结构，在腋窝中部即可遭遇横跨于腋窝腔、像"横梁"的 $1\sim3$ 根较粗的肋间臂神经条索，不要误以为无用的结构而剪断。该神经在腋窝行径中有许多淋巴结与其伴行，用电剪剔除其上的脂肪淋巴组织。保留肋间臂神经能使患臂内侧感觉障碍，如麻木、疼痛、烧灼感或痛觉、温觉迟钝等的发生率大幅度减低。

2）处理腋静脉：在处理肋间臂神经后，从气腔中央直指腋窝顶部推进腔镜，向腋顶部略做分离，在肋间臂神经的前下方即为腋静脉中部的解剖学位置。此处腋窝部脂肪溶解抽吸往往比较充分，腋静脉通常暴露在镜下视野。剔下其前下方的脂肪淋巴组织，然后转向两侧、向下分离。脂肪抽吸特别充分时，腋静脉已能清晰可见；如果腋静脉周围脂肪抽吸不够彻底，此时应该根据腋静脉解剖学行程，小心分离其表面的脂肪纤维组织和腋血管鞘，发蓝的腋静脉就会显露，上方为腋动脉，有搏动，最上后方白色的是臂丛神经。一旦腋静脉清楚暴露，就可放心大胆地进行操作，向下的小分支用电剪带电夹住剪断即可，必须保留的粗大的分支为肩胛下血管。

3）处理肩胛下血管和胸背神经血管：腋窝部腋静脉中段略向底部、再向下方走行的片状条索为肩胛下血管(主干直径为 2～3cm),很快发出转向外后的旋肩胛动脉及其向下的延伸——胸背血管。胸背神经起自锁骨下部的臂丛神经后束,达腋静脉下方时它在肩胛下血管的内侧,随后向外下行走,锐角斜跨于胸背血管上方,和胸背动脉伴行,支配背阔肌。

4)处理胸长神经:胸长神经起自臂丛神经的根部 C_5、C_6、C_7 脊神经,位置深在,比较隐蔽,从腋顶深处钻出,沿胸侧壁下行分布到前锯肌。手术时,应该提起胸廓外下方与腋窝底部交界处最深面的脂肪组织,胸长神经似"电线"被拉紧,剔除周围脂肪淋巴组织。

5)处理胸外侧动脉和腋静脉胸小肌后段:胸外侧动脉发自腋动脉,沿胸小肌外缘向下行走至前侧胸壁,常有 1～3 条,并分出许多细小血管支配乳房、胸肌,静脉伴随其中,所以手术解剖分离过程中很易出血,需特别小心,否则一旦出血,量虽少,却影响视野。常规开放性腋窝淋巴结清扫是将其全部切断。由于它们直径较大,可以也易于保留,其细小支可以用电剪带电剪断,以防出血影响视野。较粗的分支可以保留,随后向内侧清扫胸小肌后方腋静脉下方的脂肪淋巴组织(即第Ⅱ水平淋巴结)。对于腋窝淋巴结肿大明显可疑转移的病例,尤其胸小肌后第Ⅱ站淋巴结可疑转移者,继续清扫第Ⅲ水平淋巴结。入路 1:经胸小肌后方;入路 2:经胸小肌前方(胸肌间间隙)。

6)处理胸大小肌间隙(Rotter 淋巴结):手术转向内上,进入胸大小肌间隙。胸内侧神经起自臂丛内侧束,穿行于腋动、静脉间,再穿过胸小肌,从胸小肌的中上部穿出,到达胸大肌。由于胸大、小肌之间没有其他致密性纤维条索,腔镜下该神经显示良好,只要意识到它的存在,多不会损伤,因而可避免发生虽已保留的胸大肌日后瘫痪萎缩,进而胸部变形,达不到原先期望的胸前局部保持外形和功能的目的。

(7)腋窝注射溶脂剂的要点:注射的穿刺针头偶尔可能会刺入腋动脉或腋静脉,当注射溶脂液前回抽时,可见血液涌入注射器内。此时不必慌张,拔出注射器,压迫局部数秒即可,随后可以继续注射溶脂液。为了避免出现这种情况,第一,穿刺前,从腋窝皮肤外大致了解腋动静脉的走行方向;第二,注射前必须回抽注射器(任何时候注射麻醉药前都应该遵守的通则);第三,为小心起见,如果需要,可以使用气腹针进行穿刺、注射溶脂液。气腹针前端钝圆,不会刺入血管。

(8)第Ⅲ水平淋巴结的清扫:第Ⅲ水平淋巴结位于喙突、锁骨下肌和胸小肌之间的筋膜称(喙)锁胸筋膜的下方,其中胸肩峰动脉和胸(前)外侧神经穿出锁胸筋膜。胸肩峰动脉为一短干,在胸小肌上缘发自腋动脉,胸锁筋膜穿出后分为锁骨支、肩峰支、三角肌支、胸肌支。胸肌支行于胸大、小肌之间,并分布于该二肌;三角肌支行走在三角肌与胸大肌之间,主要分布于三角肌;肩峰支向外经三角肌深面至肩峰。锁骨支自胸肩峰动脉主干分出后,向内上方走行分布于锁骨中内段骨膜及锁骨下肌。胸(前)外侧神经穿出锁胸筋膜后,在胸小肌内侧缘与胸肩峰动脉胸肌支伴行,进入胸大肌深面,其中的一小分支支配胸大肌锁骨部,其余分支支配胸大肌胸肌部的内 1/3。这些分支的伴行静脉分别注入头静脉或腋静脉。胸(前)外侧神经的完整可使胸大肌的功能进一步得到保留。而头静脉和淋巴管则自外侧穿入锁胸筋膜,进入腋窝,分别注入腋静脉和腋淋巴。清扫第Ⅲ水平淋巴结时必须注意上述血管和神经,特别是血管,否则一旦出血,位置都比较深,腔镜下则可能难以控制,即使中转开放切口去止血,也很难控制。

(三)放疗

1.乳腺癌根治术或改良根治术后的放疗

(1)适应证:术后放疗主要适用于局部或区域淋巴结复发高危的患者,即 T_3、T_4 或腋窝淋巴结阳性≥4 个者,或 T_1、T_2、淋巴结转移 1～3 个,包含某一项高危复发因素(年龄≤40 岁,激素受体阴性,淋巴结清扫数目不完整或转移比例大于 20%,HER-2/neu 过表达等)的患者可考虑术后放疗。

对于老年(年龄≥70 岁)乳腺癌患者改良根治术后放疗,需要根据肿瘤复发危险程度和患者的功能状态来选择。对于复发高危患者[T_3～T_4 和(或)N_2～N_3],如果患者功能状况良好,应予以术后放疗,年龄不应成为禁忌因素。

(2)照射靶区:乳腺癌根治术或改良根治术后,局部和区域失败的常见部位是胸壁和锁骨上区淋巴结,临床上常根据原发肿瘤和区域淋巴结状况决定是否行胸壁和区域淋巴引流区放射。

1)胸壁的照射:对于行根治术后的患者,胸壁照射的目的是减少皮肤和皮下组织的肿瘤种植和复发;对于行改良根治术的患者,除以上因素外,还包括减少肌间淋巴结复发。

指征:乳腺原发灶直径达 5cm,皮肤有水肿、破溃、红斑或与胸肌固定,腋窝淋巴结转移率达到 20%或转移淋巴结达到 4 个者,肉眼或镜下肿瘤残留。

照射野:上界位于胸廓入口或与锁骨上野相交处,下界位于乳腺组织下方 2cm,内野为胸骨中线或内乳野外缘,外界位于腋中线。

照射剂量:乳腺切线野照射剂量为 45～50Gy,4.5～5.5 周,每天 1 次,每次剂量为 180～200cGy。

2)锁骨上下淋巴结的照射:锁骨上区是位于胸壁之后的第二常规的失败位置。有资料显示,锁骨上区总淋巴结转移率为 3.8%。对 AXⅠ/Ⅱ组(+)而 AXⅢ(-)者,锁骨上区转移概率为 0,AXⅠ/Ⅱ/Ⅲ均(+)者,锁骨上区转移率高达 45.5%。也就是说,锁骨上区淋巴结转移率与腋窝淋巴结转移的程度有关。因此,术后放疗应常规照射锁骨上区。

指征:①腋顶淋巴结转移者;②内乳淋巴结转移者;③腋窝淋巴结转移未清扫腋顶者;④腋窝淋巴结转移不少于 4 个。

照射野:内界位于体中线至胸骨切迹水平沿胸锁乳突肌的内缘,外界位于肱骨头内缘,上界位于环甲沟水平,下界位于胸壁野上界相接,即第 1 肋下缘水平。

照射技术:机架角向健侧倾斜 10°～15°,采用钴-60 或 4～6mV X 射线,常规分割照射,剂量为 5 000cGy/5 周。

2.乳腺癌新辅助化疗后、改良根治术后的放疗

乳腺癌新辅助化疗后、改良根治术后的放疗指征与未接受新辅助化疗相同,需参考新辅助化疗前的初始分期。放疗技术和剂量同未接受新辅助护理的改良术后放疗。

对于有辅助化疗指征的患者,术后放疗应该在完成辅助化疗后开展;如果无辅助化疗指征,在切口愈合良好的前提下,术后 8 周内开始放疗。辅助赫塞汀治疗可以和术后放疗同期开展。放疗开始前要确认左心室射血分数(LVEF)大于 50%,同时避免内乳野照射,尽可能降低心脏的照射剂量,尤其是患侧为左侧。

3.乳腺癌保乳术后的放疗

(1)照射范围:腋窝淋巴结未清扫者,照射范围应包括乳腺、胸壁、同侧腋窝及锁骨上淋巴结;腋窝淋巴结清扫者,照射范围依淋巴结转移情况而定。腋窝淋巴结无转移或转移淋巴结为1～3个者只照射乳腺及胸壁,可考虑锁骨上/下淋巴引流区的放疗(2B)。腋窝淋巴结转移≥4个者应照射乳腺、胸壁、锁骨上和腋顶淋巴结;腋窝淋巴结仅做低位取样者,淋巴结有转移时应照射腋窝全部。

(2)体位固定:患者取仰卧位,患侧或双侧上臂外展90°以上。乳房托架或臂托是较理想的固定装置,也可以采用真空垫固定。如果需要照射锁骨上淋巴结区域,则头部偏向健侧以减少喉照射。

(3)常规照射技术:主要包括全乳房照射、淋巴引流区的照射,可采用三维适形和调强适形照射技术。

4.局部晚期乳腺癌的放疗

局部晚期乳腺癌是指乳腺和区域淋巴引流区有严重病变,但尚无远地脏器转移的一组病变。这组病变相当于国际抗癌联盟(UICC)分期中的Ⅲ期或Ⅳ期(锁骨上淋巴结转移),其中Ⅲ A期病变尚可手术,而Ⅲ B期病变是不能手术的病变,局部晚期乳腺癌单独手术治疗效果差。有时单独手术还可能促进病变的扩散,术后短时期内就可出现广泛的胸壁复发,甚至形成"铠甲状"癌,更增加了患者的痛苦。因此,不宜单独手术。

局部晚期乳腺癌单独放疗后5年局部和区域复发率为16%～81%,5年生存率为11%～69%,肿瘤的大小及照射剂量与局部控制率有关。

文献资料表明,单独放疗时要达到满意的局部控制率,照射剂量应在8 000cGy以上,这远远超过了正常组织耐受量,在长期生存的患者中可产生严重的放疗并发症。因此,单独放疗对局部晚期乳腺癌来说不是一种理想的治疗方法。

放疗和手术结合可提高局部控制率,5年局部和区域复发率为9%～45%,但对生存率的影响不明显,为33%～55%。

局部晚期乳腺癌治疗失败的原因主要在于远处转移。有学者报告其发生率可高达70%左右,因此,合理的综合治疗方案应包括全身性化疗在内。

目前,一致的意见是局部晚期乳腺癌应采用包括化疗、放疗和手术在内的综合治疗,多数学者主张新辅助化疗。

5.乳腺癌放疗后的不良反应及处理

乳腺癌放疗后常出现的不良反应如下。

(1)皮肤反应与皮下组织纤维化:乳腺癌在放疗过程中皮肤都会出现不同程度的改变。绝大多数患者会发生干性皮炎和色素沉着。这种变化一般不需要特殊治疗。嘱患者保持皮肤清洁、干燥,不要涂抹有刺激性的药物和穿比较硬的衣服,有瘙痒时不要搔抓,可涂些含有SOD的软膏。湿性皮肤反应表现为水疱,水疱破裂后有渗出、表皮脱落。此时应立即停止放疗,保持病变局部通风、干燥、避免感染,局部涂抹软膏等。湿性反应在腋窝淋巴引流区放疗时易出现,该区由于手术后血液循环不好,再加上不易保持干燥;乳头区用电子线进行照射时也容易出现。这些部位湿性反应的治疗要以预防为主。放疗期间可以建议患者在照射区皮肤上预防使用比亚芬。对放疗结束后出现的皮肤及皮下组织的萎缩和纤维化目前没有较好的治疗方法,以按摩和功能锻炼为主。

(2)乳房纤维化:放疗后常见的并发症是皮下纤维化和乳腺组织萎缩,从而对美容效果造成影响,照射的总剂量和分割剂量是影响其发生的主要因素。乳房的放射反应随总剂量的增加而增加,美容效果也随之下降,DT 50Gy 时有 85% 的患者可以保持良好的美容效果,剂量达到 DT 62Gy 时则下降为 20%;分割剂量超过 2Gy 时也会增加纤维化的发生。因此设计放疗计划时,要尽可能地降低靶区的热点剂量和体积,以减少纤维化的风险。

(3)放射性肺损伤:乳腺癌放疗患者的肺部并发症主要表现为放射性肺炎。放射性肺炎常发生在放疗中或放疗后 3～6 个月,临床表现有咳嗽、咳白痰和发热,严重者出现胸闷、气短。放射性肺炎可逐渐发展为肺纤维化。胸壁采用切线照射、三维治疗计划精确计算及瘤床用电子线补量等措施,有助于降低放射性肺炎的发生率。对既往有肺部慢性疾病的乳腺癌患者,这种并发症要给予足够重视。在放疗过程中,应严密观察患者有无呼吸道症状及体温升高,一旦 X 线检查发现肺炎,应立即停止放疗。治疗方法主要是对症治疗,对肺部继发感染者给予抗感染治疗。早期应用糖皮质激素有效。

(4)放射性心脏损伤:心脏受到照射后可诱发心包炎、全心炎和冠状动脉疾病,特别是左侧乳腺癌内乳区用高能射线照射时可发生放射性心脏病,其发生率与是否并用阿霉素的化疗及心脏受照射体积有关。放射性心脏损伤以晚期损伤为主,多发生于放疗后数个月到数十年不等,主要表现为心肌缺血、冠心病、心功能衰竭、心肌梗死等。急性期表现为胸闷、气短、心率加快,偶尔听到心包摩擦音,继之出现心包积液,晚期可发生心包缩窄,治疗非常困难。有长期的随访研究显示,放疗造成的心脏损伤以及其他不良反应部分抵消了其提高总生存率的作用。目前,国内外关于乳腺癌放射性心脏损伤的研究多集中于放疗计划及剂量学研究。

(5)放射性臂丛神经损伤:臂丛神经损伤的发生率并不高,它是区域淋巴结放疗后可能发生的并发症。发生率与放疗剂量、是否做了二次放疗以及化疗并用有关。放疗剂量在 DT 50Gy 以下而不合并化疗的发生率为 0.4%,并用化疗的发生率为 4%。如果放疗剂量增加到 DT 50Gy 以上而不合并化疗的发生率为 3%,并用化疗的发生率为 8%。单次剂量 1.8Gy 要比 2Gy 时的发生率低。臂丛神经麻痹的治疗方法包括皮神经的点刺激、神经松解术以及物理疗法和非类固醇、类固醇药物等,但疗效并不理想。

(四)化疗

1.治疗乳腺癌常用的抗癌药物

(1)烷化剂:是一类可与多种有机物质的亲核基团(如羟基、氨基、疏基,核酸的氨基、羟基、硫酸根)结合的化合物,它以烷基取代这些化合物的氢原子。核酸的烷化部位皆在鸟嘌呤的第 7 位氮上。用双功能基烷化剂可得两类产物,一类是 7-烷化鸟嘌呤,另一类是两边都在位上连接鸟嘌呤;单功能基烷化剂时只得到前一类产物。因此认为,DNA 的交叉是 HN_2 引起细胞损伤的主要原因。烷化剂对细胞周期各期都有作用,属于细胞周期非特异性药物,G_1 期及 M 期的细胞最敏感。

患者注射环磷酰胺(CTX)60mg/kg,静脉注射血浆内 CTX 峰浓度 500mol/L,半衰期 $(t_{1/2})$3～10 小时。然后迅速下降,磷酰胺氮芥一直处于较低水平。在低 pH 值下,去甲氮芥是一类强烷化剂,CTX对肾和膀胱的毒性与它有一定关系,磷酰胺氮芥是从醛磷酰胺代谢而来,血浆内磷酰胺氮芥的浓度对体外培养细胞有细胞毒作用,在CTX的治疗和毒性作用中磷酰胺氮芥可能有一定作用。给予CTX后,24小时内约25%的给予量从尿排出,此后尿中含量很少,去甲氮芥占10%～14%,磷酰胺氮芥排出量少,故CTX及其主要代谢物主要从肾排出。

CTX口服每次50mg,每天2～3次。静脉注射600～750mg/m²,每3～4周1次。大剂量化疗可达60mg/kg。

(2)抗代谢药物:可干扰核酸、蛋白质的生物合成作用,导致肿瘤细胞死亡。它们作用于核酸合成过程中不同的环节,按其作用可分为胸苷酸合成酶抑制剂、嘌呤核苷酸合成抑制剂和DNA多聚酶抑制剂。

胸苷酸合成酶抑制剂有氟尿嘧啶(5-FU)及其衍生物如呋喃氟尿嘧啶(FT-207)、二喃氟啶(双呋啶FD-1)、嘧福禄(HCFU)、优福定即优氟泰(UFT)和氟铁龙(5-DFUR)。

1)氟尿嘧啶(5-FU):在体内必须转化为相应的核苷酸才能发挥作用。5-FU的代谢主要有3种途径:一是在体内转变成三磷酸氟尿苷(FUTP),以伪代谢物形式掺入RNA中,干扰RNA的合成;二是在体内转变成三磷酸脱氧氟尿苷(FDUTP),以伪代谢形式掺入DNA中干扰DNA的合成;三是在体内活化成脱氧氟尿单苷磷酸盐(FDUMP),抑制胸苷酸合成酶,阻止尿苷酸向胸苷酸转变,最终影响DNA的合成。后一种途径中需要一碳位(CH_3)的供体还原型叶酸参与。在正常情况下,由于还原型叶酸供给不足,三种化合物脱氧氟尿单苷磷酸盐(氟去氧尿一磷FDUMP)、胸苷酸合成酶(TMPS)和活化型叶酸甲酰四氢叶酸,在细胞内形成三重化合物易于分离,此为5-FU抗药性的机制之一。如果外源性地供给大剂量的醛氢叶酸(CF),细胞内可形成结合牢固、稳定的三重复合物,对TMPS的抑制作用大大延长,5-FU的抗肿瘤作用大大增强。5-FU对S期细胞有作用,而对G_1/S边界细胞有延缓作用。

5-FU口服后肠道吸收不完全且不可靠。多采用静脉注射给药,在体内主要被肝脏分解。其产物有二氢氟尿嘧啶及尿素,从尿中排出,另一部分变成CO_2从尿中排出。它在体内分布广泛,肝与肿瘤中的浓度较高,难以通过血脑屏障,腔内注射在12小时内维持相当量。注射给药,在快速静脉注射后血浓度达0.1～1mol/L,人体的$t_{1/2}$仅10～20分钟,故治疗效果有赖于方案的选择。一次给药用¹⁴C标记的5-FU后,12小时内从尿中排出仅11%,而呼气中排出¹⁴C为90%,这可能是连续静脉给药较单剂静脉注射毒性低的原因。5-FU较易进入脑脊液中,在静脉滴注30分钟内,达7mol/L,持续约30分钟。

5-FU口服每天300mg,分3次服,总量10～15g。静脉注射每次500～700mg或12～15mg/kg;静脉滴注2～8小时,连续5天。

2)氟尿苷(FUDR):为5-FU的脱氧核苷衍生物,药理作用同5-FU。本品疗效为5-FU的2倍,而毒性仅为5-FU的1/6～1/5,但对RNA的抑制作用不如5-FU。

5-FU 800～1200mg/d,分4次口服。

3)氟铁龙(Furluilon,脱氧氟尿苷,5-DFUR):在肿瘤组织中高活性的嘧啶核苷酸磷酸酶作用下转变为5-FU,从而发挥抗肿瘤作用。其作用过程:氟铁龙转变成5-FU发挥作用,在嘧啶核苷酸磷酸酶(Pynpase)作用下转变成5-FU。Pynpase在肿瘤组织中活性高,促使肿瘤组织内得到高浓度的5-FU,故具有选择性杀伤肿瘤组织作用。

小鼠试验投予 5-DFUR $200\mu g/kg$，1 次口服时，测定给药后 4 小时，呼气排出药量占 23%，尿中药排泄占 61%，大便占 10%；吸收率 90%，在肝脏组织中为正常组织的 4 倍，且 Pynpase 活性也比正常组织高，经测定术前 7 天给予氟铁龙 $600mg/d$，测定 Pynpase 活性5-FU 浓度，结果肿瘤组织均比正常组织为高，特别是乳腺癌的 5-FU 浓度，约为正常组织的 10 倍。细胞周期测定可见 S 期蓄积，G_2、M 期减少。组织学上，可见坏死细胞，纤维化细胞。

5-DFUR 口服每次 400mg，每天 3 次。

（3）植物来源的抗癌药物。

1）长春花生物碱：常用药物有以下 3 种。①长春花碱（VLB）：对微管蛋白有很强的亲和力，抑制细胞中微管的聚合并使其解聚，抑制纺锤体的形成，从而使细胞停止在有丝分裂的中期。VLB 口服不吸收，迅速从血中消除。静脉注射时几分钟内即可在肝脏中见到标记的 VLB，不到 1 小时血中即消失。静脉注射，每次 0.1mg/kg，每周 1 次。②长春新碱（VCR）：与 VLB 化学结构上差别不大，但抗肿瘤谱及毒性明显不同。VCR 是细胞周期非特异性物，通过抑制细胞中微管蛋白的聚合而抑制有丝分裂。VCR 还可以抑制细胞膜类脂质合成，抑制氨基酸在细胞膜上的运转。另外，VCR 与 VLB 之间没有交叉耐药性。VCR 一次静脉注射后，$t_{1/2\alpha}$ 和 $t_{1/2\beta}$，分别为 6～10 分钟和 190 分钟。在胆汁中浓度最高，其次是肿瘤、脾、肝等，脑和脂肪中浓度最低。静脉注射，每次 $1.4mg/m^2$，每次最大量 2mg，总量不超过 20mg。③异长春花碱（NVB）：诱导有丝分裂微管崩解，使细胞停止在有丝分裂中期。抑制微管蛋白的聚合作用均逊于 VCR 和 VLB。NVB 的作用则是浓度依赖性的，当 NVB 高浓度时（40mol/L）可诱导大量的微管集聚，即导致微管蛋白的解聚作用，又可导致聚集作用，从而使微管发生改变。NVB 吸收高峰于 45 分钟和 30 分钟出现，在第 1 小时血浆浓度呈急剧地下降（>90%）。与血浆蛋白结合 80%，在 96 小时后，降至 50%。清除相 $t_{1/2}$ 为 39.5 小时。静脉注射 $25mg/m^2$，每周 1 次，每周期 1～2 次。

2）鬼臼毒类药物：鬼臼乙叉苷（VP-16）是半合成的鬼臼毒的苷类化合物，与微管蛋白结合抑制其聚合，尚有抗有丝分裂作用。药代动力学研究静脉注射 VP-16 $290\mu g/m^2$ 后血浆峰浓度可达 $30\mu g/mL$，$t_{1/2\alpha}$ 为 2.8 小时，$t_{1/2\beta}$ 为 15.1 小时。约 45% 药物从尿中排泄，其中 2/3 为原形药物；15% 由粪便中排除。它可以通过血脑屏障进入脑组织，其浓度约为血浆浓度的 10%。单一用药 60～$120mg/m^2$，静脉滴注和短时静脉输入 3～5 天，或隔日静脉滴注 1 次，共 3～5 次，每 3～4 周重复或缓慢静脉滴注。口服剂量 60～$100mg/m^2$，连服 10 天或加倍剂量连服 5 天，每 3～4 周重复 1 次。

3）紫杉类：有 2 种衍生物，紫杉醇和多西紫杉醇。它们的结构和作用机制的主要部分相同，但在某些方面又有不同。紫杉醇由一个紫杉环和一个 oxetane 环及一个于 C-13 位上的庞大的酯侧链所组成，高度酯溶性而不溶于水。多西紫杉醇与紫杉醇不同之处在浆果赤霉素环的 10 位和侧链的 3 位上。与原形化合物相似，多西紫杉醇不溶于水，因而用于临床时以多乙氧基醚配制。

紫杉醇和多西紫杉醇有相似的作用机制，促进微管聚合及抑制微管蛋白解聚，两者可导致微管在细胞中成束。细胞被阻断于细胞周期的 G_1 和 M 期，不能形成正常的有丝分裂纺锤体和分裂。紫杉醇类的作用机制并不完全一致。紫杉醇能改变微管的原丝的数目，而多西紫杉醇却无此作用。另一不同之处是它们的微管蛋白的聚合物的产生,多西紫杉醇在解聚抑制上有2倍的活性,还具有改变某些种类微管的独特能力,并证明对耐紫杉醇的细胞株有活性。临床前细胞毒性的测定中,2种药物也有不同。对于某些细胞株,研究模型以及紫杉醇耐药细胞多西紫杉醇更为有效。某些细胞株,延长暴露于紫杉醇表明有细胞毒性的增强。在较长时间给药方案中出现的剂量限制毒性,多西紫杉醇研究已限于1小时输注。

在人体内两者药物在分布和消除上十分相似。2种紫杉类似均呈现三相动力学行为,而且均高度与蛋白结合,尿中以代谢物形式排出甚微,经胆道排出,或分布与组织结合对药物的廓清起主要作用。测定人血浆和尿中在60～120分钟静脉滴注后,紫杉醇的血浆消失呈双相,$t_{1/2\alpha}$ 为 16.2 分钟,$t_{1/2\beta}$ 为 6.4 小时,中央分布容积和稳态分布容积分别为 8.6L/m² 和 67.1L/m²,平均血浆消除率是 253mL/(min·m²),尿中消除率为 29.3mL/(min·m²)。用紫杉醇 275mg/m² 静脉滴注 6 小时,得到类似结果,达峰浓度为 8mol/L,$t_{1/2\alpha}$ 为 21 分钟,$t_{1/2\beta}$ 为 8.9 小时,分布容积为 65.71/(min·m²),患者自尿中原形药(24 小时)只有 5%,肾消除率约为 7.8mL/(min·m²)。

紫杉醇和多西紫杉醇静脉注射 135mg/m²。为了预防过敏反应,于治疗前 1 天给予口服地塞米松 7.5mg,静脉注射甲氰咪胍 300mg,肌内注射苯海拉明 20mg。

(4)抗肿瘤抗生素:目前临床用于治疗乳腺癌的抗肿瘤抗生素多为蒽环类药物如阿霉素(多柔比星)、柔红霉素(柔毛霉素)、半合成的表阿霉素(表柔比星)和全合成的米托蒽醌,这些药物大多数为细胞周期非特异性药物。

1)阿霉素、柔红霉素:作用机制包括与 DNA 结合,与金属离子结合,与细胞膜结合,以及自由基形成。与 DNA 结合是蒽环类药物的主要作用机制。另外,阿霉素与各种金属离子如铜、铁形成螯合物,可增强阿霉素和 DNA 的结合;蒽环类化合物与细胞膜的磷脂结合,损伤存在于膜的酶如腺苷酸环化酶,均可造成细胞的生长抑制和损伤。阿霉素在酶的作用下能还原为半醌自由基或氧反应形成氧自由基,可能是蒽环类化合物心脏毒性的主要原因。阿霉素为细胞周期非特异性药物,但对 S 期细胞杀伤力最强,对早 S 期比晚 S 期敏感,M 期比 G_1 期敏感,影响 G_1、S、G_2 期各期的移行。

通过主动转运进入细胞,多集中于细胞核,并与核蛋白结合。对阿霉素抗药的肿瘤细胞显示药物的排出增加,并对长春新碱及多种抗肿瘤抗生素有交叉抗药性;目前认为细胞膜 PG 糖蛋白的高度表达是产生多药抗药性的机制之一。静脉滴注的心肌毒性小于大剂量静脉注射,且静脉滴注后血浆药物浓度很快下降。其血浆半衰期分为三相,分别为 8～25 分钟、1.5～10 小时、24～48 小时,不易通过血脑屏障,主要在肝代谢转化为阿霉醇,经胆汁排出,代谢产物脱氧配基可能与心脏毒性有关。

静脉注射每次 40mg/m²,每 3 周 1 次。终生累积剂量 450～550mg/m²。

2)表阿霉素:是阿霉素的立体异构体,抗瘤谱与阿霉素接近,治疗指数高。表阿霉素的脱氧配基产生率低,故对骨髓与心脏的毒性也比阿霉素低。其作用机制与阿霉素相似,能够嵌入 DNA 双螺旋而与 DNA 结合并抑制 DNA、RNA 的合成。对细胞周期各阶段都有作用,对 S 期最敏感。

表阿霉素静脉滴注后,12 分钟达血浆峰浓度,静脉注射则于 55 分钟内达平衡浓度。分布半衰期为 10 分钟,排除半衰期为 42 小时,主要在肝内代谢为 4'-O-β-D 葡萄糖苷酸,经胆汁排泄；约 2％以原形药从尿中排出。

静脉注射每次 $60mg/m^2$，每 3 周 1 次。终生累积剂量 $1\ 000mg/m^2$。

3）米托蒽醌（MIT）：为合成的化合物，在结构上与蒽环类化合物接近，其抗肿瘤活性优于蒽环类的阿霉素。作用机制可能是嵌入 DNA 并与其结合而引起细胞损伤。与阿霉素不同，它能抑制 NADPH 依赖的细胞脂质过氧化反应，因而心脏毒性较小，可杀灭任何细胞周期的癌细胞，对分裂期细胞比休止期细胞更敏感，对 S 后期最敏感。

MIT 静脉注射，以 $1\sim4mg/kg$ 的量给患者注射后测血浆半衰期为 37 小时，分布容积为 $13.8L/kg$，总血浆清除率为 $4mL/(kg \cdot min)$，24 小时后 $9.4％$从尿中排泄，其中 $6.8％$为原药；72 小时后排泄 $11.3％$，其中 $7.3％$为原药。小剂量以原形及代谢产物从尿中及胆道中排出，主要在肝中代谢，分解为一羧基和二羧基酸。不良反应轻微，常见的有骨髓抑制、恶心、呕吐、口腔炎及脱发。该药的优点是心脏毒性低。

MIT 静脉注射 $8\sim12mg/m^2$，每 3 周 1 次。

（5）铂类化合物。

1）顺铂（DDP）：进入人体后以被动扩散的形式进入细胞，在细胞内低氧的环境下迅速解离，以水合阳离子的形式与细胞内生物大分子结合，主要靶点为 DNA，形成 DNA 链内交联、链间交联及蛋白质交联，主要与 DNA 链上相邻两个鸟嘌呤 N 为原子共价结合，形成铂-DNA 合成物。这种结构较 DNA 双螺旋中 2 个鸟嘌呤中 N7 位间距离小，从而阻止 DNA 聚合酶的移动，影响 DNA 链的合成、复制，造成细胞死亡。

DDP 静脉注射以后在血浆中主要与血浆蛋白结合。给药后 2 分钟就有 $22％$与血浆蛋白结合，1 小时有 $89％$结合。血浆白蛋白由于含有可结合的巯基，是铂结合的主要位点。其次铂也可以和红细胞 γ-球蛋白、转铁蛋白等结合。结合型的铂无抗肿瘤活性。DDP 在人体内代谢，属于二室模型。血浆清除有两相，静脉注射后 $1\sim4$ 小时，血浆中水平下降很快，以后维持一定水平达很长时间。血浆快速分布相 $t_{1/2\alpha}$ 为 $25\sim49$ 分钟，慢速清除相 $t_{1/2\beta}$ 为 $58\sim73$ 小时。DDP 及其降解产物主要经肾脏排出 $70％\sim90％$。静脉给顺铂后，肾排泄 6 小时排出 $15％\sim27％$，24 小时排出 $18％\sim34％$，第 5 天排出 $27％\sim54％$。胆道也排泄部分铂及其代谢产物。DDP 静脉滴注，每次 $70mg/m^2$，或分 3 天静脉滴注，每 3 周 1 次。注意保护肾功能每天要水化至 $2\ 000mL$，同时加利尿药。

2）第二代铂类化合物：铂类化合物近年出现了许多高效低毒化合物。其中卡铂（碳铂）、草酸铂（CHIP）对人体肿瘤异种移植等均有与顺铂相似或稍弱的抗肿瘤活性，其抗肿瘤活性、抗瘤谱与顺铂相似。卡铂在某些细胞系与顺铂有交叉耐药性，而在另一些细胞系统则无交叉耐药性。对动物的半致死量大约比顺铂大 10 倍，为 $130\mu g/kg$。而对大鼠的肾脏毒性远远低于顺铂，胃肠反应也低，骨髓毒性较顺铂强。血浆半衰期与顺铂相似，均为 7 分钟，$t_{1/2}$ 却较顺铂长，经肾脏排出。

临床应用：静脉滴射，每次 $350mg/m^2$，溶于 $5％$葡萄糖注射液 $500mL$ 中，每 3 周 1 次。

2.晚期乳腺癌化疗的适应证和禁忌证

（1）适应证：①局部晚期的乳腺癌，可先行化疗，以后争取手术；②乳腺癌已有广泛或远处转移，不适于手术切除或放疗者；③手术或放疗后复发或播散者；④癌性体腔积液，包括胸腔、腹腔或心包腔积液,采用腔内注射化疗药物,可使腔内积液控制或消失;⑤肿瘤所致上腔静脉压迫、呼吸道压迫、脊髓压迫或脑转移所致颅内压增高,先化疗后缩小体积,缓解症状,然后进行放疗。

(2)注意事项。

1)诊断明确,必须有确切的病理学诊断或细胞学检查,才能指导化疗药物治疗。化疗不作为诊断性治疗,更不可以作为安慰剂使用,以免造成不必要的损害。

2)一般状况较好,周围血象与肝肾功能正常,可耐受化疗。每周查血象1～2次,如血象下降应周密进行观察,采取适当的措施,同时注意药物的毒性,对于不良反应采取适当的措施。

3)确定化疗后,制订具体治疗计划,选用适合的药物、配伍、剂量、途径、方法、疗程。治疗中密切观察药物的效果和毒性,给予相应的处理。

4)疗程结束后,进行长期随访,以观察缓解期与远期毒性。

5)化疗中停止用药的指征:①用药时间超过一般显效时间,或累积剂量超过可能显效的剂量,继续用药有效的机会不大者;②血象下降[白细胞 $2.0×10^9/L$,血小板$(500～800)×10^9/L$],血象锐降应及时停药,以免发生严重骨髓抑制;③出现发热38℃以上者(肿瘤发热除外);④出现并发症;⑤出现重要脏器毒性,如心肌毒性,中毒性肝炎、中毒性肾炎和膀胱炎、化学性肺炎或纤维化等。以上现象出现应给予适当治疗与抢救。

(3)禁忌证:①年老体质衰弱或恶病质;②既往化疗而血象长期低下有出血倾向者;③有肝功能异常及心血管严重疾病者;④贫血有严重营养障碍及血浆蛋白低下者;⑤肾上腺皮质功能不全者;⑥有感染、发热及其他并发症。

3.乳腺癌辅助化疗原则

(1)早期乳腺癌术后辅助化疗:加用蒽环类药物能显著提高疗效,而且常规剂量并不增加心脏毒性。蒽环类基础上加紫杉类药物可进一步提高早期乳腺癌术后辅助化疗的疗效。按照月经状况和其他因素风险细分为低度危险、中度危险和高度危险。

1)低度危险:腋淋巴结阴性,并同时具备以下所有特征:pT≤2cm、病理分级1级、未侵犯肿瘤周边血管、HER-2(－)、年龄≥35岁。化疗方案可以选择 CMF 或 AC/EC。

2)中度危险:①腋淋巴结阴性,并至少具备以下特征中的一项,pT>2cm、病理分级2～3级、有肿瘤周边血管侵犯、HER-2基因过表达或扩增、年龄<35岁;②腋窝淋巴结转移1～3个和 HER-2(－)。可以选择的方案有 FAC/FEC。

3)高度危险:①腋窝淋巴结转移1～3个和 HER-2(＋);②腋窝淋巴结转移>3个。可以选择的方案:AC→T(AC序贯紫杉醇),FEC→T(FEC序贯紫杉醇),TAC(多西紫杉醇/多柔比星/环磷酰胺),A→T→C。也可以在 G-CSF 支持下采用每2周1次的剂量密集化疗(多柔比星序贯紫杉醇/序贯环磷酰胺)。

(2)复发转移乳腺癌的解救化疗:蒽环类联合紫杉醇仍是既往未用过蒽环和紫杉类的复发转移乳腺癌患者最有活性的联合方案之一。

卡培他滨是肿瘤选择性靶向化疗药物的代表,可以用于紫杉醇、蒽环类耐药的晚期乳腺癌患者的治疗。卡培他滨/多西紫杉醇(TXT)Ⅲ期临床试验结果显示,卡培他滨联合组(XT)疗效优于单药组,卡培他滨联合多西紫杉醇的安全性良好。吉西他滨在乳腺癌治疗中显示毒性低的优势,在晚期乳腺癌,吉西他滨单药缓解率达 25%～46%,而紫杉醇与吉西他滨合用(GT)也成为蒽环类耐药乳腺癌的又一选择。

复发转移乳腺癌化疗药物选择原则:①辅助治疗仅用内分泌治疗而未用化疗的患者可以选择 CMF 或 CAF 方案;②辅助治疗未用过蒽环类和紫杉类化疗的患者首选 AT(蒽环类联合紫杉类)方案,如 CMF 辅助治疗失败的患者,部分辅助治疗用过蒽环类或紫杉类化疗,但临床未判定耐药和治疗失败的患者也可使用 AT 方案;③蒽环类辅助治疗失败的患者,可以选择的方案有 XT(卡培他滨联合多西紫杉醇)、GT(吉西他滨联合紫杉醇)方案;④紫杉类治疗失败者的患者,目前尚无标准方案推荐,可以考虑的药物有卡培他滨、长春瑞滨、吉西他滨和铂类,采取单药或联合化疗。

4.乳腺癌常用的联合化疗方案

(1)Ⅱ期乳腺癌的辅助化疗。

1)方案一:CMF 方案(3 周方案),见表 1-3。

表 1-3　Ⅱ期乳腺癌的辅助化疗 CMF 方案(3 周方案)

药物	剂量	途径	时间及程序
环磷酰胺	$600mg/m^2$	静脉注射	第 1 天用药,21 天为 1 个疗程,共 6 个疗程
甲氨蝶呤	$40mg/m^2$	静脉注射	同环磷酰胺
氟尿嘧定	$600mg/m^2$	静脉注射	同环磷酰胺

2)方案二:AC 方案,见表 1-4。

表 1-4　Ⅱ期乳腺癌的辅助化疗 AC 方案

药物	剂量	途径	时间及程序
阿霉素	$60mg/m^2$	静脉注射	第 1 天用药,21 天为 1 个疗程,共 4 个疗程
环磷酰胺	$600mg/m^2$	静脉注射	同阿霉素

3)方案三:DOX-CMF 方案,见表 1-5。

表 1-5　Ⅱ期乳腺癌的辅助化疗 DOX-CMF 方案

药物	剂量	途径	时间及程序
多柔比星	$75mg/m^2$	静脉注射	第 1 天用药,21 天为 1 个疗程,共 4 个疗程
环磷酰胺	紧接 4 个周期后输 $600mg/m^2$	静脉注射	第 1 天用药,21 天为 1 个疗程,共 8 个疗程
甲氨蝶呤	$40mg/m^2$	静脉注射	同环磷酰胺
氟尿嘧啶	$600mg/m^2$	静脉注射	同环磷酰胺

4)方案四:FAC 或 CAF 方案,见表 1-6。

表 1-6 Ⅱ期乳腺癌的辅助化疗 FAC 或 CAF 方案

药物	剂量	途径	时间及程序
氟尿嘧啶	500mg/m²	静脉注射	第 1、第 8 天用药,21 天为 1 个疗程,共 6 个疗程
多柔比星	50mg/m²	静脉注射	第 1 天用药,21 天为 1 个疗程,共 6 个疗程
环磷酰胺	500mg/m²	静脉注射	同多柔比星

5)方案五:AC→T,见表 1-7。

表 1-7 Ⅱ期乳腺癌的辅助化疗 AC→T

药物	剂量	途径	时间及程序
阿霉素	60mg/m²	静脉注射	第 1 天用药,21 天为 1 个疗程,共 4 个疗程
环磷酰胺	600mg/m²	静脉注射	同阿霉素
紫杉醇	紧接 4 个周期后输 175mg/m²	静脉注射	同阿霉素

6)方案六:TC 方案,见表 1-8。

表 1-8 Ⅱ期乳腺癌的辅助化疗 TC 方案

药物	剂量	途径	时间及程序
多西他赛	75mg/m²	静脉注射	第 1 天用药,21 天为 1 个疗程,共 4 个疗程
环磷酰胺	600mg/m²	静脉注射	同多西他赛

7)方案七:TAC 方案,见表 1-9。

表 1-9 Ⅱ期乳腺癌的辅助化疗 TAC 方案

药物	剂量	途径	时间及程序
多西紫杉醇	75mg/m²	静脉注射	第 1 天用药,21 天为 1 个疗程,共 6 个疗程
阿霉素	50mg/m²	静脉注射	同多西紫杉醇
环磷酰胺	500mg/m²	静脉注射	同多西紫杉醇

注 多西紫杉醇需预处理:地塞米松 8mg,每天 2 次,连用 3 天(-1,1,2)。

(2)Ⅰ期乳腺癌的辅助化疗:Ⅰ期乳腺癌术后需不需要辅助化疗一直是有争议的课题。25%~30%的Ⅰ期乳腺癌最终要复发并死于该病,因此Ⅰ期患者什么情况下需或不需辅助化疗成为焦点。在众多的危险因素中,预示术后复发概率的最可靠因素是腋窝淋巴结状态。在淋巴结阴性的前提下,目前最具可重复性的预后因素是原发肿瘤的大小。若原发肿瘤直径<1cm,10 年无病生存率为 92%;若直径在 1.0~1.9cm,为 78%;若直径>2cm,为 69%。因此,腋窝淋巴结阴性且原发肿瘤直径<1cm 者无须术后化疗。

但最近 NSABP 的一项对 10 302 名乳腺癌患者的回顾性调查表明,其中 1 259 名淋巴结阴性原发病灶≤1cm 者,若 ER 阳性,术后的三苯氧胺治疗能增进无复发生存(RFS),若 ER 阴性能从术后化疗中增进 RFS。因此,认为不管原发病灶多大都应按浸润性乳腺癌进行全身辅助治疗。

化疗患者,可视 HER-2/neu、组织蛋白酶 D、nm23 RNA、Ki-67 免疫染色、DNA 整倍体状态、S 期组分等情况选用 Ⅱ 期乳腺癌辅助化疗中的方案来进行。

近年来发展的微阵列分析技术,认为转移能力在发生的早期就已是程序化了的,与淋巴结转移是完全无关的独立预后因素。只要基因分析落入"坏预后印迹组",无论在淋巴结阳性还是阴性的患者中都是很强的血行转移标志。因此,都应及早治疗。

(3)转移性乳腺癌的一线或二、三线化疗方案。

1)方案一:FAC 或 CAF 方案,见表 1-10。

表 1-10　转移性乳腺癌的 FAC 或 CAF 方案

药物	剂量	途径	时间及程序
氟尿嘧啶	$500mg/(m^2 \cdot d)$	静脉注射	第 1、第 8 天用药,21 天为 1 个疗程,至少 6 个疗程
阿霉素	$50mg/m^2$	静脉注射	第 1、第 2 天,48 小时滴注,21 天为 1 个疗程,至少 6 个疗程
环磷酰胺	$500mg/m^2$	静脉注射	第 1 天用药,21 天为 1 个疗程,至少 6 个疗程

2)方案二:NFL 方案,见表 1-11。

表 1-11　转移性乳腺癌的 NFL 方案

药物	剂量	途径	时间及程序
米托蒽醌	$12mg/m^2$	静脉注射	第 1 天用药,21 天为 1 个疗程,至少 6 个疗程
氟尿嘧啶	$350mg/(m^2 \cdot d)$	静脉注射	第 1~3 天用药,21 天为 1 个疗程,至少 6 个疗程
亚叶酸钙	$300mg/d$	静脉注射(在 5-FU 前用)	同氟尿嘧啶

3)方案三:PA 方案,见表 1-12。

表 1-12　转移性乳腺癌的 PA 方案

药物	剂量	途径	时间及程序
紫杉醇(需用地塞米松、甲氰咪胍、苯海拉明预处理)	$200mg/m^2$	静脉注射	第 1 天输注 3 小时,21 天为 1 个疗程,共 6 个疗程
阿霉素	$60mg/m^2$	静脉注射	第 1 天用药,21 天为 1 个疗程,共 6 个疗程

4)方案四:DA 方案,见表 1-13。

表 1-13　转移性乳腺癌的 DA 方案

药物	剂量	途径	时间及程序
多西紫杉醇(需用地塞米松预处理)	$75mg/m^2$	静脉注射	第 1 天输注 1 小时,21 天为 1 个疗程,共 6 个疗程
阿霉素	$50mg/m^2$	静脉注射	第 1 天用药,21 天为 1 个疗程,共 6 个疗程

5）方案五：XD 方案，见表 1-14。

表 1-14　转移性乳腺癌的 XD 方案

药物	剂量	途径	时间及程序
卡培他滨	1 275mg/(m² · d)	口服	第 1～14 天，每天分 2 次用药，21 天为 1 个疗程
多西紫杉醇	75mg/m²	静脉注射	第 1 天用药，21 天为 1 个疗程

6）方案六：GC 方案，见表 1-15。

表 1-15　转移性乳腺癌的 GC 方案

药物	剂量	途径	时间及程序
吉西他滨	1 000mg/m²	静脉注射	第 1、第 8 天用药，28 天为 1 个疗程，4～6 个疗程
顺铂	75mg/m²	静脉注射	第 2 天用药，28 天为 1 个疗程，4～6 个疗程

7）方案七：卡培他滨单药方案，见表 1-16。

表 1-16　转移性乳腺癌的卡培他滨单药方案

药物	剂量	途径	时间及程序
卡培他滨	1 275mg/(m² · d)	口服	第 1～14 天，每天分 2 次用药，21 天为 1 个疗程

5.化疗药物的不良反应及对症处理

肿瘤细胞与正常细胞间缺乏根本性的代谢差别，因此，化疗药物缺乏理想的选择性，在杀癌细胞的同时，往往对机体增殖旺盛的细胞如骨髓、消化道上皮细胞毛囊具有一定的影响。各化疗药物均具有共有的不良反应与部分化疗药物特有的不良反应两大类。近期的毒性出现的早，主要是对增殖迅速的组织，如骨髓、消化道上皮、毛囊。化疗药物的外溢，引起局部组织损害。远期不良反应有心肌损害，肺纤维化，肝、肾损害，末梢神经毒性，致癌致畸作用。

（1）化疗药物共有的不良反应及对症处理。

1）骨髓抑制：各种类的造血细胞经化疗后数目的减少决定于各种造血细胞的半衰期的长短。白细胞与血小板的半衰期较短，分别为 5～7 天及 6 小时，因此容易发生减少；红细胞的半衰期为 120 天，因此红细胞的干细胞减少，不易反映出来。由于骨髓造血细胞并不处于增殖期，一般化疗药物骨髓抑制并不严重，但烷化剂、亚硝脲类的药物对增殖与不增殖的造血细胞均有影响。

目前粒细胞集落刺激因子可刺激多能造血干细胞向粒单系祖细胞分化，从而提高外周血中粒细胞数。有出血倾向者给予血小板输入。大剂量化疗前将外周血干细胞分离，在程序降温贮存下于大剂量化疗后再回输，避免了化疗药物对造血干细胞的摧毁，输入的干细胞在体内骨髓重建。

2）消化道反应：大多数化疗药物都可引起不同程度的恶心、呕吐。除了化疗药物直接刺激局部胃肠道引起的呕吐外，血液中的化疗药物作用于延髓的呕吐中枢引起呕吐，也可刺激第四脑室底的化学感受器触发带而引起恶心、呕吐。5-羟色胺与多巴胺等均为化学感受器触发带受体的传导介质，因此抗多巴胺类药物灭吐灵和抗 5-羟色胺类药物均可用于抑制化疗药物引起的呕吐。

3)肝毒性:多发生在长期或大剂量使用化疗药物时,如丙卡巴肼(PCB)、CTX、放线菌素 D(DACT)、ADM、6-MP、ASP。目前常用化疗药物对肝功能影响不大,因为这些药物大多数是作用于 DNA 合成阶段(S 期)及有丝分裂阶段(M 期)。肝细胞的增殖周期很长,只有某些细胞损伤后,才会有部分细胞进入增殖周期参加修复,所以对细胞分裂周期特异性药物来讲,损伤不大,但在原来肝功能不太好的情况下,易引起肝功能损害。长期应用 MTX 可引起纤维化肝硬化。肝动脉注射化疗药物后可引起化学性肝炎肝功能改变,使外周血中药物半衰期延长。

4)肾毒性:化疗药物所致肾毒性时刻在发生,亦可以在长期用药或停药以后延迟发生。可能发生肾毒性的化疗药物,归纳为以下几种类型。易发生急性肾毒性的化疗药物有 DDP、HD-MTX、STZ;长期应用易发生肾毒性的化疗药物有洛莫司汀(CCNU)、丝裂霉素(MMC)、司莫司汀(me-CCNU);可能发生肾毒性的化疗药物有静脉 FID-MTX,静脉注射大剂量6-TG;仅有氮质血症而无肾毒性的化疗药物有氮烯咪胺和门冬酰胺酶;偶有肾毒性的化疗药物有卡氮芥、环磷酰胺和阿霉素。MMC 可以引起肾小管坏死。少数患者可有肌酐增高,个别的因并发肾衰竭而死亡,并同时伴有微血管病、溶血性贫血。提示 MMC 可以引起迟发性肾毒性。其机制可能是抗原-抗体复合物沉着的脉管炎而引起。因此,长期应用 MMC 中,应严密定期监测肾功能。

5)脱发:化疗药物均可引起程度不同的脱发,其中以阿霉素、鬼臼乙叉苷(足叶乙苷)为主,因为头发中只有 10%～15%处于静止状态,其余均在活跃生长,故化疗药物对活跃生长的细胞敏感。用阻止头皮的血流措施效果并不大。在停止化疗后,头发可以再生长。

6)局部刺激:刺激性的化疗药物若外溢至皮下会引起红肿或溃烂,若化疗药物漏至血管外,可用无菌生理盐水注射于皮下,并用冰袋冷敷。在注射化疗药物时,应从远至近端,从小静脉至大静脉,每天更换注射部位,以免发生静脉栓塞。

7)过敏反应:博莱霉素、某些蛋白制剂及门冬酰胺易引起过敏反应。VP-16 属大分子药物,快速静推可引起喉头痉挛、虚脱过敏反应。预防的措施为预先做过敏试验。

(2)部分化疗药物的特殊反应及对症处理。

1)神经系统毒性:VCR 最易引起外周神经毒性,主要表现为远端麻木、感觉减退、肌无力、深腱反射抑制、便秘、肠麻痹,严重时肠梗阻。5-FU 及其衍生物冲击治疗时可发生小脑共济失调;DDP 发生听力减退。MTX 鞘内注射,也可引起脑组织损伤,产生化学性脑膜炎,出现恶心、呕吐、发热、偏瘫。

2)心脏毒性:蒽环类抗肿瘤毒性以心脏为主。①心律失常和传导阻滞:10%～15%发生急性心脏改变,心电图异常一般为 ST 段、T 波改变,在 1～2 周内消失。心律失常为数分钟,数小时内消失或1～2周消失。②急性心力衰竭、心包炎、心肌炎、心律失常,多见心动过速,以及药物引起心血管痉挛;其中急性心力衰竭是致命的,可发生在治疗后 280 天,病情发展迅速,以致死亡。发生率 1.5%。累积剂量 $501\sim600mg/m^2$ 时,心力衰竭发生率10%;$>600mg/m^2$,则可增至 30%～40%。③心肌病:ADM 的剂量$>400mg/m^2$ 时,心功能下降,50%的患者心脏损伤无症状,ADM 在 $480\sim550mg/m^2$ 有心功能异常。为减少心肌病的发生率,应把累积量限定在 $550mg/m^2$。应避免诱发心肌病的因素:既往纵隔放疗史或放疗 4 000cGy 以上,ADM 累积剂量不超过 $450mg/m^2$;70 岁以上或有用蒽环类药物史累积量应$<450mg/m^2$;有其他心脏病者,必须用 ADM 时限定在 $450mg/m^2$ 以下;用过 CTX 者 ADM 累积量限定在

400mg/m² 以下。心肌中毒的预测和预防：监护 ADM 引起的心脏毒性。急性心律不齐、ST 段 T 波改变都不能预测 ADM 的心肌病，QRS 波（肢体导联）电压下降≥30％时，已经有显著的心脏损害。心内膜活检可评价药物毒性，但操作困难，危险性大，也难以确定何时停药。目前认为敏感的是心电图、心音图和颈动脉转动描记记录，标出收缩间期，射血间期与右心室射血时间之比。有心肌病者收缩间期延长。防止心肌毒性的发生，可并用一些阻滞剂。维生素 E 和 N-乙酰半胱氨酸有抑制氧游离基作用，能减弱 ADM 对心肌的毒性；近年来发现维生素 B$_{12}$ 具有解毒作用。辅酶 Q$_{10}$ 有调节细胞内线粒体电子传递酶的作用，可以提高缺氧组织对氧的利用。剂量控制在 450～500mg/m²。小剂量每周 1 次，可以耐受高剂量。QRS 波（肢体导联）电压治疗前降低 30％以上为停药的指征。剂量严格控制在 550mg/m²，早期发现心肌病，及时停药是降低病死率的关键。

CTX 的心肌毒性：近年来发现，大剂量（120～240mg/kg）CTX 引起少数患者心脏性猝死，临床上在最后一次给药的 2 周后出现急性或亚急性充血性心力衰竭。心电图表现为非特异性 T 波改变。例如，低电压 QT 间期延长及非特异性 T 波改变。病理上与蒽环类所致心脏毒性类似。少数患者可发生斑状出血性坏死及冠状动脉非炎性中毒性脉管炎。5-FU 所致的心脏毒性少见，但用药后发生心绞痛、ST 段抬高和心肌酶的升高，停药后可以疼痛消失，再给药症状重现。冠状动脉痉挛和心肌炎的发生，可能是产生本病的机制。DDP 也可以引起心电图的改变，应用马利兰（BUS）后发生心肌纤维变性及用丝裂霉素治疗后的患者出现类似放射所致心肌损伤改变。但这些药物所致心肌损伤极少见。

3）肺毒性：博莱霉素最多见，其次是 BUS、甲氨蝶呤、环磷酰胺、苯丙氨酸氮芥、瘤可宁、甲基苄肼、甲基-环乙亚硝脲、卡氮芥、丝裂霉素等，均可引起间质性肺炎和肺纤维化。甲氨蝶呤引起的肺病变为肉芽肿性肺炎，属于过敏反应。至今化疗药物所致肺毒性病因不明，而产生的期限也不肯定。据报道，MMC、BUS、CTX、BCNU、me-CCNU 所致肺毒性用皮质激素奏效。

4）致癌作用：关于化疗药物续发恶性肿瘤的报道屡见不鲜。CTX、BUS、MMC、PCB、MTX、VCR、VLB、ADM、DACT 等均有致癌作用。其推想可能是由抗癌药物抑制机体的免疫功能。正常人每天新生 10^{11} 个细胞中，就有 10^4～10^6 个细胞缺陷，但这些有癌变倾向的细胞，能不断地被体内"免疫监视系统"识别、消灭而不发生癌变。只有当免疫功能缺陷时，突变和转化的细胞有可能转变为癌细胞与克隆。据统计，肾移植患者用免疫抑制后，约 5％的患者续发恶性肿瘤。

5）致畸胎作用：由于化疗药物对染色体的作用，在动物实验中均可引起流产或畸胎，主要发生在妊娠前 3 个月，引起染色体的退行性改变，故在妊娠 16 周以后使用抗癌药物比较安全。临床报告，MTX 可引起胎儿脑积水、脑膜膨出、兔唇、腭裂或四肢畸形，BUS 可致多发性畸形，PAM 可能引起肾、输尿管缺损，CTX 能引起四肢、上腭、鼻等畸形。为了避免畸胎，妊娠 6 个月后，必要时可作化疗。在早期妊娠 3 个月内已做过化疗者，应考虑终止妊娠。

七、护理

（一）护理评估

1.健康史

了解患者的月经史、生育史、妊娠史，以及乳腺疾病家族史。研究发现，乳腺癌的危险性与某些乳腺良性疾病有关,如患乳腺小叶上皮高度增生或不典型增生,患乳腺癌的危险性明显增高。了解患者应用外源性激素情况。

2.身体状况

(1)乳房肿物:早期表现为无痛、单发、质硬、表面不光滑、与周围组织分界不清、不易推动。多见于外上象限,其次是乳头、乳晕和内上象限。患者一般无自觉症状,常于洗澡、更衣或查体时发现。

(2)皮肤改变:癌肿块侵及乳房悬韧带,可使韧带收缩而失去弹性,导致皮肤凹陷,称为"酒窝征"。当皮内、皮下淋巴管被癌细胞堵塞时,可出现皮肤淋巴管水肿,在毛囊处形成许多点状凹陷,使皮肤呈"橘皮样"改变。乳房小,而肿块大,肿块可隆起于乳房表面。肿块还可向浅表生长,使皮肤破溃形成菜花样溃疡。若癌肿侵犯近乳头的大乳管,可使乳头偏移、内陷或抬高,造成两侧乳头位置不对称。部分患者的乳头会溢出血性液体。

(3)淋巴转移症状:常见患侧腋窝淋巴结肿大,早期肿大淋巴结为散在、质硬、无压痛、尚可推动的结节。后期淋巴结肿大相互粘连、融合,与皮肤和深部组织粘连,不易推动。大量癌细胞堵塞腋窝主要淋巴管时,则可发生上肢水肿。晚期锁骨上淋巴结增大。

(4)血行转移表现:常最先出现肺转移的症状,即胸痛、咯血、咳嗽、气急等症状。其次可出现腰背痛、病理性骨折骨转移症状,肝转移时出现肝大、黄疸。

3.心理—社会状况

了解患者的心理反应,评估患者对乳腺癌疾病的认知程度。了解患者的家庭经济、工作、角色、关系等情况。患者多为无意中发现乳房内肿块来就诊,一旦怀疑乳腺癌,常表现为焦虑、恐惧。手术切除乳房,就意味着患者失去了女性第二性征和哺乳的功能,会加重其精神上的困扰。

(二)常见的护理诊断/问题

1.恐惧、焦虑

与对乳腺癌的恐惧或担心失去乳房有关。

2.躯体移动障碍

与手术后疼痛、手术损伤有关。

3.潜在并发症

皮瓣坏死、患侧上肢肿胀、感染等。

4.知识缺乏

缺乏有关乳腺癌疾病及术后康复的知识。

(三)护理措施

1.术前护理

同一般外科患者的术前准备,对高龄患者做好心、肺、肝、肾功能检查,提高手术的耐受性。妊娠期、哺乳期的患者,性激素变化会加速癌肿生长,应立即终止妊娠和哺乳。术前1天按要求的范围做好皮肤准备。如需植皮者,做好供皮区的皮肤准备。对晚期乳腺癌有皮肤破溃的患者要保持局部清洁,防止感染。

2.术后护理

在充分评估患者术后情况的基础上,重点做好以下内容的护理。

(1)体位:术后平卧位,患侧上肢稍抬高。待血压平稳后,可取半卧位,有利于患者的引流和呼吸。

(2)加强病情观察。

1)密切观察生命体征的变化,观察伤口敷料渗血、渗液的情况。观察并记录皮瓣的颜色,有无皮下积液。

2)胸骨旁淋巴结清除的患者有损伤胸膜的可能,重点观察有无胸闷、呼吸困难的症状。

3)观察手术侧上肢皮肤颜色和温度、感觉、运动、有无肿胀等,若皮肤发绀、肢端肿胀、皮温降低、脉搏不清或肢端麻木,应协助医生及时调整绷带的松紧度。

(3)切口引流护理。

1)切口加压包扎:乳腺癌手术后切口用多层敷料和胸带加压包扎 1～7 天,包扎松紧度要适当。防止皮瓣下积血、积液,使胸壁与皮瓣紧密贴合。

2)维持有效引流:切口皮瓣下常规放置引流管,保持持续性负压吸引。及时有效地吸出残腔内的积血、积液,有利于皮瓣的愈合。密切观察引流液的颜色和量,一般术后 1～2 天,每天引流血性液 50～200mL,以后切口引流液会逐渐减少。术后 4～5 天渗出基本停止,可拔除引流管,继续加压包扎切口。

(4)并发症防治与护理。

1)皮下积液:较常见。术后要保持切口引流通畅,胸带包扎松紧适度,术侧上肢避免过早外展。加强观察,及时发现积液并处理。

2)皮瓣坏死:手术皮瓣缝合张力较大,是皮瓣坏死的主要原因。术后要防止胸带包扎过紧,及时处理皮瓣下积液。

3)上肢肿胀:抬高患侧上肢,按摩患侧上肢或适当运动,勿在患侧上肢测血压、抽血、做静脉或皮下注射等。

(5)患肢功能锻炼:无特殊情况要早期活动,术后 24 小时内开始活动手指及腕部,可做伸指、握拳、屈腕等锻炼。术后 48 小时吊带扶托患肢可下床活动。术后 3 天内肩关节制动。术后第 4 天可进行屈肘、伸臂等锻炼。术后 7 天活动肩部,可用患侧手洗脸、刷牙、进食等,注意做患侧手触摸对侧肩部及同侧耳朵的锻炼。同时避免上臂外展。术后 14 天进行全范围的肩关节活动,如手指爬墙运动、转绳运动、拉绳运动等。

3.心理护理

关心、体谅患者,观察患者的心理反应。针对患者提出的问题做好有关的解释和说明,取得患者的配合。帮助患者克服对癌症的恐惧,克服因手术切除乳房所造成的失落感。指导康复训练,提高患者康复的信心。

(四)健康教育

1.乳房的自查

乳腺癌为浅表肿瘤,易早期发现,早期治疗能取得较好的效果。对 30 岁以上的妇女,特别是一侧曾患乳腺癌的患者,每个月定期自我检查乳房 1 次。停经前的妇女在月经结束后 4～7 天进行检查为宜,此时乳房最松弛,病变易被检出。

2.告知患者所服各类药物的不良反应和服药注意事项

对使用雄激素治疗者要告知会出现多毛、面红、粉刺增多、喉音变粗、头发减少、性欲增强等男性化现象。使用雌激素会出现恶心、食欲减退、乳头发黑、外阴瘙痒及不规则子宫出血等不良反应。

3.功能锻炼

讲明患肢功能锻炼的意义,指导患者如何开展患侧上肢的功能锻炼。

4.减少癌肿复发的机会

督促患者遵医嘱坚持放疗或化疗,定期随访。告知患者术后5年内避免妊娠。

(王星权　高寒冰)

第二章　胃肠疾病

第一节　胃、十二指肠溃疡及其并发症

一、胃和十二指肠溃疡

胃、十二指肠局限性组织损伤,可累及胃的黏膜层、黏膜下层和肌层,称为胃、十二指肠溃疡,又称消化性溃疡。其发病由多因素所致或"攻击因子"胃酸、胃蛋白酶、幽门螺杆菌(Hp)等过强或"防御因子"胃黏膜、胃黏液、碳酸氢盐等减弱而形成。近年来,纤维内镜技术的应用、新型抗酸剂质子泵抑制药和抗幽门螺杆菌药物的合理使用使胃、十二指肠溃疡的内科治愈率显著提高。但对于并发急性穿孔、出血、梗阻、瘢痕性幽门梗阻及癌变或者药物治疗无效的患者,仍需外科手术治疗。

(一)发病机制和病理

典型的溃疡呈圆形或椭圆形,黏膜缺损深达黏膜肌层。溃疡深而壁硬,呈漏斗状或打洞样,边缘增厚或是充血水肿,基底光滑,表面可覆盖有纤维或脓性呈灰白或灰黄色苔膜。胃溃疡多发生在胃窦部小弯侧,以胃角最多见,胃体部也可见。十二指肠溃疡主要在球部,发生在球部以下的溃疡称为球后溃疡。球部前后壁或是大、小弯侧同时出现溃疡称为对吻溃疡。

胃、十二指肠溃疡的病因并非单一因素,而是胃酸分泌异常,幽门螺杆菌感染和黏膜防御机制的破坏及一些综合因素共同作用的结果。

1.胃酸分泌增加

胃、十二指肠溃疡即消化性溃疡发生的经典理论是"无酸无溃疡",胃酸分泌增加至今仍被认为是溃疡病的主要致病机制。溃疡只发生在与胃酸相接触的黏膜,抑制胃酸分泌可使溃疡愈合,充分说明了胃酸分泌过多是胃、十二指肠溃疡的病理生理基础。胃底壁细胞分泌的盐酸是胃酸的主要成分。正常人胃底壁细胞大约 10 亿个,每小时泌酸 22mmol,而十二指肠溃疡患者的胃壁细胞约 20 亿个,每小时泌酸 44mmol,为正常人的 2 倍。此外,壁细胞基底膜含有胆碱能、胃泌素和组胺 H_2 3 种受体,分别接受乙酰胆碱、胃泌素和组胺的刺激。溃疡患者在胃窦酸化情况下,正常的抑制胃泌酸机制受到影响,胃泌素异常释放,而组织中生长抑素水平低,黏膜前列腺素合成减少,削弱了对胃黏膜的保护作用,使得黏膜易受胃酸伤害,形成溃疡。

2.幽门螺杆菌感染

幽门螺杆菌感染与消化性溃疡密切相关。确认幽门螺杆菌为消化性溃疡的主要病因的主

要证据是:95%以上的十二指肠溃疡与近80%的胃溃疡患者中检出幽门螺杆菌的感染,明显高于正常人群。有1/6左右的感染者发展为消化性溃疡;清除幽门螺杆菌感染可以明显降低溃疡病的复发率。该菌具有高活性的尿激酶,分解尿素产生酶,在菌体周围形成低氧弱酸保护层,在酸性胃液中存活。其产生多种酶和毒素,如尿素酶等,作用于胃黏膜细胞,引起黏膜障碍,改变细胞的通透性,诱发局部组织损伤,破坏黏膜层的保护作用,导致溃疡。据流行病学调查,全球有50%以上的人感染过幽门螺杆菌。对消化性溃疡的治疗,采用中和胃酸,减少胃液酸度或用H_2受体阻滞药以减少胃壁细胞分泌,治愈率约为70%,但停药后复发率为80%。临床表明,幽门螺杆菌的清除可促进溃疡愈合,停药后溃疡复发率大大下降。

3.胃黏膜损害

胃黏膜在溃疡发生和愈合的过程中发挥着重要的作用。胃黏膜屏障是指胃黏膜具有防止胃液自身消化,抵御食物或药物等损伤因子的刺激,进而保护胃黏膜细胞,阻止H^+逆向弥散,同时阻止Na^+从黏膜细胞扩散到胃腔的生理功能的特殊结构。其机制如下。①细胞屏障和黏液-碳酸氢盐屏障,由黏液层、黏膜上皮细胞、基底膜、黏膜血管和血液等组成。该屏障的完整性是胃黏膜得到保护和消化性溃疡得以防止的重要基础。胃表面上皮的颈黏液细胞分泌由水、电解质、糖蛋白和核酸组成的黏液,在细胞表面形成一个非流动层,其所含的大部分水分充填于糖蛋白的分子间,从而有利于氢离子的逆向弥散。在胃黏膜急性损伤后,大量组织液和HCO_3^-渗透到胃腔内,中和腔内胃酸,为胃黏膜上皮细胞的快速修复提供一种良好的中性环境,有利于胃黏膜损伤后的修复。②胃黏膜微循环的维持功能。胃的血液供应极为丰富,毛细血管数量多,内皮有较大的孔隙,通透性大。血管的这种分布特征、内皮的通透性及充足的血流量有利于胃黏膜上皮细胞和胃腺细胞获得充足的养料、氧气和激素等功能物质,也有利于上皮细胞从血液中获得足够的HCO_3^-。这一切对维持黏膜上皮的完整性、促进代谢、维持黏液屏障和黏液屏障的正常生理功能均起着重要的作用。③胃黏膜限制逆弥散的作用。单层上皮细胞的顶端可暴露于pH为2.0的酸性环境下长达4小时,而不受损害。胃黏膜表面上皮对高浓度酸具有特殊抵抗力,是由于其上皮细胞间的紧密连接组成了一道胃黏膜细胞屏障。该屏障可以阻止胃腔内的H^+逆向扩散到黏膜内,同时也阻止黏膜细胞间隙中Na^+弥散入胃腔内,使胃腔与胃黏膜之间的H^+浓度保持在一个高浓度的生理状态。非甾体抗炎药(NSAID)、肾上腺皮质激素、胆汁、盐酸、乙醇等均可破坏胃黏膜屏障,造成H^+逆流入黏膜上皮细胞,引起胃黏膜水肿、出血、糜烂,甚至溃疡。长期使用非甾体抗炎药者胃溃疡发生率显著增加。

4.其他因素

包括遗传、吸烟、心理压力和咖啡因等。遗传因素在十二指肠溃疡的发病中起一定作用,单卵孪生患相同溃疡病者占50%,双卵孪生者仅占14%。O型血者患十二指肠溃疡比其他血型者显著为高。

正常情况下,酸性胃液对胃黏膜的侵蚀作用和胃黏膜的防御机制处于相对平衡状态。如果平衡受到破坏,侵害因子的作用增强,胃黏膜屏障等防御因子的作用减弱,胃酸、胃蛋白酶分泌增加,最终导致溃疡。在十二指肠溃疡的发病机制中,胃酸分泌过多起重要作用。胃溃疡患者的平均胃酸分泌比正常人低,胃排空延缓、十二指肠液反流是导致胃黏膜屏障破坏形成溃疡的重要原因。

(二)诊断

1.症状和体征

胃溃疡与十二指肠溃疡统称为消化性溃疡,但两者之间差别仍很显著。胃溃疡发病年龄平均比十二指肠溃疡高 15～20 岁,发病高峰在 40～60 岁。胃溃疡患者基础胃酸分泌平均为 1.2mmol/h,明显低于十二指肠溃疡患者的 4.0mmol/h。部分胃溃疡可发展为胃癌,而十二指肠溃疡很少恶变。因此,胃溃疡的外科治疗尤为重要。

十二指肠溃疡多见于中青年男性,有周期性发作的特点,秋、冬、春季好发。主要表现为上腹部及剑突下的疼痛,有明显的周期性,与进食密切相关,多于进食后 3～4 小时发作,服抗酸药物可缓解,进食后腹痛可暂时缓解。饥饿痛和夜间痛是十二指肠溃疡的特征性症状,疼痛多为灼烧痛或钝痛,程度不等。溃疡好发于十二指肠球部,查体时右上腹可有压痛。十二指肠溃疡每次发作时持续数周,可自行缓解,间歇 1～2 个月再发。如缓解期缩短,发作期延长或腹痛程度加重,提示溃疡病加重。

胃溃疡同样以腹痛为主要症状,但腹痛节律性不如十二指肠溃疡。进食后 0.5～1 小时腹痛即开始,持续 1～2 小时缓解。进食不能使疼痛缓解,有时反而加重腹痛。溃疡好发于胃窦小弯侧,查体时压痛点常位于上腹剑突与脐连线中点或偏左,抗酸治疗后易复发。约有 5% 胃溃疡可以发生恶变。对于年龄较大的胃溃疡患者,典型溃疡症状消失,呈不规则持续性疼痛或症状日益加重,服用抗酸药物不缓解,出现体重减轻、乏力、贫血等症状时,需高度警惕溃疡恶变。

胃溃疡根据其部位和胃酸分泌量可以分为 4 型:Ⅰ型,最常见,占 50%～60%,低胃酸,溃疡位于胃小弯角切迹附近;Ⅱ型,约占 20%,高胃酸,胃溃疡合并十二指肠溃疡;Ⅲ型,约占 20%,高胃酸,溃疡位于幽门管或幽门前,与长期应用非甾体抗炎药有关;Ⅳ型,约占 5%,低胃酸,溃疡位于胃上部 1/3,胃小弯高位接近贲门处,常为穿透性溃疡,易发生出血或穿孔,老年人多见。

2.诊断思路和诊断风险防范

在溃疡病的诊断过程中,病史分析很重要,根据慢性病程和周期性发作的节律性上腹痛,应考虑到溃疡病的可能。纤维胃镜检查是首选的检查方法。胃镜检查不仅可以对胃、十二指肠黏膜直接观察、摄像,还可在直视下取活组织做病理学检查及幽门螺杆菌检测,因此胃镜检查在对消化性溃疡的诊断及良恶性的鉴别上有着不可替代的作用。X 线钡剂检查适用于对胃镜检查有禁忌证或不能耐受胃镜检查者。溃疡的 X 线征象有直接和间接两种:龛影是直接征象,对溃疡有确诊价值;局部压痛,十二指肠球部激惹和球部畸形,胃大弯侧痉挛性切迹均为间接征象,仅提示可能有溃疡。活动性上消化道出血是钡剂检查的禁忌证。

(三)治疗

1.胃溃疡外科治疗

胃溃疡的患者年龄偏大,常伴有慢性胃炎,幽门螺杆菌感染率高,溃疡愈合后胃炎依然存在,内科治疗后容易复发,且有 5% 的恶变率,因此临床上对胃溃疡的手术指征较宽,包括:①经过抗幽门螺杆菌在内的严格内科治疗 8～12 周,溃疡不愈合或短期复发者;②发生溃疡出血、瘢痕性幽门梗阻、溃疡穿孔者;③溃疡直径>2.5cm 或高位溃疡;④胃、十二指肠复合溃疡;

⑤不能排除恶变或已恶变者。胃溃疡的外科手术治疗,尤其是Ⅰ型胃溃疡,目前大多主张用Billroth-Ⅰ式手术,即胃大部切除胃、十二指肠吻合术。近年来主张切掉包括溃疡在内的50%左右的胃即可。其治疗机制是胃幽门窦部黏膜内的G细胞释放促胃液素进入血液循环,作用于分泌胃酸的壁细胞和分泌胃蛋白酶的主细胞。切除胃幽门窦部,即切除了黏膜内释放促胃液素的G细胞,没有G细胞释放促胃液素刺激,壁细胞就大大减少了胃酶分泌。同时由于切除了大部胃体也使分泌胃酸的壁细胞和分泌胃蛋白酶的主细胞腺体数大大减少。这种术式的优点是吻合后的胃肠道符合人们的正常解剖生理,食物经吻合口入十二指肠,减少了胆汁、胰液反流入胃,术后并发症少。Ⅱ、Ⅲ型胃溃疡远端胃大部切除加迷走神经干切断术,Billroth-Ⅰ吻合,如十二指肠炎症明显或是有严重瘢痕形成,则可行Billroth-Ⅱ式胃空肠吻合术。Ⅳ型,即高位小弯溃疡处理困难根据溃疡所在部位的不同可采用切除溃疡的远端胃大部分切除术,在不引起贲门狭窄的情况下,尽可能行胃、十二指肠吻合,即游离胃小弯侧至贲门部,于贲门下将胃壁溃疡与远端胃一并切除。贲门前小弯处可绕过溃疡切除,小弯侧闭锁,再切除胃远端50%,为防止反流性食管炎也可行Roux-en-Y胃空肠吻合。溃疡位置过高可以采用旷置溃疡的远端胃大部分切除术治疗。术前或术中应对溃疡做多处活检以排除恶性溃疡的可能。对溃疡恶变的病例,应行胃癌根治术。

2.十二指肠溃疡的外科治疗

促进溃疡愈合,预防溃疡复发,处理特殊并发症以及减少手术后的不良反应是十二指肠溃疡治疗的目的。对于无严重并发症的十二指肠溃疡以内科治疗为主。外科手术治疗的适应证如下。①十二指肠溃疡出现急性穿孔,大出血及瘢痕性幽门梗阻等严重并发症。②经正规内科治疗无效的十二指肠溃疡,即顽固性十二指肠溃疡需手术治疗。正规内科治疗指应用抑酸药、抗幽门螺杆菌药物和黏膜保护药等。停药4周后复查纤维胃镜,溃疡未愈合者按上述方案重复治疗,3个疗程溃疡不愈合者视为治疗无效。③溃疡病史长,发作频繁,症状严重者。④纤维胃镜观察溃疡深大,溃疡底可见血管或附有血凝块。⑤X线钡剂检查有球部变形,龛影较大有穿透至十二指肠外的影像者。⑥既往有严重溃疡并发症而溃疡仍反复活动者。

十二指肠溃疡的外科治疗,采用Billroth-Ⅱ式术式即胃大部切除胃空肠吻合术和选择性或高选择性迷走神经切断术。近些年,国内外专家一致认为切除胃的60%即可。Billroth-Ⅱ式手术方法的优点,是由于切除了足够的胃而不至于吻合口张力过大,术后复发率低。术后胃液与食物不经过十二指肠直接进入空肠,如溃疡本身不切除也能愈合。缺点是远期并发症高,特别是碱性反流性胃炎、倾倒综合征、溃疡复发、营养性并发症、残胃癌等。

胃迷走神经切断术主要用于治疗十二指肠溃疡。胃酸分泌受迷走神经调节,迷走神经兴奋可以通过迷走-迷走神经长反射和壁内神经丛的短反射引起神经性胃酸分泌,胃幽门窦的壁内神经丛作用于胃窦的G细胞,使其释放促胃液素,促胃液素经血液循环作用于胃壁细胞分泌胃酸。迷走神经切断术治疗十二指肠溃疡的原理是由于切断了迷走神经,既消除了神经性胃酸分泌,又减少了体液性胃酸分泌,从根本上消除了导致溃疡发生的主要因素。迷走神经切断术可按切断的水平不同分为迷走神经干切断术、选择性迷走神经切断术和高选择性胃迷走神经切断术。因迷走神经干切除术在切断胃迷走神经的同时也切断了支配肝、胆、胰和小肠的肝支和腹腔支,可引起胃排空障碍、小肠吸收失调引起顽固性腹泻及胆囊舒缩功能障碍导致胆囊结石等。所以现已不常用。选择性迷走神经切断术是在迷走神经左干分出肝支,右干分出腹腔支后再将迷走神经予以切断,切断了到胃的所有迷走神经支配,减少了胃酸分泌。该术式保留了支配肝、胆、胰和小肠的肝支和腹腔支,可避免其他内脏功能紊乱,但是由于支配胃窦部的迷走神经被切断,术后胃蠕动减退,往往引起胃潴留,而必须加做胃幽门成形术等胃引流手术。高选择性迷走神经切断术是指切断支配胃底胃体贲门部的迷走神经,保留支配胃窦部与远端肠道的迷走神经分支,即鸦爪分支。保留迷走神经左干发出的肝支和迷走神经右干发出的腹腔支。优点是由于切断了迷走神经对胃底胃体贲门部的壁细胞的神经支配,使这些部位胃腺体的壁细胞失去了迷走神经的控制,大大减少了胃酸的分泌。同时由于手术保留了幽门,也保留了幽门窦部的鸦爪支,因此,幽门窦部舒缩蠕动功能正常,降低了发生胃潴留、碱性胆汁反流和倾倒综合征等并发症和后遗症的概率。同时,不用加幽门成形术等,是治疗十二指肠溃疡较为理想的手术。

高选择性迷走神经切断术主要适用于难治性十二指肠溃疡,病情稳定的十二指肠溃疡出血和十二指肠溃疡急性穿孔在控制了出血和穿孔后亦可施行。手术后倾倒综合征与腹泻发生率很低,胃排空在术后 6 个月内可恢复正常,同时基础胃酸分泌明显减少。高选择性迷走神经切断术后溃疡的复发率各家报道相差较大,为 5%～30%。复发率高与迷走神经解剖变异、手术操作困难、切断不彻底、有胃输出道梗阻以及术后仍需长期服用可诱发溃疡的药物的患者有关,此类患者术后溃疡极易复发。

3.腹腔镜手术在胃、十二指肠溃疡中的应用

腹腔镜外科是当前微创外科的重要组成部分。腹腔镜技术已有一百多年的发展史。这一百多年来,腹腔镜是外科领域最重要的一次技术变革。腹腔镜胃手术技术难度大,手术解剖层面多,但对于需手术治疗的胃良性疾病,因为不需要行根治性手术,手术时间短、创伤小,无肿瘤转移种植复发之虞,可充分体现出腹腔镜的微创优势。胃、十二指肠溃疡病手术如溃疡穿孔修补、迷走神经切断、胃大部切除等手术,都可以在腹腔镜下完成。腹腔镜下胃大部切除术主要用于溃疡引起的瘢痕性幽门梗阻、巨大并难治的胃溃疡和怀疑恶变的胃溃疡的治疗。对于上述疾病,传统手术创伤大,术后胃肠道恢复慢,腹腔镜下胃部分切除术具有无可比拟的优越性。

胃、十二指肠溃疡多采用腹腔镜辅助下胃大部切除术,切除范围与开腹手术相同。目前国内外普遍认为腹腔镜辅助下手术较全腔镜胃大部切除能明显降低手术费用和手术难度,减少手术时间和手术并发症发生的机会。手术只需紧贴胃壁游离远端胃,游离充分后,在剑突下做一小切口,切断胃壁行远端胃大部切除术,再行 Billroth-Ⅰ式或 Billroth-Ⅱ式吻合,手术难度不大。对于寻找病灶困难的病例,可术前 30 分钟经内镜定位并注入亚甲蓝标记或术中内镜协助定位。

总之,腹腔镜治疗胃良性疾病只要严格把握手术适应证,熟练应用腹腔镜技术,对于不同位置、性质的病灶因地制宜,灵活多变地处理,是安全可行的,能够达到开腹手术同样的效果。

二、急性穿孔

胃、十二指肠溃疡急性穿孔是溃疡病的严重并发症之一。起病急、病情重、变化快是其特

点,常需紧急处理,若诊治不当,可危及患者生命。

(一)流行病学

近年来胃、十二指肠溃疡的发生率下降,住院治疗的十二指肠溃疡和胃溃疡患者明显减少,特别是胃、十二指肠溃疡的选择性手术尤为减少,但溃疡的急性并发症(穿孔、出血和梗阻)的发生率和需要手术率近15～20年无明显改变。

溃疡穿孔的发生率为每年(7～10)/10万;穿孔占溃疡病住院患者的7%;穿孔多发生在30～60岁患者中,占75%。约2%的十二指肠溃疡患者中穿孔作为首发症状。估计在诊断十二指肠溃疡后,在第1个10年中每年约0.3%的患者发生穿孔。急性十二指肠溃疡穿孔多见于十二指肠球部前壁偏小弯侧,"前壁溃疡穿孔,后壁溃疡出血",即使现在也是适用的。急性胃溃疡穿孔多发生在近幽门的胃前壁,多偏小弯侧。溃疡穿孔直径一般在0.5cm,其中胃溃疡穿孔一般较十二指肠穿孔溃疡孔直径略大。位于胃和十二指肠后壁的溃疡在向深部发展时,多逐渐与周围组织形成粘连,表现为慢性穿透性溃疡,故一般不易发生急性穿孔。

(二)病因和发病机制

胃、十二指肠溃疡穿孔发生在慢性溃疡的基础上,患者有长期溃疡病史,但在少数情况下,急性溃疡也可以发生穿孔,下列因素可促进穿孔的发生。①精神过度紧张或劳累,增加迷走神经兴奋,溃疡加重进而穿孔。②饮食过量,胃内压力增加,使溃疡穿孔。③应用非甾体抗炎药和十二指肠溃疡、胃溃疡的穿孔密切相关,这类药物是目前接受治疗的患者发生穿孔的主要促进因素。④免疫抑制,尤其在器官移植患者中应用激素治疗。⑤其他因素,包括患者年龄增加、慢性阻塞性肺疾病、创伤、大面积烧伤和多器官功能障碍。

(三)病理生理

急性穿孔后,有强烈刺激性的胃酸、胆汁、胰液等消化液和食物溢入腹腔,引起化学性腹膜炎,导致剧烈的腹痛和大量腹腔渗出液,甚至可致血容量下降,低血容量性休克,6小时后细菌开始生长并逐渐转为细菌性腹膜炎。病原菌多为大肠埃希菌和链球菌。在强烈的化学刺激、细胞外液丢失的基础上,大量毒素吸收可导致感染中毒性休克的发生。

(四)临床表现

1.症状

患者多有溃疡病症状或肯定溃疡病史,而且近期常有溃疡病活动的症状。可在饮食不当后或在清晨空腹时发作。典型的溃疡急性穿孔表现为骤发腹痛,十分剧烈,如刀割或烧灼样,为持续性,但也可有阵发加重。由于腹痛发作突然而猛烈,患者甚至有一过性晕厥。疼痛初起部位多在上腹或心窝部,迅即延及全腹,以上腹为重。由于腹后壁及膈肌腹膜受到刺激,有时可引起肩部或肩胛部牵涉性疼痛,可有恶心感及反射性呕吐,但一般不重。

2.体征

患者仰卧拒动,急性痛苦病容,可由于腹痛严重而面色苍白、四肢凉、出冷汗、脉率快、呼吸浅。腹式呼吸因腹肌紧张而消失。在发病初期,血压仍正常,腹部有明显腹膜炎体征,全腹压痛明显,上腹更重,腹肌高度强直,即板样强直。肠鸣音消失。如腹腔内有较多游离气体,叩诊时肝浊音界不清楚或消失。随着腹腔内细菌感染的发展,患者的体温、脉搏、血压、血常规等周身感染中毒症状及肠麻痹、腹胀、腹水等腹膜炎症也越来越重。

溃疡穿孔后,临床表现的轻重与漏出至游离腹腔内的胃肠内容物的量有直接关系,亦与穿孔的大小,穿孔时(空腹或饱餐后)胃内容物的多少,以及孔洞是否很快被邻近器官或组织粘连、堵塞等因素有关。穿孔小或漏出的胃肠内容物少或孔洞很快被堵塞,则漏出的胃肠液可限于上腹或顺小肠系膜根部及升结肠旁沟流至右下腹,腹痛程度可以较轻,腹膜刺激征也限于上腹及右侧腹部。

(五)辅助检查

考虑为穿孔应做必要的实验室检查以评估患者,包括血常规、血清电解质和淀粉酶,穿孔时间较长需检查肾功能、血肌酐和肺功能、动脉血气分析,监测酸碱平衡。血常规检查常有白细胞计数升高及核左移,但免疫抑制和老年患者可没有。血清淀粉酶一般正常,但可升高通常小于正常 3 倍。肝功能检查一般是正常的。除非就诊延迟,血清电解质和肾功能是正常的。

胸部 X 线片和立位及卧位腹部 X 线片是必需的。约 70% 的患者可有腹腔游离气体,因此无游离气体的不能排除穿孔;当疑为穿孔但无气腹者,可行水溶性造影剂上消化道造影检查,确立诊断腹膜炎体征者不需要这种 X 线造影。

在部分患者中,诊断性腹腔穿刺是有意义的,若抽出液中含有胆汁或食物残渣常提示有消化道穿孔。

(六)诊断和鉴别诊断

1.诊断

胃、十二指肠溃疡急性穿孔是急腹症的重要病因之一,多数患者有溃疡症状或溃疡病史,而且近期内有溃疡病活动症状,穿孔后表现为急剧上腹痛,并迅速扩展为全腹痛伴有显著的腹膜刺激征,结合腹部 X 线检查发现腹部膈下游离气体,诊断性腹腔穿刺抽出液含有胆汁或食物残渣等特点,正确诊断一般不困难。在既往无典型溃疡病者,位于十二指肠及幽门后壁的溃疡小穿孔,胃后壁溃疡向小网膜腔内穿孔,老年体弱反应性差者的溃疡穿孔及空腹时发生的小穿孔等情况下,症状、体征不太典型,较难诊断。需注意的是,腹部 X 线检查未发现膈下游离气体并不能排除溃疡穿孔的可能,因约有 20% 的患者穿孔后可以无气腹表现。

2.鉴别诊断

(1)急性胰腺炎:溃疡急性穿孔和急性胰腺炎都是上腹部突然受到强烈化学性刺激而引起的急腹症,因而在临床表现上有很多相似之处,在鉴别诊断上可以造成困难。急性胰腺炎的腹痛发作虽然也较突然,但多不如溃疡穿孔者急骤,腹痛开始时有由轻而重的过程,疼痛部位趋向于上腹偏左及背部,腹肌紧张程度也略轻。血清及腹腔渗液的淀粉酶含量在溃疡穿孔时可以有所增高,但其增高的数值尚不足以诊断。急性胰腺炎腹部 X 线检查无膈下游离气体,B 超及 CT 检查提示胰腺肿胀。

(2)胆石症、急性胆囊炎:胆绞痛发作以阵发性为主,压痛较局限于右上腹而且压痛程度也较轻,腹肌紧张远不如溃疡穿孔者显著。腹膜炎体征多局限在右上腹,有时可触及肿大的胆囊,墨菲征阳性,X 线检查无膈下游离气体,B 超检查提示有胆囊结石,胆囊炎,如血清胆红素有增高,则可明确诊断。

(3)急性阑尾炎:溃疡穿孔后胃、十二指肠内容物可顺升结肠旁沟或小肠系膜根部流至右下腹,引起下腹腹膜炎症状和体征,易被误诊为急性阑尾炎穿孔。仔细询问病史当能发现。急性阑尾炎开始发病时上腹痛一般不十分剧烈,阑尾穿孔时腹痛的加重也不以上腹为主,腹膜炎体征则右下腹较上腹明显。

(4)胃癌穿孔:胃癌急性穿孔所引起的腹内病理变化与溃疡穿孔相同,因而症状和体征也相似,术前难以鉴别。老年患者,特别是无溃疡病既往史而近期内有胃部不适或消化不良或消瘦、体力差等症状者,当出现溃疡急性穿孔的症状和体征时,应考虑到胃癌穿孔的可能。

(七)治疗

对胃、十二指肠溃疡急性穿孔的治疗首先是终止胃肠内容物继续漏入腹腔,使急性腹膜炎好转以挽救患者生命。常见的 3 个高危因素是:①术前存在休克;②穿孔时间超过 24 小时;③伴随有严重内科疾病。这 3 类患者病死率高,可达 5%～20%,而无上述高危因素者病死率<1%。因此,对这 3 类患者的处理要更积极、慎重。具体治疗方法有非手术治疗、手术修补穿孔及急症胃部分切除或迷走神经切断术,现在认为胃部分切除术和迷走神经切断术不是溃疡病的合理手术方式,已很少采用。术式选择主要依赖于患者一般状况、术中所见、局部解剖和穿孔损伤的严重程度。

1.非手术治疗

近年来,特别是在我国,对溃疡急性穿孔采用非手术治疗累积了丰富经验。大量临床实践表明,连续胃肠吸引减压,可以防止胃肠内容物继续漏向腹腔,有利于穿孔自行闭合及急性腹膜炎好转,而使患者免遭手术痛苦。病死率与手术缝合穿孔者无显著差别。为了能够得到满意的吸引减压,鼻胃管在胃内的位置要恰当,应处于最低位。非手术疗法的缺点是不能去除已入腹腔内的污染物,因此,适用于腹腔污染较轻的患者。适应证:①患者无明显中毒症状,急性腹膜炎体征较轻或范围较局限或已趋向好转,表明漏出的胃肠内容物较少,穿孔已趋于自行闭合;②穿孔是在空腹情况下发生,估计漏至腹腔内的胃肠内容物有限;③溃疡病本身无根治性治疗的适应证;④有较重的心肺等重要脏器并存病,致使麻醉及手术有较大风险。但在 70 岁以上、诊断不能肯定、应用类固醇激素和正在进行溃疡治疗的患者,不能采取保守治疗方法。因为手术治疗的效果确切,保守治疗的风险并不低(腹内感染、脓毒症等),一般认为保守治疗要极慎重。在保守治疗期间,需动态观察患者的全身情况和腹部体征,若病情无好转或有所加重,需及时改用手术治疗。

2.手术治疗

手术治疗包括单纯穿孔缝合术,以及部分胃切除和迷走神经切断术。

(1)单纯穿孔缝合术:是目前治疗溃疡病穿孔主要的手术方式,简便易行、手术时间短、创伤轻、安全性高。以往无溃疡病史或有溃疡病史未经正规内科治疗,无出血、梗阻并发症,特别是十二指肠溃疡患者;有其他系统器质性疾病不能耐受彻底性溃疡手术,均为单纯穿孔缝合术的适应证;一般认为穿孔时间超过 8 小时,腹腔内感染及炎症水肿较重,有大量脓性渗出液,缝闭穿孔、中止胃肠内容物继续外漏后,一定要吸净腹腔内渗液,特别是膈下及盆腔内,并用温生理盐水行腹腔冲洗。吸除干净后腹腔引流并非必须。穿孔修补通常采用开腹手术,在穿孔处以丝线间断横向缝合,再用大网膜覆盖或以网膜补片修补;目前也开展腹腔镜行穿孔缝合大网膜覆盖修补。无论哪种手术方式,术中对所有的胃溃疡穿孔患者,需做活检或术中快速病理学检查,若为恶性,应行根治性手术。因为穿孔修复术未将溃疡灶切除,故手术后仍需行内科抗溃疡病治疗。Hp 感染者需根除 Hp,以减少复发。此外,部分患者可因溃疡未愈反复发作及合并出血、幽门梗阻等情况需要再次手术治疗。

利用腹腔镜技术缝合十二指肠溃疡穿孔有学者描述一种无缝合穿孔修补技术:以大网膜片和纤维蛋白胶封闭穿孔。以后相继报道吸收性明胶海绵填塞、胃镜引导下肝圆韧带填塞等技术。无缝合技术效果不确切,其术后再漏的概率很大(约 10%),尤其在穿孔>5mm 者,因此应用要慎重。缝合技术有穿孔单纯缝合、缝合加大网膜补片加强和以大网膜补片缝合修补等。虽然腔镜手术具有微创特点,而且据报道术后切口的感染发生率较开腹手术低,但未被广大外科医师普遍接受,原因是手术效果与开腹手术比较仍有争议,术后再漏发生需要手术处理者不少见,手术时间较长和花费高。以下情况不宜选择腹腔镜手术:①存在前述高危因素(术前存在休克、穿孔时间>24 小时和伴随内科疾病);②合并有其他溃疡并发症如出血和梗阻;③较大的穿孔(>10mm);④腹腔镜实施技术上有困难(上腹部手术史等)。

(2)部分胃切除和迷走神经切断术:随着对溃疡病病因学的深入理解和内科治疗的良好效果,以往"确定性"手术方法——部分胃切除或迷走神经切断手术已经很少采用。尤其在急性穿孔有腹膜炎的情况下进行手术,其风险显然较穿孔修补术为大,因此需要严格掌握适应证。仅在以下情况时考虑"确定性"手术:①需切除溃疡本身以治愈疾病,如急性穿孔并发出血,已有幽门瘢痕性狭窄等,在切除溃疡时可根据情况考虑做胃部分切除手术;②较大的胃溃疡穿孔,有癌可能,做胃部分切除手术;③Hp 感染阴性、联合药物治疗无效或胃溃疡复发时,仍有做迷走神经切断术的报道。

三、溃疡大出血

(一)病因和病理

出血是消化性溃疡最常见的并发症,十二指肠溃疡并发出血的发生率略高于胃溃疡。大出血主要见于慢性溃疡,一般位于十二指肠球部后壁或胃小弯处。出血的量及程度取决于被侵蚀的血管,动脉呈搏动性喷射,而静脉出血则较为缓慢。出血是溃疡病活动的表现,当情绪紧张、过度疲劳、饮食不当及服用非甾体抗炎药时均可诱发消化性溃疡活动并出血,且均好发于男性,其原因可能为男性嗜好烟酒及社会心理压力较女性大有关。

(二)诊断

1.症状和体征

上消化道出血是临床上常见的急重症,上消化道出血的主要症状取决于出血的速度和量的多少,主要包括呕血和黑便以及由于大量出血而引起的全身症状。如果出血很急,量很多,则既有呕血又有便血;由于血液在胃内停滞的时间短,呕血多为鲜血;因肠道蠕动加快,便血也相当鲜红。反之,出血较慢,量较少,则出现黑便,而很少出现呕血。由于血液在胃肠道内存留的时间较长,经胃液及肠液的作用,便血常呈柏油便。幽门以下出血时常以黑便为主,而幽门以上出血则引起呕血,并伴有黑便,量小时可不引起呕血。十二指肠出血量较多时,部分血反流至胃内,亦可引起呕血。胃管内抽取物,如为鲜红色或咖啡色物或隐血试验阳性可诊断为消化道出血。有尿素氮升高时提示上消化道出血。

2.实验室与影像学检查

呕血或黑便(便血)肉眼可确定或实验室检查可表现为隐血试验阳性。血红蛋白、红细胞计数、血细胞比容可估计出血程度。血浆胃蛋白酶原增高,有利于溃疡病出血的诊断。纤维胃、十二指肠镜检查安全可靠,是当前首选的诊断方法。如果没有严重的伴发疾病,血流动力学相对稳定,患者应在住院后立即行纤维胃、十二指肠镜检查,也可在 6～12 小时进行,检查越及时,阳性检出率越高,一般达 80％～90％。选择性动脉造影,胃管或三腔二囊管也可用于诊断或治疗上消化道出血。

(三)治疗

临床表现具有低血容量休克时,首先建立两条静脉通路,十分重要的是建立一条够大的通道,例如经颈内静脉或锁骨下静脉达上腔静脉之途径,以便监测中心静脉压。先滴注平衡盐溶液及血浆代用品,备够可能需要的全血或红细胞。留置尿管观察每小时尿量。有条件应给予患者血压、脉搏、血氧饱和度监测或每 15～30 分钟测定血压、脉率,并观察周围循环情况,作为补液、输血的指标。强调不要一开始单独输血而不输液,因为患者急性失血后血液浓缩,血较黏稠,此时输血并不能更有效地改善微循环的缺血、缺氧状态。因此,主张先输晶体、后输胶体或者紧急时输液、输血同时进行。如果在输入平衡盐溶液 1 500～2 000mL 后血压和脉搏仍不稳定,说明失血量大或存在继续出血,此时除了继续输平衡盐溶液,还应同时输注全血、血浆等。当收缩压在 50mmHg 以下时,输液、输血速度要适当加快,甚至需加压输血,以尽快把收缩压升高至 80～90mmHg 水平,脉率在 100 次/分以下。血压能稳住则减慢输液速度。输入库存血较多时,每 600mL 血应静脉补充葡萄糖酸钙溶液 10mL。对肝硬化或急性胃黏膜损害的患者,尽可能采用新鲜血。临床应用的电解质溶液与胶体溶液的比例以(3～4)：1 为宜,只要保持血细胞比容不低于 30％,大量输入平衡盐溶液以补充功能性细胞外液丧失和电解质,是有利于抗休克治疗的。如血小板＜50×10⁹/L 或长期服用阿司匹林者则应输入血小板。凝血功能障碍者应输入新鲜血浆。

抑酸药物如 H_2 受体拮抗药和抗酸药在上消化道出血发病中起重要作用,因为抑制胃酸分泌及中和胃酸可达到止血的效果。临床常用的 H_2 受体拮抗药有西咪替丁及雷尼替丁、法莫替丁等。去甲肾上腺素可以刺激 α_2 肾上腺素能受体,使血管收缩而止血。胃出血时可用去甲肾上腺素 8mg,加入冷生理盐水 100～200mL,经胃管灌注或口服,每 0.5～1 小时灌注 1 次,必要时可重复 3～4 次,也可注入凝血酶等药物。应激性溃疡或出血性胃炎避免使用。在内镜检查时,对看到的活动性出血部位或在溃疡基底的血管,可经内镜下直接对出血灶喷洒止血药物,如孟氏液或去甲肾上腺素,一般可收到立即止血的效果,或者采用高频电凝止血、激光止血方法。也可经内镜用稀浓度即 1/10 000 肾上腺素行出血灶周围黏膜下注射,使局部血管收缩,周围组织肿胀压迫血管,起暂时止血作用。继之局部注射硬化剂如 1％＋四烃基硫酸钠,使血管闭塞。条件允许可经内镜直视下放置缝合夹子,把出血的血管缝夹止血,创面愈合后金属夹子会自行脱落,随粪便排出体外。该法安全、简便、有效,可用于消化性溃疡出血,特别对小动脉出血效果更满意。出血的动脉直径＞4mm,不宜采用内镜止血。如果患者的年龄在 45岁以上,病史较长,多系慢性溃疡,这种出血很难自止,经过初步处理,待血压、脉率有所恢复后,应早期手术。有如下表现的也应手术治疗:①出血后迅速出现休克或反复呕吐者;②在 6～

8 小时输血 600mL 或 24 小时内需要输血 2 500mL 以上,而血压、脉率仍不稳定或止血后再次发生出血者;③年龄 50 岁以上,伴有动脉硬化者;④曾反复大出血,特别是近期反复出血者;⑤住院治疗期间发生出血后又需再次输血者;⑥慢性十二指肠后壁或胃小弯溃疡出血,可能来自较大动脉,不易止血者;手术可采用胃大部分切除术,切除出血的溃疡是防止再出血最可靠的办法。出血点缝扎,迷走神经切断术创伤程度比胃大部切除术小,适用于年老体弱或有重要器官功能不全的患者。倘若十二指肠溃疡位置低,靠近胆总管或已穿入胰头或溃疡周围有严重炎症、瘢痕,常使切除有困难,可切开十二指肠球部前壁,缝扎溃疡面的出血点,并在十二指肠上下缘结扎胃十二指肠动脉和胰十二指肠动脉,再做旷置溃疡的胃大部切除术。

四、胃、十二指肠溃疡瘢痕性幽门梗阻

胃、十二指肠溃疡瘢痕性幽门梗阻指幽门附近的溃疡瘢痕愈合后,造成胃收缩时胃内容物不能通过并因此引发呕吐、营养障碍、水与电解质紊乱和酸碱失衡等一系列改变的情况。

(一)流行病学

瘢痕性幽门梗阻较胃、十二指肠溃疡的其他并发症少见,占手术治疗的溃疡病患者的 5%～20%。在引起瘢痕性幽门梗阻的溃疡中,十二指肠溃疡远多于胃溃疡,十二指肠溃疡尤其是十二指肠球后溃疡较胃溃疡更容易引起瘢痕性幽门梗阻。

(二)病因和发病机制

溃疡引起幽门梗阻的原因如下。①痉挛性:由幽门括约肌反射性痉挛引起。②水肿性:幽门附近溃疡炎症水肿所致,炎症水肿消退或减轻后,梗阻缓解。③瘢痕性:溃疡在愈合过程中,过多瘢痕组织形成,使幽门狭窄,梗阻为持续性。前两种情况属于间歇性的,不构成外科手术适应证。而瘢痕性幽门梗阻则需手术方能解除梗阻。以上 3 种情况可以同时存在,但各自程度不同。

(三)病理生理

幽门梗阻由不完全性发展到完全性的过程中主要有以下两方面的改变。①胃局部:早期属于不完全性梗阻,为克服幽门狭窄,胃蠕动增强、胃壁肌层肥厚、胃腔轻度扩张。晚期发展成完全性幽门梗阻,此时胃蠕动减弱、胃腔高度扩张,大量胃内容物潴留于胃内。食物在胃窦部滞留使促胃液素释放,刺激更多的胃酸分泌,可以导致胃黏膜溃疡的形成。再久之,这种代偿功能渐渐衰退,胃呈高度扩张,蠕动减弱,致使胃内容物滞留愈趋严重,因而引起胃黏膜慢性炎症和萎缩,胃酸分泌减退。②全身改变:在幽门高度梗阻时,由于呕吐和肾小管内因缺乏氢离子而增加钾离子的排出,大量的氢离子、氯离子和钾离子的丢失,使血液中碳酸氢根离子增加,氯离子和钾离子减少,引起低氯低钾性碱中毒。同时,患者为了减轻症状而自动限制饮食,食物和水分的摄入量也减少,而水分仍然每天从皮肤、呼吸和肾丧失。水和盐的丢失使细胞外液容量减少,有效血浆容量缩小。碱中毒时,游离钙离子减少,长时期呕吐和禁食后会出现镁离子缺乏,可以导致手足抽搐。同时由于不能进食,体内脂肪分解加速,且因碳水化合物摄入不足,体脂肪不能完全氧化,酮体增多,可出现酮症。此外,由于脱水和尿量减少,组织蛋白分解的酸性产物不能完全排出而潴留体内,血液内氮质增多,因此,也合并存在代谢性酸中毒,引起复杂的酸碱平衡紊乱。

(四)临床表现

1.症状

多数患者有长时期溃疡症状多次发作的病史。在幽门梗阻发生后,症状的性质和节律逐渐改变。原有的空腹疼痛为上腹部膨胀或沉重感所代替,后又可出现阵发性胃收缩痛,进食后反而加重。患者常自己诱发呕吐以缓解症状。经过一定时期后,主要表现为呕吐,且量很大,一次可达 1 000~2 000mL,呕吐物多为隔夜食物,甚至有前 1~2 天所进的食物,呕吐物内含有大量的黏液,但不含有胆汁并有酸臭味,也不含血液。呕吐后患者自感腹胀明显缓解,因此患者常自行诱吐以缓解症状。在此时期腹痛消失,但全身情况变差,出现消瘦、便秘、尿少、无力、食欲缺乏等症状。

2.体征

体检时所见为营养不良,上腹隆起,有时可见自左肋下至右上腹的胃蠕动波,手拍上腹部时有振水音。少数患者胃可以极度扩大,其下极可达下腹中部,使整个腹部隆起,易被误认为是肠梗阻。有碱中毒低血钙时,耳前叩指试验(Chvostek 征)和上臂压迫试验(Trousseau 征)可呈阳性。

(五)辅助检查

清晨空腹置入胃管,可抽出大量有酸臭味的液体和食物残渣。胃液分析一般有胃酸过多,但在已有长时期幽门梗阻的患者中,胃酸常减低。

血液实验室检查可发现血清钾、氯化物和血浆蛋白低于正常,非蛋白氮增高,血气分析有代谢性碱中毒。

X 线钡餐检查不仅证明有幽门梗阻存在,并可确定梗阻是否为机械性,以及原发病变的性质。在溃疡瘢痕性幽门梗阻,胃呈高度扩张,在代偿期可见胃蠕动增强,但随后可见胃张力减低,长时间无蠕动波出现。胃内有明显潴留,在清晨空腹时透视,可见有液平面,钡入胃后有钡剂下沉现象,因此,常须先将滞留的胃内容物吸尽后方能进行详细检查。在正常情况下,胃内钡剂 4 小时后即可排空,胃潴留者 6 小时后仍存留 1/4 以上,瘢痕性幽门梗阻者 24 小时后仍有钡剂潴留。如钡剂尚能通过幽门区,可见该处变细,形状不规则,且不位于中心位置,十二指肠球部变形。有高度幽门梗阻时,检查后应插管将钡剂吸出。

(六)诊断和鉴别诊断

1.诊断

依据长期溃疡病史、典型的胃潴留表现、胃肠减压时引出大量酸臭液体和食物残渣及 X 线钡餐检查发现胃排空障碍等,一般不难作出正确诊断。

2.鉴别诊断

(1)痉挛水肿性幽门梗阻:由溃疡活动引起,故溃疡性疼痛仍然存在。幽门梗阻为间歇性,呕吐剧烈但无胃扩张,少有隔夜食物。经非手术治疗后梗阻和疼痛可缓解。

(2)胃窦部与幽门的癌肿:胃癌也可引起幽门梗阻,与瘢痕性幽门梗阻相比,胃癌导致的梗阻病史较短,胃扩张程度轻,胃蠕动波少见。X 线钡餐检查可见幽门部充盈缺损或典型胃癌表现,胃镜检查及活检为诊断的"金标准"。由于胃癌预后较差,高度怀疑者必须完善胃镜检查,以免延误病情。

（3）十二指肠球部以下的梗阻性病变：十二指肠良恶性肿瘤、肠系膜上动脉压迫综合征、胰腺肿瘤压迫十二指肠等均可引起十二指肠梗阻，表现为呕吐、胃扩张和胃潴留等，但其呕吐物内多含有胆汁。X线钡餐和胃镜检查可明确诊断。

（4）成年人幽门肌肥厚症：为罕见的疾病，在部分患者，幼年即有幽门梗阻症状，可能为先天性。有的患者病期较短，除幽门环状括约肌肥厚外，无其他病变，在临床上难与溃疡瘢痕性幽门梗阻或幽门部癌肿鉴别。由于肥厚的幽门括约肌并不均匀一致，甚至在手术时也不易除外胃癌的可能。如在X线钡餐检查时发现幽门管细小而外形光滑，十二指肠球底部有凹形阴影，可考虑幽门肌肥厚症的诊断。

（七）治疗

瘢痕性幽门梗阻必须经过手术治疗方能解除梗阻。手术治疗的目的在于解除梗阻、去除病因。使食物和胃液能进入小肠，从而矫正水、电解质及酸碱失衡，改善营养。与此同时，减少胃酸以去除胃溃疡的成因。由于幽门梗阻，患者一般状态不佳。术前必须给患者以必要的准备，全身准备主要为纠正脱水、低氯血症、低钠血症、低钾血症、碱中毒。这类患者常有重度营养不良，因此在术前应争取给予短时期静脉营养补充，同时可给予抑酸药物以减少胃酸分泌。对胃的局部准备为持续性胃肠减压和温生理盐水洗胃，以减轻胃组织水肿，有利于术后愈合，预防吻合口漏等并发症的发生。手术方式：①胃大部切除术，国内多以此术式为主；②迷走神经切断加胃窦部切除术；③胃空肠吻合术，适用于胃酸低、全身状况差的老年患者。

五、手术原则和手术方式

胃、十二指肠溃疡最常用的手术方式包括胃大部切除术及胃迷走神经切断术两种。

（一）胃大部切除术

胃大部切除术，在我国是治疗胃、十二指肠溃疡的首选术式，包括切除远侧胃的 $2/3 \sim 3/4$ 和部分十二指肠球部，同时行消化道重建。其治愈溃疡的理论基础在于：①切除了胃窦部，消除了由G细胞分泌胃泌素引起的体液性胃酸分泌；②切除了大部分胃体部，因壁细胞数量减少使神经性胃酸分泌也有所降低；③切除溃疡的好发部位，即十二指肠球部和胃窦部；④切除溃疡。其中前三点较为重要，最后一点并非绝对必需。

施行安全的胃切除需要有以下各方面的知识：①迷走神经的支配和胃排空的生理；②胃表面和血管的解剖；③胃切除后重建的主要原则，尤其是 Billroth-Ⅰ式胃十二指肠吻合、Billroth-Ⅱ式胃空肠吻合和 Roux-en-Y 胃空肠吻合；④吻合器和手法缝合的原则；⑤各型切除和重建手术所特有的早期和后期手术后并发症。

1.切除原则

（1）胃切除的范围：胃切除范围越大，其降低胃酸的效果越好，溃疡的复发率也低，但切除过多会造成胃容积过小，术后并发症率高，也不利于患者的术后营养。一般认为切除胃的60%并根据患者的具体情况适当调整是适宜的。具体来说，高泌酸的十二指肠溃疡应比胃溃疡切除的范围要大一些，Ⅱ、Ⅲ型胃溃疡切除范围应不少于胃的60%，低泌酸的Ⅰ型胃溃疡则可略小（约50%）。60%的胃切除范围的标志是胃小弯胃左动脉第一分支的右侧至胃大弯胃网膜左动脉第一个垂直分支左侧的连线。

（2）溃疡病灶的处理：胃溃疡病灶应尽量予以切除，十二指肠溃疡如估计溃疡病灶切除很困难时则不应勉强，可改用溃疡旷置术（Bancroft 术式）。Billroth-Ⅱ式胃切除后，酸性胃内容物不再接触溃疡病灶，旷置的溃疡可自行愈合。

（3）吻合口的大小：食物通过吻合口的速度主要取决于空肠肠腔的口径，因此，吻合口的口径相当于空肠肠径的口径（3～4cm）为宜。吻合口过大易引起倾倒综合征，过小则可能导致胃排空障碍。

（4）吻合口和横结肠的关系：结肠前或结肠后吻合对治疗效果无明显影响，如操作正确并发症均很少发生，术者可根据习惯选择。

（5）输入袢长短：靠近十二指肠的空肠抗酸力强，术后不易发生吻合口溃疡。输入袢过长易扭曲引发输入袢综合征，所以在保证吻合口无张力和不成锐角的前提下，近端空肠段宜短不宜长。吻合口至 Treitz 韧带距离结肠后术式以 6～8cm 为宜，结肠前术式以 8～10cm 为宜。

（6）空肠输入袢与胃大弯、胃小弯的关系：肠输入袢吻合于胃大弯或胃小弯侧对胃空肠蠕动排空的影响不大，重要的是空肠输入、输出袢不要形成交叉，以免发生输入袢梗阻。要求近端空肠位置应高于远端空肠，以利排空。

2.消化道重建方式

胃大部切除后胃肠道重建基本方式是胃、十二指肠吻合或胃空肠吻合。

（1）Billroth-Ⅰ式吻合术：将残胃与十二指肠直接吻合，多用于胃溃疡患者。优点：①方法简单，符合生理；②能减少或避免胆汁、胰液反流入残胃，从而减少残胃炎、残胃癌的发生；③胆囊收缩素分泌细胞主要位于十二指肠内，Billroth-Ⅰ式吻合术后食物经过十二指肠，能有效地刺激胆囊收缩素细胞分泌胆囊收缩素，降低术后胆囊炎、胆囊结石的发病率。Billroth-Ⅰ式吻合术的不足在于常因溃疡粘连、吻合口张力大等原因难以完成，此时若为了吻合而切除不足，则易引起溃疡复发。

（2）Billroth-Ⅱ式吻合术：将残胃与近端空肠相吻合，十二指肠残端关闭。优点：①可以切除足够大小的胃而不必担心吻合口的张力问题，术后吻合口溃疡发生率低；②对难以切除的十二指肠溃疡可行 Bancroft 溃疡旷置术。该术式最大的缺点是各种术后后遗症较多，胆汁、胰液必经胃空肠吻合口，致碱性反流性胃炎。

（3）胃空肠 Roux-en-Y 吻合：远端胃大部切除后，缝合关闭十二指肠残端，在距 Treitz 韧带 10～15cm 处切断空肠，将远端空肠经结肠前或后与残胃吻合，据此吻合口下 50～60cm 行近、远端空肠端侧吻合或侧侧吻合。该法的优点是能较好地预防胆汁和胰液反流进入残胃，减少反流性胃炎的发生。空肠间的吻合夹角越小，抗反流效果越佳；两个吻合口之间的距离应约50cm，过短则抗反流作用不佳。但手术操作较复杂，此外，胃切除术后的后遗症也并未减少，因此适应证很重要。

（二）胃迷走神经切断术

迷走神经切断术治疗十二指肠溃疡在国外应用广泛，国内现在应用较少。通过阻断迷走神经对壁细胞的刺激，消除神经性胃酸分泌。消除迷走神经引起的胃泌素分泌，减少体液性胃酸分泌。按迷走神经切断部位的不同分为以下 4 类。

1.迷走神经干切断术

在食管膈肌裂孔附近切除迷走神经前、后干各约 2cm。术后因腹腔失去全部迷走神经支配，故也称全腹腔迷走神经切断术，术后抑酸效果好但易发生胃潴留等严重并发症，需同时加做幽门成形等手术。

2.选择性迷走神经切断术

选择性迷走神经切断术又称全胃迷走神经切断术，是在迷走神经左干分出肝支、右干分出腹腔支以后再将迷走神经予以切断，切断了到胃的所有迷走神经支配，减少胃酸的分泌。该术式抑酸效果显著，且因保留了肝、胆、胰、小肠的迷走神经支配，避免其他内脏功能紊乱。但仍有术后胃潴留的问题。需同时加做幽门成形术、胃空肠吻合术、胃窦切除等胃引流手术。

3.高选择性迷走神经切断术

高选择性迷走神经切断术又称近端胃迷走神经切断术或壁细胞迷走神经切断术。手术切断支配胃近端、胃底、胃体壁细胞的迷走神经，消除胃酸分泌，保留支配胃窦部与远端肠道的迷走神经。由于幽门括约肌的功能得以保留，不需附加引流术，减少碱性胆汁反流发生概率，而且保留胃的正常容量，是治疗十二指肠溃疡较为理想的手术。方法是自幽门上 7cm 起紧贴胃壁小弯切断迷走神经前、后支分布至胃底、胃体的分支，向上延伸至胃食管连接部。保留迷走神经前后干、肝支、腹腔支及分布到胃窦的"鸦爪"神经支。为减少术后溃疡复发，确保迷走神经切断的彻底性，应注意在食管下段切断迷走神经后干于较高处分出的胃支（Grassi 神经）。

高选择性迷走神经切断术主要适用于难治性十二指肠溃疡、病情稳定的十二指肠溃疡出血和十二指肠溃疡急性穿孔在控制出血与穿孔后亦可施行。手术后倾倒综合征与腹泻发生率很低，胃排空在术后 6 个月内可恢复正常，同时基础胃酸分泌明显减少。高选择性迷走神经切断术后溃疡复发率各家报道相差甚大，有研究显示高达 30%。复发率高与迷走神经解剖变异、手术操作困难、切断不彻底及迷走神经再生等因素有关。高选择性迷走神经切断术不适用于幽门前区溃疡、胃溃疡、有胃输出道梗阻及术后仍需长期服用可诱发溃疡药物的患者，此类患者手术后溃疡极易复发。

4.保留交感神经的壁细胞迷走神经切断术

该术式有针对性地切断壁细胞区域的迷走神经，而保留胃的血管和交感神经，减少对机体的损伤，抑酸效果更佳。

(三)手术疗效评定

手术疗效评定可参照 Visick 分级。Ⅰ级，术后恢复良好，无明显症状。Ⅱ级，偶有不适及上腹饱胀、腹泻等轻微症状，饮食调整可控制，不影响日常生活。Ⅲ级，有轻到中度倾倒综合征，反流性胃炎症状，虽然需药物治疗，但是可维持正常的工作与生活。Ⅳ级，中、重度症状，有明显并发症或溃疡复发，无法正常工作与生活。胃大部切除术后患者大多数可达到Ⅰ～Ⅱ级标准。

通过长期随访溃疡复发的情况对不同手术的效果进行评定。胃大部切除术后溃疡复发率为 2%～5%，与手术切除范围是否恰当有关；迷走神经切断术加胃窦切除术后复发率最低，一般在 2% 以下；迷走神经切断术加以幽门成形为主的引流手术，复发率为 10%～15%，而高选择性迷走神经切断术后的复发率平均为 10%～17%，后者的治疗效果在相当程度上与手术者的经验有关。

六、术后并发症

各类胃、十二指肠溃疡手术后早期出现的并发症有些与手术操作不当有关,术后远期发生的一些并发症则常与手术自身带来解剖、生理、代谢和消化功能改变有关。

(一)术后出血

1.腹腔内出血

原因是血管结扎不够确切或腹腔内有感染或吻合口瘘,使裸露的血管受腐蚀而出血。如果术后发现患者有失血的临床表现,腹腔引流管又有较多的新鲜血引出可确诊。非手术治疗多难奏效,故一旦明确诊断应立即再手术止血。

2.胃出血

正常情况下术后经胃管可有少量出血,多为少许暗红色或咖啡色胃液,一般24小时不超过300mL,并逐渐减少、颜色变淡至自行停止。若术后胃管不断吸出新鲜血液,24小时后仍未停止,则为术后出血。发生在术后24小时以内的胃出血,多属术中止血不确切;术后4~6天发生出血,常为吻合口黏膜坏死脱落而致;术后10~20天发生出血,与吻合口缝线处感染、黏膜下脓肿腐蚀血管所致。部分病例也可能是旷置的溃疡或遗留的胃黏膜病变出血。多数病例经非手术治疗,如禁食、输血、止血药物及胃镜下止血等措施可使出血停止。术后胃出血多可采用非手术疗法止血,必要时可进行纤维胃镜检查或选择性血管造影,明确出血部位和原因,还可局部应用血管收缩药或栓塞相关的动脉止血。少数患者非手术治疗无效、病情逐渐加重需手术止血。

(二)十二指肠残端破裂

十二指肠残端破裂多发生在术后24~48小时,如不及时处理,有生命危险。主要症状是突然发生右上腹剧烈疼痛、发热、腹膜炎体征及血白细胞升高,腹腔穿刺可有胆汁样液体。

原因:①十二指肠残端处理不当,多因术中强行切除低位、较大且与周围粘连较重、胼胝坚硬的十二指肠溃疡,此时常因局部水肿和瘢痕的影响致十二指肠残端游离不够长、十二指肠残端血液循环与肠壁受损、缝合与包埋不满意等;②空肠输入袢梗阻,积聚在输入袢内的胆汁、胰液和肠液等使输入袢内张力过大,导致十二指肠残端破裂。

预防方面应注意:①对溃疡切除困难患者应行 Bancroft 溃疡旷置术;②术中残端处理不满意的应加行十二指肠内置管造瘘术并在十二指肠残端附近放置引流管;③在行胃空肠吻合时注意空肠输入袢长短适宜,不要翻入过多;吻合不满意时可将胃管导入输入袢内,以减轻其内的张力。一旦确诊十二指肠残端破裂,应立即手术。残端破裂如发生在术后48小时内,应急诊行破裂口缝合修补、十二指肠造瘘术及腹腔引流术。如伴有输入袢的不全梗阻,应行输入—输出袢的侧侧吻合。残端破裂发生在48小时后的患者,因局部炎症水肿重,修补很难奏效,应放弃,此时仅宜行经十二指肠裂口置管引流和腹腔引流。术后应注意纠正水、电解质紊乱和酸碱失衡,给予营养支持,全身应用广谱抗生素。

(三)吻合口破裂或吻合口瘘

吻合口破裂或吻合口瘘是胃切除术后早期严重并发症之一,多发生在术后1周左右。包括 Billroth-Ⅰ式的胃十二指肠吻合口瘘,Billroth-Ⅱ式与胃空肠 Roux-en-Y 的胃空肠吻合口瘘。主要原因为缝合或吻合技术不良、吻合口有张力、低蛋白血症、组织血供不足有关及组织水肿等。主要表现为高热、脉速、全身中毒症状、急性弥散性腹膜炎及腹腔引流管引出浑浊含肠内容物的液体。口服或经胃管注入亚甲蓝稀释液后经引流管引出蓝色液或腹腔穿刺抽出蓝色液可确诊。处理方式包括：①因吻合口破裂而发生弥散性腹膜炎者须立即手术修补；②无弥散性腹膜炎患者可禁食、胃肠减压、充分引流，若尚未拔除腹腔引流管应设法保证其通畅，若已拔除应开腹重新放置；③肠外营养支持，纠正水、电解质紊乱和维持酸碱平衡；④全身应用广谱抗生素。经上述处理后，多数患者在4～6周可痊愈。此外，生长激素联合静脉营养支持能加速瘘口的愈合。非手术治疗期间注意观察，一旦恶化，手术治疗。

(四)术后梗阻

术后梗阻包括吻合口梗阻和输入袢、输出袢梗阻，后两者见于 Billroth-II 式胃大部切除术后。

1.吻合口梗阻

吻合口梗阻多在术后由流食改为半流食时出现。主要临床表现为上腹部膨胀感和溢出性呕吐，呕吐物含或不含有胆汁。查体时有时可触到压痛性包块。胃肠减压可引出大量液体，减压后症状也随之缓解，但进食后可再次发作。一般持续10～20天开始缓解且一旦缓解症状很快消失，2～3天即可进食。吻合口梗阻常见原因包括胃肠吻合口开口过小、吻合时胃肠壁翻入过多、逆行套叠堵塞吻合口等。预防主要是术中避免吻合口开口过小、吻合时胃肠组织不要翻入过多、止血可靠、尽量减少对黏膜的损伤、注意无菌操作、纠正低蛋白血症等。治疗方法包括禁食、胃肠减压、纠正水、电解质紊乱与酸碱失衡，营养代谢支持，适量输入血浆，胃内局部应用高渗盐水及肌内注射多巴胺受体拮抗药甲氧氯普胺或静脉滴注胃动力促进药红霉素等。若为吻合口过小需再次手术扩大吻合口，可手术解除梗阻。

2.输入袢梗阻

输入袢梗阻是 Billroth-II 式胃大部切除术后较为常见的并发症，可分为两类。

(1)慢性不完全性输入袢梗阻：较为多见。发生在 Billroth-II 式输入袢对胃小弯的术式。导致慢性不完全性部分梗阻的原因有吻合时胃肠组织翻入过多，输入袢过短牵拉成锐角或过长致扭曲、粘连。进食间期胆汁、胰液和十二指肠液潴留在输入袢内，进食后这些消化液分泌明显增多，使输入袢内压突然增高并刺激肠管加强收缩，暂时克服梗阻，于是大量的含胆汁液快速倾入胃内并引发喷射性呕吐。临床上表现为进食后30分钟左右，感上腹部胀痛或绞痛，并可放射至肩胛部，随即突然喷射性呕吐出大量不含食物的胆汁样液，呕吐后症状立即消失。预防措施为吻合时切勿翻入过多胃肠组织，避免输入袢过短或过长。治疗时可先行非手术疗法，如若无好转则多需手术治疗。术式可选择输入袢、输出袢之间的侧侧吻合或改行 Roux-en-Y 胃空肠吻合术。

(2)急性完全性输入袢梗阻：多发生于 Billroth-II 式结肠前输入袢对胃小弯的吻合式。原因：①输入袢、输出袢空肠呈交叉状，输出袢在前，若其系膜牵拉过紧形成索带压迫输入袢肠管，可造成急性完全性输入袢梗阻；②输入袢过长，穿过输出袢和横结肠系膜之间的间隙形成内疝，因为其为闭袢性梗阻，所以易致绞窄而引起肠管坏死与穿孔。临床表现为突发性上腹部剧烈疼痛，呕吐频繁但量不大，也不含胆汁，呕吐后症状不缓解。上腹部有压痛，甚至可触及可疑包块。急性完全性输入袢梗阻属于闭袢性肠梗阻,易发生肠绞窄,病情进展快,不久可出现烦躁、脉快、血压下降等休克表现。急性完全性输入袢梗阻可见于术后任何时期,因此,凡曾接受过 Billroth-Ⅱ式胃大部切除术的患者突然出现上述症状时,都应想到有此并发症的可能。预防在于避免输入袢、输出袢形成交叉,注意输入袢长短适宜。诊断明确时应立即手术治疗,方法包括:解除梗阻,复位内疝;缝合关闭输出袢和横结肠系膜之间的间隙或行输入袢、输出袢之间的侧侧吻合;若输入袢空肠已坏死,可切除之并行 Roux-en-Y 吻合术。

3.输出袢梗阻

Billroth-Ⅱ式术后吻合口下方的输出段肠管因为粘连或大网膜炎性肿块压迫,结肠后胃空肠吻合横结肠系膜孔未固定于胃壁上或滑脱而形成瘢痕压迫空肠输入袢和输出袢,结肠前吻合输出袢空肠疝入横结肠系膜和空肠系膜间形成嵌顿性疝或绞窄性疝、空肠套叠等。临床表现为上腹部饱胀感,呕吐含胆汁胃内容物。消化道造影可以明确梗阻部位。若非手术治疗无效,应手术去除病因。

(五)胃壁缺血坏死、穿孔

胃穿孔是发生在高选择性胃迷走神经切断术后的严重并发症。由于术中切断胃小弯侧的血供,可引起小弯胃壁缺血坏死。缺血坏死多局限于小弯黏膜层,局部形成坏死性溃疡的发生率约为 20%,溃疡>3cm 时可引起出血,导致胃壁全层坏死穿孔者少见。术中缝合胃小弯前后缘浆肌层,可预防此并发症。术后若发现胃小弯有缺血坏死应禁食、严密观察,有穿孔腹膜炎时应再次手术,修补穿孔和引流腹腔。

(六)胃排空障碍

胃排空障碍又称胃瘫。胃切除术后排空障碍属于动力性胃通过障碍,发病机制不清,可能与术后抑制性交感神经激活、迷走神经切断等有关,在迷走神经干切断术与选择性迷走神经切断术中常见。多见于术后 4~10 天,拔除胃管后,患者出现上腹持续性饱胀、钝痛,并呕吐带有食物和胆汁的胃液。X 线上消化道造影检查,见残胃扩张、无张力,胃潴留,蠕动波少而弱,胃肠吻合口通过欠佳。治疗方法主要包括禁食、胃肠减压、3%温盐水洗胃、补钾、应用胃动力促进药(如甲氧氯普胺、红霉素、多潘立酮)等,可使多数患者在 2 周左右恢复,个别患者恢复时间较长。

(七)碱性反流性胃炎

碱性反流性胃炎术后碱性肠液、胰液和胆汁反流入残胃,胆盐、卵磷脂破坏胃黏膜屏障,导致胃黏膜充血、水肿、糜烂等改变,H^+ 逆向扩散而引起的化学性炎症。多在 Billroth-Ⅱ式术后数月至数年发生。临床表现为上腹部及胸骨后烧灼样疼痛,进食后加重,呕吐胆汁样液,抑酸剂治疗无效,胃液中无游离酸;体重减轻或贫血,胃镜检查见黏膜充血、水肿、糜烂,活检为慢性萎缩性胃炎等。放射性核素^{99m}Tc 静脉注射后在体外检查放射性也有助于诊断。治疗上可采取少食多餐,餐后勿平卧。口服胃黏膜保护药、胃动力促进药、胆汁酸结合药物考来烯胺等。重者可采取手术治疗,改 Billroth-Ⅱ式吻合为 Roux-en-Y 吻合,以减少胆汁反流入胃的概率。

(八)倾倒综合征

倾倒综合征系由于胃大部切除术后,原有的控制胃排空的幽门窦、幽门括约肌及十二指肠球部解剖结构不复存在,加上部分患者胃肠吻合口过大(特别是 Billroth-Ⅱ式手术),导致胃排空过速所产生的一系列综合征。根据进食后出现症状的时间可分为早期与晚期两种类型,部分患者也可同时出现。

1.早期倾倒综合征

发生在进食后半小时内,与餐后高渗性食物快速进入肠道引起肠道内分泌细胞大量分泌肠源性血管活性物质有关,加上渗透作用使细胞外液大量移入肠腔,患者可出现心悸、出汗、无力、面色苍白等一过性血容量不足表现,并有恶心、呕吐、腹部绞痛、腹泻等消化道症状。治疗主要采用饮食调整疗法,即少量多餐,避免过甜食物、减少液体摄入量并降低渗透浓度常可明显改善。饮食调整后症状不能缓解者,以生长抑素治疗,常可奏效。手术治疗应慎重,可改做Billroth-Ⅰ式或 Roux-en-Y 胃肠吻合。

2.晚期倾倒综合征

在餐后 2~4 小时出现症状,主要表现为头晕、苍白、出冷汗、脉细弱甚至晕厥等。由于胃排空过快,含糖食物快速进入小肠,刺激胰岛素大量分泌,继而出现反应性低血糖综合征,故曾称为低血糖综合征。采取饮食调整、食物中添加果胶延缓碳水化合物吸收等措施可缓解症状。严重病例可用生长抑素奥曲肽 0.1mg 皮下注射,每天 3 次,以改善症状。

(九)吻合口溃疡

约 2/3 的吻合口溃疡患者发生在术后 2 年内,其部位多为吻合口附近的空肠侧。吻合口溃疡的主要原因是胃切除范围不够、输入祥空肠过长、胃窦部黏膜残留、胃迷走神经切断不完全等,使术后胃液仍处于高酸状态,从而易引发溃疡。因为距 Treitz 韧带越远,空肠的抗酸能力越差,所以有学者认为空肠间的 Braun 吻合和胃空肠 Roux-en-Y 吻合也是吻合口溃疡发生的原因之一。此外,绝大多数吻合口溃疡见于十二指肠溃疡术后患者,提示吻合口溃疡与原患疾病有关。处理上可先行内科治疗,如无效可考虑再次扩大胃切除范围或迷走神经切断术。二次手术有一定难度,应做好术前评估与准备。诊断时要警惕胃泌素瘤或胃泌素增多症引起的溃疡复发,为了排除胃泌素瘤引起胰源性溃疡的可能,应测血胃泌素水平。

(十)急性胆囊炎

急性胆囊炎主要原因是术中切断了迷走神经肝支及术后禁食水使胆囊收缩素分泌减少致胆汁潴留和腹腔感染。术后急性胆囊炎多在 1~2 周发病,临床表现与一般的急性胆囊炎无异,但体征受腹部手术的影响,可能不典型。轻者可采用非手术治疗,重者可根据病情行胆囊切除等手术。

(十一)术后急性重症胰腺炎

急性重症胰腺炎多在术后数天内发生,发病率约为 1%。病因不清,可能与手术创伤、术后奥迪括约肌痉挛使输入祥胆汁逆流入胰管有关。诊断和治疗与其他原因引起的急性胰腺炎相同。

(十二)营养性并发症

1.体重减轻

体重减轻指术后不能恢复原体重或无法维持正常体重。体重减轻与胃切除范围有关。术后长期能量摄入不足主要原因,治疗上主要依靠饮食调节,少食多餐,多食富含维生素、高蛋白质、低脂肪的饮食。此外,口服胰酶、胆盐、多潘立酮等均有一定的治疗作用。

2.贫血

缺铁性贫血的发生率为 $10\% \sim 20\%$，与食物中缺铁、低酸、铁吸收障碍有关，治疗上应注意口服或注射铁制剂。胃大部切除术后也可发生巨幼红细胞性贫血，原因为维生素 B_{12} 吸收不良，少数患者并有叶酸缺乏。肌内注射维生素 $B_{12}100 \sim 500 \mu g$，每月 10 天。叶酸缺乏时可服用维生素 C 及叶酸制剂。术后饮食调节十分重要，多食含铁食物，如大豆、蛋类、肉类等，通过食物构成的调整结合药物治疗，情况可获改善。

3.腹泻与脂肪泻

腹泻是迷走神经切断术后的常见并发症，发生率为 $5\% \sim 40\%$。以迷走神经干切断术后最为严重多见，高选择性迷走神经切断术后较少发生。脂肪泻多见于 Billroth-Ⅱ 式吻合，因食物不再经过十二指肠，过快地排出，胰、胆的分泌与食糜的流动不同步，混合不佳，脂肪因未得到充分的分解与乳化而影响其吸收。饮食上应注意食用少渣、易消化的高蛋白食物。治疗可用考来烯胺、洛哌丁胺等。

4.骨病

约 30% 的术后患者晚期发生代谢性骨病，包括骨软化和骨质疏松。原因为钙在十二指肠内吸收，Billroth-Ⅱ 式吻合后，食物不再经过十二指肠，使钙吸收减少。临床表现为持续性、周身性骨痛，下肢无力及血清碱性磷酸酶升高，血钙、血磷偏低。预防方面应注意多食用富含钙、维生素及蛋白质的食物，治疗主要是补充钙剂与维生素 D 制剂。

（十三）残胃癌

胃良性病变行胃大部切除术 5 年以后，残余胃发生的原发癌称为残胃癌。癌变率一般在 2% 左右。残胃在术后 10 年内发生胃癌的很少，多在 $20 \sim 25$ 年发生。残胃癌的发生率与原发病为胃溃疡或十二指肠溃疡无关，与胃切除术后胃肠道重建方式有关，即 Billroth-Ⅱ 式高于 Billroth-Ⅰ 式。癌变的原因一般认为与术后低酸、胆汁反流及肠道细菌逆流入残胃有关。上述原因可引起吻合口炎症，胃黏膜发生萎缩性胃炎与酸分泌能力下降，胃黏膜屏障功能遭到破坏，使致癌物直接作用于受损部位而发生癌变。患者有上腹疼痛不适、进食后饱胀、消瘦、贫血等症状，胃镜及活检可以确诊。一旦确诊应采用手术治疗。

（十四）与吻合器械有关的并发症

与吻合器械有关的并发症主要有出血、吻合口瘘和狭窄。原因为吻合部位张力过大致血液循环不良、吻合时调节间距过紧使黏膜断裂出血、吻合的胃肠组织过厚或有炎症、吻合后再加浆肌层缝合使翻入组织过多、术后腹腔感染等。处理的方法同手工缝合后的并发症。

（尹彦斌）

第二节　十二指肠憩室

一、流行病学

十二指肠憩室是肠壁上向外的袋状突出，相当常见，但因近 90% 的憩室不产生临床症状，因而不容易及时发现。按钡剂 X 线检查的资料,发现 1%～2% 的人有十二指肠憩室;按尸检资料,则发生率可高至 10%～20%。十二指肠是憩室的好发部位,仅次于结肠,大多数在降部,60%～70% 憩室发生在十二指肠内侧壁,约 20% 在横部,10% 在上升部,发生在十二指肠球部者少见。憩室多为单个,少数患者可以有多个。十二指肠溃疡周围瘢痕收缩而形成的牵引性憩室,由于其发生的原因不同,一般不将其包括在十二指肠憩室范围内。

十二指肠球部溃疡引起的牵引性憩室其室壁大多包括完整的肠壁各层,而先天的憩室其室壁可以仅有很少肌纤维。

另有一类所谓十二指肠腔内憩室,是向肠腔内突出的、内外两面均有黏膜覆盖,并开口与十二指肠腔相通。此类憩室少见,实际上是肠管畸形,与前述的憩室性质不同,但也可以引起类似前类憩室的症状和并发症,在外科处理上,原则相同。

二、病因和病理

憩室的形成与先天因素有关,其基本原因是十二指肠壁局限肌层缺陷。在胆管、胰管、血管穿过处的肠壁较易有缺陷,憩室也多发生在这些部位。但在儿童及青年时期十二指肠憩室很少见,而多见于 50 岁以上的人群,因此一般认为长时期肠腔内压增高是促成憩室出现的直接诱因。

十二指肠憩室多为单个,在 10%～15% 患者同时有 2 个以上憩室或胃肠道其他部分(胃、空肠、结肠)也有憩室存在。憩室多为圆形或呈分叶状,颈部较窄,憩室壁主要有黏膜、黏膜下层及浆膜,肌纤维较少。多数憩室位于十二指肠降部内侧,因此在解剖上与胰腺关系密切,多数在胰腺后方,甚至可伸入胰腺组织内。

大的憩室可以继发一些病理变化。由于憩室颈部狭小,肠内容物进入憩室后,可能因排空不畅而滞留在腔内,使憩室发生急性或慢性炎症、溃疡、结石形成甚至出血和穿孔。憩室膨胀时可以压迫十二指肠腔引起部分梗阻。在十二指肠乳头附近的憩室也可能压迫胆总管和胰管,引起继发性胆道和胰腺的病变。憩室内也可能生长腺癌或肉瘤,但极罕见。

三、分型

十二指肠憩室按其囊袋膨出方向可分为腔内憩室和腔外憩室,按病变形成可分为先天型和后天型,按病理检查肠内有无肌层可分为真性和假性憩室,按腹部 X 线表现又可分为内压性和牵引性憩室。

关于十二指肠憩室的分型和命名,临床报道尚未统一,有学者将其分为乳头外型(Ⅰ型)、乳头内型(Ⅱ型),有学者将其分为乳头上型(Ⅰ型)、乳头下型(Ⅱ型,最少见)、憩室内乳头型(Ⅲ型)。后又将十二指肠憩室称为壶腹部周围憩室,并根据其与壶腹的关系分为壶腹旁、壶腹内和壶腹膨大等。将这类憩室根据其开口位置分为 4 型:乳头旁型(Ⅰ型)、壶腹型(Ⅱ型)、异位型(Ⅲ型,乳头开口于憩室内)、混合型(Ⅳ型)。

四、临床表现

十二指肠憩室大多数无临床症状,临床上仅 10% 的患者出现症状,有无症状与憩室大小、开口大小、发生部位及憩室与周围脏器的关系有关。憩室直径超过 1.5cm 的患者 80％以上有不同程度的胆胰疾病的临床表现。症状包括憩室本身的症状和并发症引起的症状。憩室本身的症状是由于食物在憩室腔内潴留,导致憩室膨胀、炎症或并发出血、穿孔等临床症状;并发症引起的症状是由于憩室压迫胆道及胰管,导致的胆道及胰腺疾病的症状。表现为上腹饱胀不适或疼痛,偶有恶心,饱食后加重;若憩室并发炎症、溃疡及结石,则症状较重而持续,疼痛可向背部放射;憩室内潴留食物残渣的腐败与感染可致腹泻;乳头旁憩室合并胆道结石,临床则会出现腹部绞痛、黄疸及发热等胆道结石的症状。临床观察发现,在乳头旁憩室同时有胆道症状的患者中,有不少患者的胆道和胰管正常,这种暂时性胆道症状和肝功能的改变可能是由于乳头旁憩室引发的奥迪括约肌功能障碍、轻度的胆管炎及食物进入憩室所致。十二指肠憩室阻塞性黄疸综合征是指患有十二指肠憩室并压迫胆总管,影响胆汁和胰液的排泄而发生阻塞性黄疸或胰腺炎病征。有学者将本征中有明显胆总管和胰管阻塞的病例称为乳头综合征。十二指肠憩室的好发部位是在十二指肠的内侧,一般无症状,因而易被忽视,一旦憩室压迫了胆总管的十二指肠开口处,可影响胆汁和胰液的排泄,发生胆汁和胰液淤滞,使管腔内压力升高,诱发胰腺的炎症或阻塞性黄疸,个别患者胆总管向憩室内开口或向憩室呈部分开口,易导致 Lemmel 综合征发生,尤其合并憩室炎,甚至癌变,更易发生本征,且易导致上行感染。本病容易误诊,对于临床反复发作的发热、腹痛、胆管炎、胆囊炎、胰腺炎,尤其 B 超或 CT 未发现胆系结石或肿瘤者,应考虑此诊断。

五、诊断

X 线钡餐检查特别是低张性十二指肠造影,可见圆形或椭圆形腔外光滑的充盈区,立位可见憩室内呈气体、液体及钡剂三层影。纤维十二指肠镜检查可对憩室的部位、大小、形态等做出较为准确的判断,通过胰胆管造影可明确与胰胆管的关系。螺旋 CT 对十二指肠憩室的发现率较低,有报道 65 例患者 80 个十二指肠憩室中螺旋 CT 共检出 15 个,检出率为 18.75％。胰头后方半圆形气体影是十二指肠憩室的典型表现。十二指肠肠腔内出现局限性偏心性或肠外出现局限性气体影,需考虑十二指肠憩室可能。对比剂进入囊袋状结构时诊断可明确。十二指肠憩室需与腹膜后腔局限性积气相鉴别,后者发生于十二指肠球部溃疡后壁穿孔或外伤性十二指肠腹膜后段破裂。位于胰腺实质内的十二指肠憩室,因憩室内常含气体、液体与食物碎屑,有时会误诊为胰腺假性囊肿或脓肿。在十二指肠憩室的诊断工作中,以下几点应引起注意,能为合理治疗提供帮助:①无法用溃疡病解释的消化道症状和黑便史;②胆囊切除术后症状仍存在,反复发作的胆管炎而无残留结石复发者;③反复发作的慢性胰腺炎;④无原因的胆道感染。

六、并发症

胆总管直接开口于憩室,可引起十二指肠乳头水肿和逆行性胆管炎,憩室压迫胆总管会造成胆汁淤积和胆石症,同时憩室亦可压迫胰管使之排空不畅和使奥迪括约肌功能失调,造成急、慢性胰腺炎。若合并憩室炎症,炎症反应波及周围组织,更易加重上述损害,长期炎性刺激还可引起慢性缩窄性乳头炎,加重胰、胆系的损害。降部憩室与原发性胆总管结石或胆道术后胆总管结石复发相关,但与胆囊结石无关,降部憩室患者单纯胆囊切除术后的胆道疾病仍有较高的发生率。

七、治疗

无症状者无须治疗。有憩室炎症状可行抗炎制酸、解痉等治疗。由于憩室壁薄、周围粘连致密,剥离时易撕裂,尤其是嵌入胰头部时,并发症发生率高且严重,病死率高达 $5\% \sim 10\%$,故指征应严格控制。手术适应证:内科治疗无效的憩室炎;有穿孔、出血或憩室内肠石形成;因憩室引发胆管炎、胰腺炎;憩室内有异物或憩室巨大造成十二指肠完全或不完全梗阻者;症状明显,憩室颈部狭小,引流不畅,钡剂进入 6 小时以上仍未排空者等。手术治疗的术式主要分为憩室切除和转流手术两大类。

憩室切除术,仅适用于十二指肠降部、球部外侧及横、升部容易显露及游离的憩室,对位于降部、球部内侧及伸入胰腺实质内或切除难度大的憩室,应谨慎行事。术前必须观正位和左、右、前斜位 X 线钡餐片或行内镜对憩室准确定位,以明确其部位及与乳头的关系。理论上憩室切除术在纠正憩室异常病理解剖的同时,保留了消化道正常的解剖生理功能,避免了转流手术后胃排空障碍、反流性胃炎、吻合口溃疡及残胃癌等远期并发症的发生。但在实践中常遇到困难,十二指肠降部憩室可能伸向胰腺的背侧、腹侧或深埋于胰腺实质内,术中寻找困难;反复的炎症还可能与周围发生粘连,切除亦十分困难,强行分离易导致胆道、胰管损伤,出现严重并发症。憩室内翻缝合术是憩室切除的一个补充应变措施,直径<1.0cm 或远离十二指肠乳头和胰腺实质,或切除憩室有损伤胆总管、胰管开口时,或当憩室完全位于胰实质内,勉强剥离时易致严重出血或胰瘘,可采用该术式。术式较为简单,但不能去除可能存在于憩室腔内的异位胃黏膜或胰腺组织,可能导致日后的出血或穿孔;同时大的憩室内翻缝合势必影响肠道通畅,存在引起十二指肠梗阻的风险。

转流术式目的是旷置十二指肠,使食物不经过十二指肠,可防止食物进入憩室内滞留,有利于憩室炎的治疗和防止逆行胆道感染。此种术式的适应证包括憩室切除困难、手术本身可能损伤胆道和胰管者,多发性憩室,胆、胰管直接开口于憩室者等。憩室旷置、胃部分切除、Billroth-Ⅱ式吻合术,适用于切除困难、多发性、胰腺组织内憩室和(或)并发胰腺炎、乳头直接开口于憩室内及憩室穿孔伴腹膜后严重感染者,也特别适用于无胆、胰、十二指肠手术经验者。胃空肠仅适用于发作频繁的胆管炎或合并复发性胰腺炎,胆、胰管直接开口于憩室者或憩室距乳头近难以切除或内翻包埋及十二指肠多发憩室者;十二指肠空肠 Roux-en-Y 吻合术仅适用于十二指肠憩室伴有胰腺、胆道并发症或手术本身可能损伤胆道或胰腺者。转流术治疗较大的憩室存在一个明显的不足,即对憩室本身未行处理,对胆管、胰管的压迫并未根本解除。

其他术式,如胆总管空肠 Roux-en-Y 吻合术仅适用于憩室并发胆总管结石并有奥迪括约肌狭窄、胆管扩张者。奥迪括约肌切开成形术,适用于反复发作的憩室炎导致奥迪括约肌出口狭窄或伴有胆总管出口狭窄,使胆汁、胰液排出受限或有结石不能排出者。胰十二指肠切除术,仅适用于憩室癌变或并发壶腹周围癌或憩室并发严重出血,而又无法切除时或在切除憩室中见其突入胰腺实质较深,造成胰腺损伤、出血又难控制者。

近年来,有报道通过十二指肠镜用医用胶填塞粘闭治疗十二指肠憩室的新方法,将医用胶填塞于憩室内,达到封闭憩室和黏合憩室的目的。该方法不需要全身麻醉及开腹手术,不改变十二指肠正常的生理结构,风险小,但远期疗效有待观察。

(尹彦斌)

第三节　胃肿瘤

一、胃肠道间质瘤

胃肠道间质瘤(GIST)是消化道最常见的间叶源性肿瘤,其中60%～70%发生在胃,20%～30%发生在小肠,曾被认为是平滑肌肉瘤。研究表明,这类肿瘤起源于胃肠道未定向分化的间质细胞,具有 c-kit 基因突变和 KIT 蛋白(CD117)表达的生物学特征。胃的 GIST 约占胃肿瘤的3%,可发生于各年龄段,高峰年龄为50岁和70岁,男女发病率相近。

(一)病理

本病呈膨胀性生长,可向黏膜下或浆膜下浸润形成球形或分叶状的肿块。肿瘤可单发或多发,直径多在1cm以上,质地坚韧,边界清楚,表面呈结节状。瘤体生长较大可造成瘤体内出血、坏死及囊性变,并常有上消化道出血、坏死及囊性变,并在黏膜表面形成溃疡导致消化道出血。

(二)诊断

1.症状和体征

瘤体小症状不明显,可有上腹部不适或类似溃疡病的消化道症状;瘤体较大可扪及腹部肿块,常有上消化道出血的表现。

2.影像学检查

钡剂造影胃局部黏膜隆起,呈向腔内的类圆形充盈缺损,胃镜下可见黏膜下肿块,顶端可有中心溃疡。黏膜活检检出率低,超声内镜可以发现直径<2cm的胃壁肿瘤。CT、MRI扫描有助于发现胃腔外生长的结节状肿块以及有无肿瘤转移。组织标本的免疫组化显示 CD117和 CD34 过度表达,有助于病理学最终确诊。GIST 应视为具有恶性潜能的肿瘤,肿瘤危险程度与有无转移、是否浸润周围组织显著有关。肿瘤长径>5cm 和核分裂数>5个/50高倍视野是判断良恶性的重要指标。

(三)治疗

首选手术治疗,手术争取彻底切除,瘤体与周围组织粘连或已穿透周围脏器时应将粘连的邻近组织切除,不必广泛清扫淋巴结。姑息性切除或切缘阳性可给予甲磺酸伊马替尼以控制术后复发,改善预后。伊马替尼能针对性地抑制 c-kit 活性,治疗进展期转移的 GIST 总有效率在50%左右,也可用于术前辅助治疗。完全切除的存活期明显高于不完全切除的病例。

二、胃淋巴瘤

胃是结外型淋巴瘤的好发器官,原发恶性淋巴瘤占胃恶性肿瘤的3%～5%,仅次于胃癌而居第 2 位。发病年龄以 45～60 岁居多。男性发病率较高。近年发现幽门螺杆菌感染与胃的黏膜相关淋巴样组织（MALT）淋巴瘤发病密切相关,低度恶性胃黏膜相关淋巴瘤 90％以上合并幽门螺杆菌感染。

(一)病理

95％以上的胃原发性恶性淋巴瘤为非霍奇金淋巴瘤,组织学类型以 B 细胞为主;大体所见黏膜肥厚、隆起或形成溃疡、胃壁节段性浸润,严重者可发生溃疡、出血、穿孔。病变可以发生在胃的各部分,但以胃体后壁和小弯侧多发。恶性淋巴瘤以淋巴转移为主。

(二)诊断

1.症状和体征

早期症状类似一般胃病,患者可有胃纳下降、腹痛、消化道出血、体重下降、贫血等表现。部分患者上腹部可触及包块,少数患者可有不规则发热。

2.影像学检查

X 线钡剂检查可见胃窦后壁或小弯侧面积较大的浅表溃疡、胃黏膜有形似卵石样的多个不规则充盈缺损以及胃黏膜皱襞肥厚,肿块虽大仍可见蠕动通过病变处是其特征。胃镜检查可见黏膜隆起、溃疡、粗大肥厚的皱襞、黏膜下多发结节或肿块等;内镜超声除可发现胃壁增厚外,还可判断淋巴瘤浸润胃壁深度与淋巴结转移情况,结合胃镜下多部位较深取材活组织检查可显著提高诊断率。CT 检查可见胃壁增厚,并了解肝、脾有无侵犯、纵隔与腹腔淋巴结情况,有助于排除继发性胃淋巴瘤。

(三)治疗

早期低度恶性胃黏膜相关淋巴瘤可采用抗幽门螺杆菌治疗,清除幽门螺杆菌后,肿瘤一般在 4～6 个月消退。抗生素治疗无效或侵及肌层以下的病例可以选择放、化疗。手术治疗胃淋巴瘤有助于准确判断临床病理分期,病变局限的早期患者可获得根治机会。姑息性切除也可减瘤,结合术后化疗而提高疗效,改善预后。常用化疗方案为 CHOP 方案,胃淋巴瘤对化疗反应较好,近年有单独采用系统化疗治疗胃淋巴瘤获得较好的疗效的报告。

三、胃良性肿瘤

胃良性肿瘤约占全部胃肿瘤的 2％。按其组织来源可分为上皮细胞瘤和间叶组织瘤。前者常见的有胃腺瘤和腺瘤性息肉,约占良性肿瘤的 40％。外观呈息肉状,单发或多发,有一定的恶变率;胃的间叶源组织肿瘤 70％为胃肠道间质瘤,其他有脂肪瘤、平滑肌瘤、纤维瘤、血管瘤、神经纤维瘤等。

胃良性肿瘤一般体积小,发展较慢,胃窦和胃体为多发部位。

(一)诊断

1.症状和体征

①上腹不适、饱胀感或腹痛;②上消化道出血;③腹部包块,较大的良性肿瘤上腹部可扪及肿块;④位于贲门或幽门的肿瘤可引起不全梗阻等。

2.辅助检查

X 线钡剂检查、纤维胃镜、超声及 CT 检查等有助于诊断。纤维胃镜检查大大提高了胃良性肿瘤的发现率,对于黏膜起源瘤活检有助确诊;黏膜下的间叶组织瘤超声胃镜更具诊断价值。

(二)治疗

手术切除是胃良性肿瘤的主要治疗方法,由于临床上难以除外恶性肿瘤,且部分良性胃肿瘤还有恶变倾向以及可能出现严重并发症,故主张确诊后积极地手术治疗,根据肿瘤的大小、部位以及有无恶变的倾向选择手术方式,小的腺瘤或腺瘤样息肉可行内镜下套切术,较大的肿瘤可行胃部分切除术、胃大部切除术等。

四、胃癌

根据世界卫生组织的报道,胃癌的发病率居于恶性肿瘤全球发病率的第 5 位,病死率更是高居第 3 位,仅次于肺癌与肝癌。全球胃癌每年新发病例约 100 万,而中国则占据其中的40％以上。纵观世界的胃癌分布,相较于北美、大洋洲、北欧及非洲等低发地区,东亚、拉丁美洲、部分中欧及东欧地区的胃癌相对高发。第二次世界大战之后,全球胃癌的发病率逐渐下降。在北美洲,胃癌是最少见的癌症之一,2020 年,美国胃癌的新发病例估计为 24 590 例,因胃癌死亡的人数约 10 720 例。而在东亚,中、日、韩 3 国的胃癌发病患者数占世界的 58％。

国内胃癌分期普遍偏晚,疗效不满意。近十余年来,经济水平提高和肿瘤普查工作的推广,使早期胃癌比例增加;通过综合治疗进展期胃癌的疗效得以提高。目前我国胃癌的疗效已经明显改善,5 年生存率达 40％～50％。早期诊断、外科手术进步和综合治疗是提高疗效的重要因素。

(一)流行病学

据流行病学统计,东方国家和欧美国家相比,胃癌发病率明显偏高。胃癌经常到晚期才得以诊断,主要是因为世界上大多数国家并没有开展胃癌筛查。中国和日本、韩国等国家相比,胃癌发病率接近,但是,在我国尚未就胃癌开展成规模的有效筛查及预防措施,内镜检查难以做到常态化、普及化,因此,中国的早期胃癌诊断率低于日、韩两国,超过 80％的中国胃癌患者一经诊断已处于进展期。文献报道,早期胃癌通过合理的治疗,5 年生存率达 90％以上,而进展期胃癌的 5 年生存率为 10％～49％,得益于早期筛查的广泛应用及 D_2 手术的规范性,日本早期胃癌比例达 65％,其胃癌总体 5 年生存率达 60％以上,而同为局部进展期胃癌,我国患者的分期也往往更晚,因此中国胃癌患者的病死率明显偏高。

有关胃癌发生的部位亦存在一定的流行病学聚集趋势。在发达国家,贲门癌的发病率紧随食管癌之后。近年来,美国上消化道肿瘤的发病部位发生显著变化,欧洲部分地区也观察到上消化道肿瘤组织学和发病部位的改变。西方国家胃癌的发病部位逐渐向近端偏移,最常见于近端胃小弯一侧,如贲门和食管胃结合部。在未来的数十年,南美洲和亚洲可能也会出现这种变化趋势,而在我国,大多数胃癌集中于胃中下部。非贲门部位的胃癌也显示出明显的地理差异:日本、韩国、中国、哥斯达黎加、秘鲁、巴西和智利等国家此类癌的发病率很高;与西方国家近端胃癌发病率升高不同,非近端胃癌仍然是中国,以及世界其他地区胃癌的主要形式。这种变化的原因目前仍不明确,可能有多种因素参与其中。

（二）危险因素

胃癌是慢性疾病，发病过程长且复杂。目前没有任何单一因素被证明是人类胃癌的直接病因。胃癌发生与多种因素有关。一般习惯将那些使胃癌发病率增高相关的因子称为危险因素。

1.饮食因素

（1）亚硝基化合物：亚硝基化合物是一大类化学致癌物，天然存在的亚硝基化合物是极微量的。在食品加工过程中产生的亚硝基化合物也并非人类暴露于亚硝基化合物的主要来源。人类可以在体内内源性合成亚硝基化合物，而胃则是主要合成场所。经食物摄入胃内的前体物能够进一步内源性合成亚硝基化合物。流行病学研究表明，人群硝酸根和亚硝酸根的暴露水平与胃癌流行呈正相关。胃是亚硝基化合物的致癌器官之一。

（2）多环芳烃化合物：多环芳烃类化合物被认为是重要致癌物，可污染食品或在加工过程中形成。熏、烤、炸等加工过程，可使蛋白变性，产生大量致癌性多环芳烃化合物，其主要代表是 3,4-苯并芘。有学者举例认为，冰岛居民食用新鲜食品增加，熏制食品减少，使胃癌发病率下降。

（3）高盐饮食：已有比较充足的证据表明，胃癌与高盐饮食及盐渍食品摄入量多有关。摄入高浓度食盐可使胃黏膜屏障损伤，造成黏膜细胞水肿，腺体丢失。在给予致癌性亚硝基化合物同时给予高盐可增加胃癌诱发率，诱发时间也较短，有促进胃癌发生的作用。食盐本身无致癌作用，由食盐造成胃黏膜损伤使其易感性增加或协同致癌可能为增加胃癌危险性的原因。

（4）吸烟、饮酒：有研究表明，吸烟、饮酒增加胃癌的发病风险。世界各地的流行病学研究一致表明，新鲜蔬菜、水果具有预防胃癌的保护性作用并显示剂量效应关系。经常食用新鲜蔬菜的人患胃癌的相对风险降低 30%～70%。含有巯基类的新鲜蔬菜，如大蒜、大葱、韭菜、洋葱和蒜苗等也具有降低胃癌风险的作用。

2.幽门螺杆菌

幽门螺杆菌（Hp）感染是胃癌发病极为重要的因素。据统计，Hp 感染者罹患胃癌的风险是无感染者的 6 倍以上。在我国，胃癌高发地区成年人 Hp 感染率超过 60%。有学者认为 Hp 是人类胃癌的 I 类致病原。Hp 感染引起胃癌的可能机制包括 Hp 诱发同种生物毒性炎症反应促进胃黏膜上皮细胞过度增殖和增加自由基形成致癌，Hp 的代谢产物直接诱导胃黏膜细胞凋亡，Hp 的 DNA 转换到胃黏膜细胞中致癌等。综上所述，Hp 感染的防治在胃癌预防、治疗中起到极为重要的作用，应受到临床的高度重视。

3.胃慢性疾病

胃癌，特别是肠型胃癌的发病模式为多因素作用下的多阶段过程。一些胃慢性疾病，如慢性萎缩性胃炎、胃黏膜肠上皮化生和异型性增生与胃癌发病相关。

（1）慢性萎缩性胃炎：以胃黏膜腺体萎缩、减少为主要特征，常伴有不同程度的胃黏膜肠上皮化生。慢性萎缩性胃炎患者胃癌发病风险增加，对此类患者应该密切随访。

（2）胃溃疡：根据长期随访研究及动物实验研究结果，目前多数学者认为慢性胃溃疡会发生癌变，其发生率为 0.5%～5.0%。

（3）残胃：残胃作为一种癌前状态，它与胃癌的关系也一直受到重视。一般主张，因良性病变行胃大部切除术后 10 年以上在残胃发生的癌。

4.遗传因素

根据最新版本的 NCCN 胃癌指南显示,5%～10%的胃癌有家族聚集倾向,有 3%～5%的胃癌来自遗传性胃癌易感综合征,包括家族性腺瘤息肉病、幼年性息肉综合征、遗传性弥漫型胃癌、Peutz-Jeghers 综合征、林奇综合征等。其中,遗传性弥漫型胃癌是一种具有高外显率的常染色体显性遗传疾病,很难通过组织学和内镜检查在早期诊断该病。根据国际胃癌协会建议,以下家族成员推荐进行 CDH1 分子检测,确认后可进行预防性全胃切除:家族中 2 名成员患胃癌,其中一人确诊为弥漫型胃癌且诊断时年龄＜50 岁或有 3 名一级/二级亲属患病,发病时任何年龄或诊断时年龄＜40 岁且具有家族史或具有遗传性弥漫型胃癌和乳腺小叶癌的个人或家族史,其中之一诊断时年龄＜50 岁。该类型患者在整个生命过程中,至 80 岁发生胃癌的概率男性预计为 67%,女性为 83%,胃癌平均发病年龄为 37 岁,女性具有 CDH1 突变者,其患乳腺小叶癌风险明显增高。

林奇综合征的患者有 1%～13%的概率发生胃癌,且亚洲人群风险高于西方人群。胃癌是这类人群结肠外第二常见伴发肿瘤部位,仅次于子宫内膜癌。林奇综合征的个体同样伴有高发其他肿瘤的风险。幼年型息肉病综合征患者波及上消化道时,整个生命过程中有约 21%的概率发生胃癌,他们通常是 SMAD4 基因突变携带者。Peutz-Jeghers 综合征患者有约 29%的概率发生胃癌。家族性腺瘤样息肉病患者,加上轻表型家族性腺瘤样息肉病患者,整个生命过程中有 1%～2%的概率发生胃癌。

(三)病理

1.组织学类型

在组织病理学上,胃癌主要是腺癌(90%以上),其中又可以细分为乳头状腺癌、管状腺癌、低分化腺癌、黏液腺癌、印戒细胞癌。少见类型包括腺鳞癌、类癌、小细胞癌、未分化癌等。

2.大体分型

(1)早期胃癌:癌组织浸润深度仅限于黏膜层或黏膜下层,而无论有无淋巴结转移,也无论癌灶面积大小。癌灶直径在 10mm 以下称为小胃癌,5mm 以下为微小胃癌;癌灶更小仅在胃镜黏膜活检时诊断为癌,但切除后的胃标本经全面取材而未见癌组织,称为"一点癌"。根据内镜分型与所见可以将早期胃癌分为以下 3 型。

1)Ⅰ型:隆起型,明显突入腔内呈息肉状,高出黏膜相当黏膜厚度 2 倍以上,一般超过 5mm。表面凸凹不平呈颗粒或结节状,有灰白色物覆盖,色泽鲜红或苍白,有出血斑及糜烂。肿物多＞1cm,基底为广基或亚蒂。

2)Ⅱ型:浅表型,又分为 3 个亚型。Ⅱa 型:浅表隆起型,隆起高度小于 2 倍黏膜厚度,呈平台状隆起。形态呈圆形、椭圆形、葫芦形、马蹄形或菊花样不等。表面不规则,凹凸不平,伴有出血、糜烂、附有白苔、色泽红或苍白。周边黏膜可有出血。Ⅱb 型:浅表平坦型,病灶不隆起亦不凹陷,仅见黏膜发红或苍白,失去光泽,粗糙不平,边界不明显。有时与局灶性萎缩或溃疡瘢痕鉴别困难,应活检予以鉴别。Ⅱc 型:浅表凹陷型,最常见的早期胃癌类型,黏膜凹陷糜烂,底部有细小颗粒,附白苔或发红,可有岛状黏膜残存,边缘不规则,如虫咬或齿状,常伴有出血,周围黏膜皱襞失去正常光泽,异常发红,皱襞向中心集聚,呈现突然中断或变细或变钝如杵状或融合成阶梯状凹陷。

3）Ⅲ型：凹陷型，癌灶有明显凹陷或溃疡，底部为坏死组织，形成白苔或污秽苔，易出血，边缘不规则呈锯齿或虫咬样，周围黏膜隆起，不规则结节，边缘黏膜改变如Ⅱc型。

4）混合型：有以上 2 种形态共存于 1 个癌灶中者称混合型，其中以深浅凹陷型多见，其次是隆起伴浅凹陷者，其中以主要改变列在前面，如Ⅲ＋Ⅱc 型、Ⅱc＋Ⅲ 型、Ⅱa＋Ⅱc 等。

以上各型中，以Ⅱa、Ⅲ 及Ⅱc＋Ⅲ 型最多，占早期胃癌 2/3 以上，年龄越轻，凹陷型越多，年龄增长则隆起型增多。隆起型面积多比凹陷型大，微小癌灶多为Ⅱc 型。

（2）进展期胃癌：分型主要基于 Borrmann 分类，此分类与预后及组织学类型的联系较为密切，应用比较广泛。进展期胃癌分为以下 4 个类型。

1）Ⅰ型：息肉样型，肿瘤主要向胃腔内生长，隆起明显，呈息肉状，基底较宽，边界较清楚，溃疡少见，但可有小的糜烂。在进展期胃癌中，这是最为少见的类型，占 3％～5％。

2）Ⅱ型：局限溃疡型，肿瘤有较大溃疡形成，边缘隆起明显，边界较清楚，向周围浸润不明显。该型占 30％～40％。

3）Ⅲ型：浸润溃疡型，肿瘤有较大溃疡形成，其边缘部分隆起，部分被浸润破坏，边界不清，向周围浸润较明显，癌组织在黏膜下的浸润范围超过肉眼所见肿瘤边界。这是最为多见的一个类型，约占 50％。

4）Ⅳ型：弥漫浸润型，呈弥漫性浸润生长，触摸时难以确定肿瘤边界。癌细胞的弥漫浸润及纤维组织增生，可导致胃壁增厚、僵硬，即"革袋胃"，若肿瘤局限于胃窦部，则形成极度的环形狭窄。该型约占 10％。

多发性胃癌系指同一胃内有 2 个以上癌灶，它们之间在肉眼和组织学上均无联系，间隔以正常黏膜。多发性胃癌在胃癌中约占 3％，发生于隆起型者比溃疡型多见。

3.Lauren 分型

根据组织结构、生物学行为及流行病学等方面的特征，Lauren 将胃癌分为肠型及弥漫型。该分型目前在世界上广泛应用。

（1）肠型胃癌：此型相对常见，分化程度高，有腺管形成，与癌前病变、胃黏膜萎缩和肠上皮化生有关。肠型胃癌在远端胃癌中占多数，发病率稳定或下降。一部分此型胃癌与 Hp 感染有关。在这种癌变模式中，环境因素的影响造成腺体萎缩继而胃酸缺乏，胃内 pH 升高。进而细菌过度增长（如 Hp），亚硝酸盐和亚硝基等细菌产物的增多将加剧胃黏膜萎缩和肠上皮化生，增加癌变风险。

（2）弥漫型胃癌：此型相对少见，年轻患者中多一些，组织学表现为未分化的印戒细胞，易发生黏膜下播散。通常无明显的癌前病变，也可能与 Hp 感染有关。A 型血人具有易感性。发生在近端的弥漫型胃癌发病率在世界范围内有所升高；相同分期情况下，预后较远端胃癌差。

4.食管胃连接部癌

食管胃连接部癌的生物学特性、淋巴引流及治疗方式均与胃中下部癌有所不同，因此在组织病理学上应当进行较为细致的区分。根据国际胃癌协会及美国癌症联合委员会第 7 版 TNM 分期，将食管胃连接部癌划分为 3 个类型。Siewert Ⅰ型：肿瘤中心点位于食管胃连接部

（EGJ）解剖学界限以上 1～5cm 的低位食管腺癌（通常伴有巴雷特食管）。Siewert Ⅱ型：食管胃连接部贲门癌，肿瘤中心点位于 EGJ 以上 1cm 至 EGJ 以下 2cm。Siewert Ⅲ型：贲门下癌，肿瘤中心点位于 EGJ 以下 2～5cm，包括从下部向上侵袭浸润至 EGJ 或低位食管的肿瘤。根据 2016 年 NCCN 胃癌指南，Siewert Ⅰ型及Ⅱ型的外科治疗方式应当参照食管癌及食管胃连接部癌指南，而 Siewert Ⅲ型病灶归于胃癌，应当按照胃癌来进行治疗。

5.胃癌的扩散与转移

（1）直接浸润：胃癌组织可沿胃壁浸润生长。侵及黏膜下层后，可沿组织间隙与淋巴网蔓延，扩展距离可达癌灶外 5cm。向近端可以侵及食管下端，远端可以浸润十二指肠。胃癌突破浆膜后，易扩散至网膜、横结肠及其系膜、脾、胰腺等邻近脏器。

（2）血行转移：癌细胞浸润血液循环可向身体其他部位播散，形成转移灶。常见转移器官有肝、肺、骨骼等处。

（3）腹膜种植转移：胃癌组织浸润至浆膜外，癌细胞脱落并种植于腹膜和腹腔脏器浆膜，形成种植转移结节。腹膜广泛转移时，可出现大量癌性腹水。直肠前凹的种植较大，种植转移灶可以经肛门触及。女性患者的卵巢转移性肿瘤称为库肯伯格瘤。

（4）淋巴转移：是胃癌转移的主要途径。胃癌淋巴结转移通常循序进行，但也可发生跳跃转移，即第 1 站淋巴结无转移而第 2 站有转移。肿瘤部位不同，需根治性清除的淋巴结分组不同。对胃癌转移相关淋巴结准确的解剖定位意义重大，国内基本沿用日本胃癌研究会《胃癌处理规约》中的淋巴结编号和分站。

（四）临床分期

1.分期原则

此分期仅适用于癌，需经组织病理学确诊。当肿瘤侵犯食管胃交界部，并且其中心位于贲门近端 2cm 内（Siewert Ⅰ/Ⅱ型），应该按照食管癌进行分期。肿瘤中心位于食管胃交界部 2cm 以外的肿瘤参照胃癌的 TNM 分期（即使涉及食管胃连接部）。

与第 7 版相比，本版的分期是基于国际胃癌协会分期项目的推荐进行的。

以下是 T、N、M 分期的评估流程。

T 分期：体格检查、影像学检查、内镜检查和（或）手术探查。

N 分期：体格检查、影像学检查和（或）手术探查。

M 分期：体格检查、影像学检查和（或）手术探查。

2.TNM 临床分期（表 2-1）

表 2-1　胃癌 TNM 分期

分期	描述
T	原发肿瘤
Tx	原发肿瘤无法评估
T_0	无原发肿瘤证据
Tis	原位癌未侵及固有层的上皮内肿瘤、重度不典型增生
T_1	肿瘤侵及固有层、黏膜肌层或黏膜下层

续表

分期	描述
T_{1a}	肿瘤侵及固有层或黏膜肌层
T_{1b}	肿瘤侵及黏膜下层
T_2	肿瘤侵及肌层
T_3	肿瘤侵及浆膜下层
T_4	肿瘤穿透浆膜层(脏腹膜)或者侵犯邻近结构[a,b,c]
T_{4a}	肿瘤穿透浆膜层
T_{4b}	瘤侵犯邻近结构[a,b]
N	淋巴结
Nx	淋巴结转移无法确定
N_0	无淋巴结转移
N_1	1～2个淋巴结转移
N_2	3～6个淋巴结转移
N_3	7个或7个以上淋巴结转移
N_{3a}	7～15个淋巴结转移
N_{3b}	16个或16个以上淋巴结转移
M	远处转移[d]
M_0	无远处转移
M_1	有远处转移

注 a:胃的邻近结构包括脾、横结肠、肝脏、膈肌、胰腺、腹壁、肾上腺、肾脏、小肠及腹膜后间隙。b:透壁性浸润至十二指肠、食管(包括胃)的分期取决于其最大浸润深度。c:侵及胃结肠韧带或肝胃韧带或大网膜或小网膜的肿瘤,若尚未穿透脏腹膜,归为 T_3。d:远处转移包括腹膜种植、腹腔细胞学检查阳性以及非连续性浸润的大网膜肿瘤。

3.pTNM 病理学分期

pT 和 pN 分期与 T 分期和 N 分期相对应。

pN_0:区域淋巴结清扫术标本的组织学检查通常应该包括 16 个或更多的淋巴结。假如淋巴结检查为阴性,但是检查的淋巴结数目没有达到要求,仍归类为 pN_0。

(五)临床表现

1.症状

胃癌早期常无特异症状,甚至毫无症状。随着肿瘤的发展,影响胃功能时才出现较明显的症状,但此种症状亦非胃癌所特有,常与胃炎、溃疡病等胃慢性疾患相似,因此早期胃癌诊断率低。主要症状为上腹痛或不适。疼痛和体重减轻是进展期胃癌最常见的症状。随着病情进展,出现食欲下降、乏力、消瘦,部分患者可有恶心、呕吐。根据肿瘤的部位不同,也有其特殊表现。胃底贲门癌可有胸骨后疼痛和进行性吞咽困难;幽门附近的胃癌则有幽门梗阻表现;肿瘤破溃可有呕血、黑便等消化道出血症状。

2.体征

早期胃癌患者常无明显体征,查体难以发现。当疾病发展至进展期时,可出现腹部压痛、上腹部包块、锁骨上肿大淋巴结及腹水等。上腹部深压痛常是查体唯一可以发现的重要体征,当存在明显压痛、反跳痛及肌紧张等腹膜炎体征时提示疾病进展较晚,存在溃疡穿孔。进展期胃癌有时可以在查体时扪及上腹部包块,当存在盆腔转移时或可在直肠指诊时触及直肠前凹包块或结节,女性患者下腹部扪及活动性良好肿块时应考虑库肯伯格瘤可能。当疾病进展较晚时,可能于锁骨上触及肿大的转移淋巴结,若移动性浊音阳性或腹腔穿刺发现血性腹水,常提示存在腹膜转移可能。若患者存在幽门梗阻,可及胃型、震水音及液波震颤等。

胃癌病例可出现副癌综合征。①皮肤症状:黑棘皮症、皮肌炎、环状红斑、类天疱疮、脂溢性角化病。②中枢神经系统症状:痴呆、小脑共济失调。③其他症状:血栓性静脉炎、微血管病性溶血性贫血、膜性肾病等。

(六)辅助检查

1.内镜检查

(1)内镜:在胃癌的诊断中是必不可少的。内镜检查可以获得组织进行病理学诊断。内镜检查可以对肿瘤的部位进行定位,对确定手术方式提供重要参考。活检是确诊胃癌的必要手段,依靠活检明确病理类型,早期胃癌胃镜结合活检确诊率可达 95%。进展期胃癌可达 90%。对发生于胃任何部位的肿瘤,如贲门、胃底、胃体、胃窦、幽门和累及食管胃连接部等使用标准内镜活检钳进行多点取材(至少 6 个点),为组织学诊断提供足够的材料,尤其在溃疡病灶部位。内镜下黏膜切除术(EMR)或内镜黏膜下剥离术(ESD)可直接评估小病灶,并进行切取活检。EMR 或 ESD 可安全地切除≤2cm 的局灶结节,提供足够的组织标本,更好地评估组织分化程度、脉管浸润情况及浸润深度等,准确地确定 T 分期。这种切取活检也是一种潜在治疗的方法。

(2)染色法内镜:常规内镜结合活检诊断胃癌有困难不能确诊时可采用黏膜染色法,可提高胃癌的确诊率,有报道显示可达 98%,还可用于估计胃癌浸润深度与范围。对比染色,喷入的染料积集于黏膜襞间,显示出胃小凹的高低不平改变;吸收染色,染料被黏膜吸收而着色者用于良恶性病变的鉴别;还有以染料为指示剂的功能染色,以了解胃酸分泌功能,胃癌鉴别诊断多采用吸收染色。

2.内镜超声

在内镜前端装有超声波探头。内镜超声是判断胃癌浸润深度的重要方法,在胃癌分期和新辅助治疗效果评判方面有重要意义。有条件的单位建议作为常规检查项目。超声内镜不仅可以显示胃壁各层的结构,还可了解胃与邻近脏器的病变,判断胃癌浸润深度、侵犯周围脏器如胰腺、肝情况,估计淋巴结转移范围,对临床判断分型估计手术切除都有重要帮助。此外,对胃黏膜下隆起占位肿物的定位与定性也有作用。治疗前的内镜超声(EUS)检查对于胃癌的临床分期十分重要。EVS 图像可为肿瘤浸润深度(T 分期)的诊断提供证据,可判断是否存在异常或肿大淋巴结(N 评估),有时还可发现远处转移或播散征象,如周围器官转移病灶(M 分期)或存在腹水等。这对于拟行 EMR 或 ESD 者尤为重要。

3.CT 检查

胃癌 CT 检查的重要作用在于进行肿瘤分期判断,包括淋巴结状态、腹腔种植和肝等腹腔脏器。这也是新辅助治疗疗效的重要手段。

胃癌进行 CT 检查,应该常规进行增强扫描,同时口服对比剂扩张胃腔,有利于消除管壁增厚的假象,更好地显示病变的范围和观察管腔形态及管壁伸展性的变化,同时有助于判断胃肠道走行和显示与周围脏器关系。

正常胃壁厚度在 5mm 以下,胃窦部较胃体部稍厚。增强扫描,胃壁常表现为 3 层结构,内层与外层表现为明显的高密度,中间为低密度带。内层大致相当于黏膜层,中间层相当于黏膜下层,外层为肌层和浆膜。胃癌在 CT 扫描可以表现为:①胃壁增厚,主要是癌肿沿胃壁深层浸润所致;②腔内肿块,癌肿向胃腔内生长,形成突向胃腔内的肿块,肿块表面不光滑,可呈分叶、结节或菜花状,表面可伴有溃疡;③溃疡,胃癌形成腔内溃疡,周边表现为环绕癌性溃疡周围的堤状隆起;④胃腔狭窄,狭窄胃腔边缘较为僵硬且不规则,多呈非对称性向心狭窄,伴环周非对称性胃壁增厚等。

4.X 线检查

X 线检查是胃癌的基本诊断方法之一。随着胃镜和 CT 技术的普及,此方法的重要性有所降低。但是对于胃癌病变范围的判断,特别是近端胃癌,观察食管下端受侵的范围,确定手术方式有重要作用。最基本的是充盈法,钡剂充盈的程度以立位充盈时钡剂能使胃体中部适度伸展为宜,通常所需钡量为 200～300mL。充盈像主要用于观察胃腔在钡剂充盈下的自然伸展状态、胃的大体形态与位置的变化、胃壁的柔软度等,对于显示靠近胃边缘部位如大、小弯侧的病变有很重要的价值。目前最为常用的双对比法,把作为阳性造影剂的钡剂和作为阴性造影剂的气体共同引入胃内,利用黏膜表面附着的薄层钡剂与气体所产生的良好对比,可以清晰地显示胃内微细的隆起或凹陷。气体可作为胃腔的扩张剂,用于观察胃壁的伸展性。在钡剂附着良好的条件下,调整胃内充气量对于显示病变的细微结构和胃壁伸展度的变化有重要意义。

胃癌的基本 X 线表现包括充盈缺损、龛影、环堤等,可伴有胃壁的变形,如胃腔狭窄、胃角变形、边缘异常和小弯缩短。黏膜形态异常可表现为黏膜皱襞的粗大、僵硬、中断、破坏消失及不规则的沟槽影。

5.磁共振成像

胃癌的磁共振成像(MRI)表现除胃壁增厚外,可发现病变部位的信号强度异常,在 T_1 加权像(T_1WI)呈等或稍低信号,T_2 加权像(T_2WI)呈高或稍高信号;可见向腔内或腔外生长的软组织肿块,肿块的信号强度与上述增厚的胃壁相同,如出现溃疡则呈不规则低信号或呈裂隙状凹陷,胃腔对比剂充填"龛影"及胃壁的破坏,表现正常胃壁组织信号中断破坏。

近年来,通过弥散加权成像(DWI)等许多新的技术手段能够更好地观察胃壁黏膜的细微变化。DWI 是从分子水平探测显示水分子随意运动及水分子运动受限状态的 MRI 序列,是一种能够在活体探测水分子扩散运动的影像学技术,能较早地提供组织空间组成信息和病理生理状态下各组织成分之间水分子交换的功能状态,从而反应黏膜早期的细微改变。

6.肿瘤标志物

胃癌缺乏特异的肿瘤标志物,癌胚抗原(CEA)在 $40\%\sim50\%$ 的病例中升高,甲胎蛋白(AFP)和 CA19-9 在 30% 的胃癌患者中增高。这些肿瘤标志物的主要意义在于随访而不是诊断或普查。

7.放射性核素

PET/CT 检查能够获得全身代谢图像,可以扫描其他检查手段无法涉及或准确检查的部位,尤其是针对晚期胃癌患者,能够通过无创的方式判断是否存在全身骨骼、内外分泌腺体、软组织等部位癌转移,对临床治疗决策有重要的参考价值。其缺点是费用高昂,并且存在一定的假阳性结果,需要结合其他临床检查综合考虑。

8.基因检测

对于不能手术的局部进展、复发或转移的胃及食管胃连接部腺癌,考虑使用曲妥珠单抗治疗的患者应进行 HER2-neu 过表达评估,可以使用免疫组织化学(IHC)和荧光原位杂交(FISH)或其他原位杂交方法检测 HER2-neu 表达。根据最新版本 NCCN 胃癌指南,对于IHC 检测 HER2-neu 结果(2＋)表达的病例应当再使用 FISH 或其他原位杂交方法检测。IHC 结果为(3＋)或 FISH 检测 HER2-neu 表达(HER2∶CEP17 比例≥2)的病例考虑为阳性,可以使用曲妥珠单抗进行治疗。

9.诊断性腹腔镜

转移早期无特异变化,即便是通过 PET/CT 也难以明确诊断。但一旦发生腹膜转移,将完全改变胃癌的临床分期及治疗计划。腹腔镜探查可发现常规影像学技术难以发现的微小腹膜和大网膜转移灶,腹腔镜下超声可检测到肝的微转移灶及肿瘤浸润胰腺的程度,避免无益的开腹探查和姑息手术。但在淋巴结转移与否及融合淋巴结能否切除等的判断上,腹腔镜较之影像学手段无明显优势。现有循证医学依据不支持对所有初诊患者均进行腹腔镜下探查分期,因此目前 NCCN 指南中推荐意见为,当考虑化疗、放疗或手术时,行腹腔镜检查评价腹膜播散情况;如考虑姑息性切除术,则无须进行腹腔镜检查。

(七)治疗

1.早期胃癌

早期胃癌是指局限于胃黏膜内与黏膜下的胃癌,而不考虑是否存在淋巴结转移,根据浸润的深度可分为胃黏膜内癌与黏膜下癌。

由于早期胃癌治疗效果好、生存期长,患者生活质量的提高近年来越来越受到重视。随着对早期胃癌淋巴结转移规律及生物学行为的认识。早期胃癌的治疗观念发生很大的变化,提出胃癌缩小手术包括缩小胃切除和淋巴结清扫范围,在根治基础上,保存良好的生活质量。缩小手术技术包括 EMR 和 ESD、胃局部切除术、缩小淋巴结清扫范围。缩小手术要求术前对癌肿浸润深度、大体类型、分化程度、大小有准确的判断,对切除标本进行详尽病理学检查,加强术后随诊。

在采用内镜下切除或局部胃切除(楔形切除)时,选择合适的患者尤为重要。早期胃癌发生淋巴结转移的可能性与肿瘤因素相关,并随肿瘤体积增大、侵犯黏膜下层、肿瘤分化不良淋巴管及血管浸润而增加。EMR 和 ESD 已用于治疗早期胃癌包括原位癌(Tis)或局限于黏

膜层的 T_{1a} 没有溃疡、淋巴结转移和脉管浸润的、≤2cm 且侧切缘及底切缘干净的高分化或中分化腺癌。

日本胃癌指南推荐 EMR 用于直径 2cm 且无溃疡形成的早期胃癌。如果早期胃癌经 EMR 或 ESD 治疗后,病理证实为低分化、有脉管浸润、侵犯胃壁黏膜下深层、淋巴结转移或切缘阳性,则认为切除不完全,应该考虑继续行胃切除及周围淋巴结清扫术。

2.进展期胃癌

近年来的研究显示,新辅助化疗+手术的治疗模式可能优于手术+辅助化疗。

在胃癌的综合治疗方案中,手术一直占据着主导地位,关于扩大手术范围能否给患者带来更好的预后一直存在争议。对于病期较晚(如淋巴结转移已超出第 3 站)患者,肿瘤不再是一个局部问题,仅仅通过局部治疗,即使扩大淋巴结清扫、多脏器联合切除等已证明无法给患者带来益处。单纯外科手术无法达到生物学意义上的根治,即便扩大切除和淋巴结清扫范围仍然如此。经过东、西方学者的反复论证,目前统一的认识是将 D_2(淋巴结清除至第 2 站)手术作为标准术式。

(1)根治性手术:整块切除胃原发病灶并按临床分期标准清扫周围淋巴结,重建消化道。胃壁切缘要求距离肿瘤边缘 5cm 以上;食管或十二指肠侧切缘应距离肿瘤边缘 3～4cm。清除大、小网膜,按照规范清除胃周围淋巴结。切除标本至少检出 15 枚淋巴结。T_4 肿瘤要求整块切除肿瘤侵犯的结构。D_2 根治术即胃周围淋巴结清除第 2 站的根治手术,是胃癌的标准手术方式。以远端胃癌(L 区)为例,根治性远端胃大部切除应切除远端胃 3/4～4/5,清除第 1、第 2 站淋巴结,切除大小网膜、横结肠系膜前叶和胰腺被膜;消化道重建可选择 Billroth-Ⅰ式或 Billroth-Ⅱ式吻合。手术前应使用(胸部、腹部和盆腔)CT 进行临床分期以评估病变范围,可联合或不联合 EUS。手术的主要目的是达到切缘阴性的完全切除(R_0 切除),然而只有50%的患者能够在首次手术时获得 R_0 切除。R_1 指显微镜下肿瘤残留(切缘阳性);R_2 是指有肉眼肿瘤残留(切缘阳性)但无远处病灶。远端胃癌首选胃次全切除。这种手术治疗预后与全胃切除术相似,但并发症显著减少。近端胃切除术和全胃切除术均适用于近端胃癌,但术后通常发生营养障碍。

(2)淋巴结清扫范围:淋巴结清扫的范围是胃癌外科手术最具争议的问题。由于各种因素的影响,学者们对于胃癌淋巴结的清扫范围一直存在争议。但公认的是胃癌淋巴结转移与否是影响胃癌预后的独立因素。

学者们对淋巴结清扫的范围仍存在争议。日本胃癌研究学会制订了胃周淋巴结分站的病理学检查和评估指南。小弯侧胃周淋巴结(1、3、5 组)和大弯侧胃周淋巴结(2、4、6 组)统一归为 N_1 站淋巴结。胃左动脉旁淋巴结(7 组),肝总动脉旁淋巴结(8 组),腹腔动脉旁淋巴结(9 组)和脾动脉旁淋巴结(10、11 组)统一归为 N_2 站淋巴结。更远处的淋巴结,包括腹主动脉旁淋巴结(N_3、N_4 站)被认为是远处转移。

根据胃切除术时淋巴结清扫范围,可以分为 D_0、D_1 和 D_2。D_0 切除指 N_1 淋巴结没有得到完全清扫。D_1 切除是指将受累的近端胃、远端胃或全胃切除(远端或全胃切除),并包括大、小网膜淋巴结(包含贲门右、贲门左淋巴结,胃小弯、胃大弯、幽门上、幽门下淋巴结)。D_2 切除则是在 D_1 切除的基础上,还要求切除胃左血管旁淋巴结、肝总动脉旁、腹腔干、脾门和脾动脉旁淋巴结清扫。D_2切除需要手术者接受过相当程度的训练并拥有相应的专业技能。

在东亚,胃切除术联合 D_2 淋巴结清扫术是可根治性胃癌的标准治疗方法。在西方国家,远处淋巴结广泛清扫可以提供更准确的分期但是对于生存时间是否延长仍不明确。在西方国家,D_2 切除仅作为推荐而并非治疗规范。对于清扫足够的淋巴结(15 枚或更多)有利于分期已经达成共识。根据解剖学及组织病理学检查 D_2 手术平均淋巴结数至少应在 25 枚。D_3 手术淋巴结数可增至 43 枚。这些都是淋巴结清扫术质量控制的依据,一般情况下淋巴结数目变化不大。TNM 分期中要求淋巴结最少的数目不能少于 15 枚。目前普遍认为胃癌根治术切除的淋巴结平均数在 16～55 枚为宜。

目前国内统一的认识是将 D_2(淋巴结清除至第 2 站)手术作为标准术式。远端胃癌的 D_2 淋巴结清除除了传统的第 1、2 站淋巴结外,还应该包括 14v(肠系膜上静脉旁淋巴结)、12a(肝十二指肠韧带动脉旁淋巴结)。也就是以往所说的 D_2＋手术的清扫范围。

(3)全胃切除与胃大部切除:目前大多数学者更倾向于对于远端胃癌,胃大部切除的效果与全胃相当,并发症明显减少,而且生活质量更高。对于近端胃癌,行全胃切除还是胃大部切除存在争议,两者手术方式都会带来生活质量显著下降和营养问题。如何选择近端胃癌的手术方式存在争论。早期近端胃癌可以考虑行近端胃部分切除,其余者建议行全胃切除。

术中冷冻切片检查切缘是近端胃癌手术重要的原则,有时需开胸手术以确保切缘阴性。

(4)胰尾脾切除:目前仍没有令人信服的结果证明进展期胃癌切除脾或保留脾可使患者受益,但临床医师需考虑以下因素:①如保留脾是否可增加脾门转移淋巴结的残留;②脾切除可能增加患者术后并发症及死亡的发生率;③脾切除后对长期生存的影响。脾门淋巴结是否出现转移与肿瘤的部位及浸润深度相关。从日本的资料来看,远端胃、中 1/3 及近端胃淋巴结转移率分别为 0～2％和 15％,"皮革胃"为 21％。研究证明,胃癌的淋巴结转移不存在于胰腺的实质内,存在于脾动脉周围的结缔组织中,如包括该动脉在内的淋巴结清除,可达到清除第10、第 11 组淋巴结的目的。因此,对于胃中上部癌直接侵入胰体尾或第 10、第 11 组淋巴结转移明确者,应行全胃联合脾及胰体尾切除术。癌未侵入胰腺,疑有第 10、第 11 组淋巴结转移者,主张保留胰腺的脾及脾动脉干切除术。预防第 10、第 11 组淋巴结转移而行脾及胰体联合切除术应予以否定。

脾切除增加术后并发症和病死率。研究提示,切除脾的患者比保留脾的患者容易出现局部复发。除非肿瘤侵及脾门或探查到脾门有肿大淋巴结,绝大多数胃癌手术应保留脾。

(5)新辅助治疗:术前辅助治疗又称新辅助治疗,其理论依据如下。①肿瘤周围组织在术后血供改变影响化疗药浓度及放疗效果,新辅助治疗有可能提高疗效;②新辅助化疗、放疗的组织病理学反应与预后正相关;③可减少术中播散的可能性,降低肿瘤细胞活性;④消除潜在的微转移灶,降低术后转移复发的可能。术前通过可测量病灶及术后标本准确判定临床缓解率和病理学有效率。新辅助治疗可剔除不宜手术治疗的患者。部分生物学行为差的胃癌,辅助治疗期间如果出现局部广泛浸润和远处转移,这类患者即便行手术切除也很快复发,因此这类患者不适合进行手术治疗。通过术前辅助治疗了解肿瘤对治疗的反应如何,来确定患者术后是否需要继续治疗。

目前证据证明,新辅助化疗能够使局部进展期胃癌患者降期,提高切除率和改善预后,不良反应可耐受,并不增加围手术期死亡和并发症。北京肿瘤医院的研究证实,联合放化疗可降低肿瘤分期,切除率提高至70%(一般为30%～50%)。多数进展期胃癌可由此方法获益。目前新辅助治疗已经被推荐为进展期胃癌的标准治疗方法。手术前分期评估为T_2以上或淋巴结有转移病例,国际推荐方案为ECF(表柔比星、顺铂、氟尿嘧啶)及其改良方案。但总体来说,SOX(奥沙利铂、替吉奥)方案或XELOX(奥沙利铂、卡培他滨)方案效果更好,而且不良反应小。新辅助治疗应该尽可能选择不良反应小的方案,减少对手术的影响。时间不宜过长,一般推荐2～4个周期。

德国POET研究和荷兰CROSS研究显示,部分患者能够通过术前放化疗提高局部控制率,但是相关生存获益仍然没有明确结论。目前研究的热点主要集中在食管胃连接部癌,北京肿瘤医院开展的多中心随机对照临床研究显示,食管胃连接部癌患者有通过术前放化疗获益的可能。

(6)腹腔镜技术:腹腔镜切除术是新近出现的一种外科手术方法,除了作为常规检查手段的有效补充、进行准确诊断和分期外,腹腔镜在治疗中也逐渐为大家所认可。对于胃癌患者,它比其他开腹手术有更多重要的优势(术中出血少、术后疼痛轻、恢复快、肠道功能恢复早及患者住院时间缩短)。目前认为,腹腔镜技术适于早期胃癌胃部分切除、D_1胃切除病例。对于进展期胃癌的腹腔镜下D_2根治术,由于报道资料有限、随访时间短,难以对该手术疗效和安全性得出任何结论。有学者进行一项前瞻性随机研究,比较59例远端胃癌患者进行腹腔镜切除术或胃次全切除术的早期和5年临床结果。两种方式的手术病死率分别为3.3%和6.7%,5年总生存率分别为58.9%和55.7%,无病生存率分别为57.3%和54.8%。以上结果显示,尽管差异并未达到统计学意义,腹腔镜切除术还是显示了优于开腹手术的趋势。但是,要进一步确定腹腔镜切除术在胃癌治疗中的地位还需要更大规模的随机临床研究来评估。

(7)术后辅助化疗:胃癌术后辅助化疗的争议已久,学者们进行了许多相关研究,包括随机对照研究和荟萃分析,早年研究对辅助化疗多趋向于否定,但在近年来的系统综述中,总体分析可见胃癌术后辅助化疗与单纯手术相比可延长生存期、减少复发,如针对某些亚组进行具体分析意义更大。

胃癌辅助化疗的适应人群根据分期决定。由于Ⅰ期胃癌患者术后即便不接受辅助化疗,术后5年生存率也达90%～95%,因此不推荐术后进行辅助化疗。Ⅰa期患者不推荐化疗,对于Ⅰb期患者,特别是伴有病理类型差、脉管神经受侵等,术后是否进行辅助化疗在临床中尚有争议,但目前无循证医学依据支持在Ⅰb期患者中进行辅助化疗。而对于Ⅱ期或Ⅲ期胃癌患者,原则上均应给予术后辅助化疗。

关于辅助化疗采用方案和化疗期限,不同国家和地区在多年来一直存在较大争议,目前基于ACTS-GC和CLASSIC研究结果,根据现有循证医学依据,可选择替吉奥胶囊口服至术后1年或者术后6个月内完成8周期卡培他滨联合奥沙利铂(XELOX);基于卡培他滨、氟尿嘧啶及替吉奥胶囊、顺铂在晚期胃癌中的疗效和安全性,我国临床实践中可考虑氟尿嘧啶类药物单药或联合铂类进行辅助化疗。随着精准术前分期的进步及放疗技术的提高,围手术期化疗及放疗也是提高局部进展期胃癌治疗疗效的重要策略。

(8)靶向治疗:继结直肠癌和乳腺癌等肿瘤后,作用于血管生成或细胞增殖途径的靶向治疗药物近年来也成为胃癌研究的热点,如曲妥珠单抗、贝伐珠单抗、西妥昔单抗、雷莫芦单抗、PARP 抑制药和 CLDN18.2 单抗等。近年来,晚期胃癌的姑息化疗发生了巨大的进步,尤其是新型分子靶向药物的出现及一些治疗模式的转变为胃癌的治疗提供了新的希望。但由于诸多尚未解决的诊治难题,以及药物疗效的局限性,我们期待新化疗药物的临床研究结果,包括放疗与化疗的结合、抗受体药物、疫苗、基因治疗和抗血管生成药物等。在目前情况下,如果患者一般状况良好,鼓励患者参加临床试验,可能从治疗中获得更大利益。

(9)腹腔热灌注化疗:将大容量灌注液或含有化疗药物的灌注液加热到一定温度,持续循环恒温灌注入患者腹腔内,维持一定的时间,通过热化疗的协同增敏作用和大容量灌注液循环灌注冲刷作用有效地杀灭和清除体腔内残留癌细胞及微小病灶的一种新的肿瘤辅助治疗方法,对预防和治疗腹腔种植转移尤其是并发的恶性腹水治疗疗效显著。腹膜转移是胃癌常见的转移模式,肿瘤细胞于腹膜表面播散种植使腹膜增厚,腹腔静脉或淋巴管阻塞,回吸收障碍,形成癌性腹水。腹腔内给药可使药物浓度升高达血浆浓度的 20～500 倍,并且经腹膜吸收缓慢而能够长时间与腹腔内肿瘤直接接触,提高了局部细胞毒作用。

3.晚期胃癌

晚期胃癌治疗困难,效果不佳。治疗原则以改善症状、提高生活质量为主。可适当选择姑息性手术、化疗、对症支持治疗。原发病灶无法根治性切除,为了减轻由于梗阻、穿孔、出血等并发症引起的症状,可行姑息性切除、胃空肠吻合、穿孔修补、空肠造瘘等。晚期胃癌化疗应根据患者身体状况进行选择,一般情况良好,重要脏器功能正常者,可选择紫杉类、顺铂、氟尿嘧啶的联合方案。反之应选择毒性相对较小的奥沙利铂、卡培他滨类方案。存在梗阻的病例,可行支架置入以缓解症状。

(八)护理

1.一般护理

早期胃癌经过治疗后可从事轻体力工作,但应避免劳累。中、晚期患者则多卧床静养,避免体力消耗。保持环境安静、舒适,减少不良刺激。长期卧床的患者,鼓励其进行深呼吸和有效咳嗽,定时更换体位,以防止肺炎及肺不张。鼓励患者多进食,给予适合患者口味的高热量、高蛋白易消化饮食,可少量多餐。对有吞咽困难者及不能进食的中、晚期患者,遵医嘱给予胃肠外营养,以维持机体营养平衡。

2.病情观察

胃癌疼痛时,密切观察疼痛的部位、性质、程度,有无伴随恶心、呕吐、消化道出血,有无进行性加重的吞咽困难及幽门梗阻等表现。如有突发腹部剧痛及腹膜刺激征,应怀疑急性穿孔,须及时通知医生并协助做好相关检查或术前准备。

3.用药护理

近年来,新一代的化疗药物被用于胃癌患者,提高了胃癌的治疗水平。这些化疗药物除了具有细胞毒性药物的一般不良反应(静脉炎、胃肠反应、骨髓抑制、脱发等)外,也具有各自特殊的不良反应,护士应做好相应的护理,使药物的毒性不良反应降至最低。

(1)神经毒性:奥沙利铂骨髓抑制轻微,不产生心脏毒性,没有肾损害及听力损害,但周围神经损害是奥沙利铂最常见的不良反应。神经毒性以急性、短暂的症状较为常见,并可能出现可逆的累积性的感觉神经异常,主要表现为四肢麻木、刺痛感,有时可以出现口腔周围、上消化道及上呼吸道的痉挛及感觉障碍。冷刺激可激发或加重急性感觉障碍及感觉异常。护理如下。

1)奥沙利铂必须用5%葡萄糖注射液溶解、稀释,禁用生理盐水、碱性制剂等一起使用,也不能用含铝的静脉注射器具,以免产生难溶物质及铂被铝氧化置换而增加其毒性。

2)化疗前必须向患者详细告知奥沙利铂的神经毒性,以利于患者观察发现,及时告知医务人员。

3)从用药之日起至用药周期结束,每天评估患者口周、肢端感觉及其他外周神经反应的程度及持续时间,做好记录,并及时反馈给医生。

4)指导患者化疗期间不能接触冷刺激,应使用温水洗脸、漱口及避免进食冷饮等,天气寒冷时在注射肢体远端置热水袋,热水袋温度低于50℃,并加棉被,穿贴身松软保暖衣服,戴手套等。

5)遵医嘱配合应用神经营养剂,如维生素B_1、维生素B_6或复合维生素B等。

6)滴注奥沙利铂出现外渗禁止冷敷,以免诱发或加重毒副反应,可选用5%GS 20mL+地塞米松5mg+2%普鲁卡因2mL局部封闭,疗效较好。

(2)腹泻:胃癌患者接受化疗时有时会出现腹泻。腹泻分为急性腹泻和迟发性腹泻,多在化疗第一周期出现。护理如下。

1)注药前嘱患者禁食2小时,遵医嘱给予预防性药物,如阿托品等。

2)一旦出现稀便即遵医嘱给予苯丁哌胺抗腹泻治疗。

3)指导患者进食少渣、无刺激性饮食,鼓励多饮水,每天3 000mL以上。

(3)口腔黏膜炎:胃癌患者使用氟尿嘧啶时口腔黏膜损害发生率较高,护理如下。

1)指导患者进食高蛋白、高热量、细软、温度适宜,不含辛辣刺激性的食物,戒烟酒。

2)餐前、餐后及睡前及时漱口,清除食物残渣,宜用软毛牙刷及无刺激性牙膏刷牙,禁用牙签剔牙。

3)出现口腔黏膜炎时及时用生理盐水250mL+庆大霉素8万U与碳酸氢钠交替漱口;疼痛者可用庆大霉素与维生素B_{12}+0.5%普鲁卡因交替漱口;在溃疡面上涂以0.5%金霉素甘油或锡类散等促进溃疡愈合。

(4)手足综合征(HFS):又称肢端红斑,目前已被证明是卡培他滨的剂量限制性毒性所致,有较高的发病率。按照美国国立癌症研究所(NCI)的分级标准分为3度:Ⅰ度,轻微的皮肤改变或皮炎(如红斑、脱屑)或感觉异常(如麻木感、针刺感、烧灼感),但不影响日常活动;Ⅱ度,皮肤改变伴疼痛,轻度影响日常活动,皮肤表面完整;Ⅲ度,溃疡性皮炎或皮肤改变伴剧烈疼痛,严重影响日常生活,明显组织破坏(如脱屑、水疱、出血、水肿)。护理如下。

1)做好关于化疗药物的健康宣教,促使患者自觉监测HFS症状和体征,减少HFS发生率和程度。

2)告知患者用药期间避免日光照射,洗浴时水温不可过高。穿宽松的衣服和舒适、透气的鞋袜,以避免对皮肤产生不必要的压迫;坐或躺在松软的表面上且尽可能抬高腿部促进血液回流,减轻水肿。

3)遵医嘱进行预防性治疗,口服大剂量维生素 B₆预防治疗能减少 HFS 的发生。对于出现 HFS 的患者,给予大剂量维生素 B₆治疗的同时保持患者皮肤湿润,可控制患者局部症状的加重。

4.对症护理

(1)吞咽困难:贲门癌患者出现吞咽困难时应评估患者进食梗阻的程度,是否仅在进食干燥食物时有哽噎感,还是逐步加重,甚至发展到进半流食、饮水都有困难。指导患者饮食以温热食物为宜,避免进食冷食及辛辣刺激性食物,以免引起食管痉挛,发生恶心、呕吐、疼痛等。当患者出现哽噎感时,不要强行吞咽,否则会刺激局部癌组织出血、扩散、转移和疼痛。在哽噎严重时应进流食或半流食,对于完全不能进食的贲门癌患者,应采取静脉输注高营养物质以维持机体代谢需要。

(2)幽门梗阻:禁食,进行胃肠减压,遵医嘱静脉补充液体和营养物质。

5.心理护理

护士应及时了解患者及其家属的心理状态,并给予心理上的安慰和支持。适时提供疾病治疗及检查的信息,及时解答患者及其家属所提出的疑问。帮助患者面对现实,调整情绪,以积极的态度应对疾病。对采取了保护性隐瞒病情措施的患者,应与医生沟通,统一内容回答患者的疑问。对晚期患者要充满爱心,给予人文关怀,使患者能较安详、无憾有尊严地离开人世。

6.健康教育

(1)宣传与胃癌发生的相关因素,指导群众注意饮食卫生,避免或减少摄入可能的致癌物质,如熏烤、腌制和霉变食物。提倡多食富含维生素 C 的新鲜蔬菜、瓜果。

(2)防治与胃癌有关的疾病,如慢性萎缩性胃炎、胃息肉、胃溃疡等,定期随访并做内镜检查,以便及时发现癌变。

(3)重视可疑征象,对下列情况应深入检查并定期复查:原因不明的上腹部不适、隐痛、食欲缺乏及进行性消瘦,特别是中年以上者;原因不明的呕血、黑便或大便隐血阳性者;原有长期胃病史,近期症状加重者;中年既往无胃病史,短期出现胃部症状者;多年前因胃良性疾病做胃大部切除手术,近年又出现消化道症状者。

(尹彦斌　王瑞昕)

第四节　肠梗阻

一、概述

肠梗阻是常见的一种外科急腹症,由于它变化快,需要早期作出诊断、处理。诊治的延误可使病情发展加重,甚至出现肠坏死,腹膜炎等严重的情况。

(一)病因和分类

1.按梗阻原因分类

肠梗阻根据病因可分为机械性、动力性、血运性肠梗阻等。

(1)机械性肠梗阻:机械性肠梗阻的病因可归纳为三类。

1)肠壁内的病变:这些病变通常是先天性的或是炎症、新生物或创伤引起的。先天性病变包括先天性肠扭转不良、梅克尔憩室炎症。在炎症性疾病中,局限性肠炎(克罗恩病)最常见,还有结核、放线菌病或嗜伊红细胞肉芽肿。另外,原发性或继发性肿瘤,肠道多发息肉,也都可以产生梗阻。创伤后肠壁内血肿可以产生急性肠梗阻,也可能之后因缺血产生瘢痕狭窄、梗阻。各种原因引起的肠套叠、肠管狭窄都可以引起肠管被堵、梗阻。

2)肠壁外的病变:手术后,先天性或炎症后的肠粘连是常见的产生肠梗阻的肠壁外病变。在我国,疝也是产生肠梗阻的一个原因,其中以腹股沟疝为最多见,其他如股疝、脐疝以及一些少见的先天性疝,如闭孔疝、坐骨孔疝,也可产生肠梗阻。手术后造成的间隙或缺口而导致的疝,如胃肠吻合后,结肠造口或回肠造口造成的间隙或系膜缺口,先天性环状胰腺、腹膜包裹、小肠扭转也都可产生梗阻。肠壁外的癌病、肠外肿瘤、局部软组织肿瘤转移、腹腔炎性肿块、脓肿、肠系膜上动脉压迫综合征,均可引起肠梗阻。

3)肠腔内病变:相比之下,这一类病变较为少见,但在我国临床上仍常见到,特别是在基层医院能遇到这类患者,如寄生虫(蛔虫)、粗糙食物形成的粪石、发团、胆结石等在肠腔内堵塞导致肠梗阻。

(2)动力性肠梗阻:又称麻痹性肠梗阻,包括麻痹性肠梗阻与痉挛性肠梗阻,是由于神经抑制或毒素刺激以致肠壁肌肉运动紊乱。麻痹性肠梗阻较为常见,发生在腹腔手术后、腹部创伤或急性弥漫腹膜炎患者,由于严重的神经、体液与代谢(如低钾血症)改变所致。痉挛性较为常见,可在急性肠炎、肠道功能紊乱或慢性铝中毒患者中发生。

(3)血运性肠梗阻:亦可归纳入动力性肠梗阻中,是肠系膜血管发生血栓形成或栓子栓塞,从而有肠血管堵塞,循环障碍,肠失去蠕动能力,肠内容物停止运行出现肠麻痹现象,但是它可迅速继发肠坏死,在处理上与肠麻痹截然不同。

(4)假性肠梗阻:其治疗主要是非手术方法,仅有些合并有穿孔、坏死等才需要进行手术处理,而重要的是要鉴别这一类型肠梗阻,不误以为其他类型肠梗阻,更不宜采取手术治疗,因此将其列出以引起外科医师的注意。假性肠梗阻与麻痹性肠梗阻不同,它无明显病因可查,它是一类慢性疾病,表现有反复发生肠梗阻的症状,有肠蠕动障碍、肠胀气,但十二指肠与结肠蠕动可能正常,患者有腹部绞痛、呕吐、腹胀、腹泻,甚至脂肪泻,体检时可发现腹胀、肠鸣音减弱或正常,腹部 X 线片不显示机械性肠梗阻时出现的肠胀气与气液平面。

不明原因的假性肠梗阻可能是一种遗传性疾病,但不明了是肠平滑肌还是肠壁内神经丛有异常。近年来,有学者认为肠外营养是治疗这类患者的一种方法。

2.肠梗阻的其他分类

(1)根据肠管内血液循环有无障碍分类:无血液循环障碍者为单纯性肠梗阻,如有血液循环障碍则为绞窄性肠梗阻。绞窄性肠梗阻因有血液循环障碍,其病理生理改变明显有别于单纯性肠梗阻,改变快,可以导致肠壁坏死、穿孔与继发性腹膜炎,可发生严重的脓毒症,对全身影响甚大,如处理不及时,死亡率很高。因此,诊断与观察、治疗肠梗阻时,应及早鉴别单纯性与绞窄性肠梗阻。

(2)根据肠道梗阻的程度分类:可分为完全性和不完全性肠梗阻。完全性肠梗阻的病理生理改变症状均较不完全性梗阻为明显,需要及时、积极的处理,如果一段肠袢的两端均有梗阻,形成闭袢称闭袢型肠梗阻,虽属完全性肠梗阻,但有其特殊性,局部肠袢呈高度膨胀,局部血液循环发生障碍,容易发生肠壁坏死、穿孔,结肠梗阻尤其是升结肠、横结肠肝曲部有梗阻也会出现闭袢型肠梗阻的症状,因回盲瓣为防止逆流而关闭。

（3）根据梗阻的部位分类:可分为高位小肠、低位小肠和结肠梗阻;也可根据发病的缓急分为急性和慢性,分类是为了便于诊断与治疗,这些分类中有相互交错,且梗阻也可以转化,要重视早期诊断,适时给予合理治疗。

（二）病理生理

肠梗阻可引起局部和全身性的病理和生理变化,慢性不完全性肠梗阻的局部主要改变是梗阻近端肠壁肥厚和肠腔膨胀,远端肠管变细、肠壁变薄。继发于肠管疾病的病理性肠梗阻,梗阻部还具有原发疾病的改变如结核、克罗恩病等,营养不良以及营养不良而引起的器官与代谢改变是主要的改变,急性肠梗阻随梗阻的类型及梗阻的程度而有不同的改变,概括起来有下列几方面。

1.全身性病理生理改变

（1）水、电解质和酸碱失衡:肠梗阻时,吸收功能发生障碍,胃肠道分泌的液体不能被吸收返回全身循环系统而积存在肠腔内。同时,肠梗阻时,肠壁继续有液体向肠腔内渗出,导致了体液在第三间隙的丢失。如为高位小肠梗阻,出现大量呕吐,更易出现脱水,并随丧失液体电解质含量而出现电解质紊乱与酸碱失衡。胆汁及肠液均为碱性,损失的 Na^+、K^+ 较 Cl^- 为多,再加之组织灌注不良、禁食而易有代谢性酸中毒,但在高位小肠梗阻时,胃液的丧失多于小肠液,则有可能出现代谢性碱中毒。K^+ 的丢失可引起肠壁肌张力减退,引起肠腔膨胀。

（2）休克:肠梗阻如未得到及时适当的治疗,大量失水、失电解质可引起低血容量休克。在手术前由于体内代偿性的调节,血压与脉搏的改变不明显,但在麻醉后,机体失去调节的功能,休克的症状可迅速表现出来。另外,由于肠梗阻引起了肠黏膜屏障功能障碍,肠道内细菌、内毒素易位至肝门静脉和淋巴系统,继有腹腔内感染或全身性感染,也因肠壁坏死、穿孔而有腹膜炎与感染性休克。在绞窄性肠梗阻时,常是静脉回流障碍先于动脉阻断,致动脉血仍不断流向肠壁、肠腔,还因有血流障碍而迅速发生肠坏死,出现感染和低血容量休克。

（3）脓毒症:肠梗阻时,肠内容物淤积,细菌繁殖,因而产生大量毒素,可直接透过肠壁进入腹腔,引起腹腔内感染与脓毒血症,在低位肠梗阻或结肠梗阻时明显,因腔内有较多的细菌,在梗阻未解除时,因静脉回流有障碍,肠内毒素被吸收较少,但一旦梗阻被解除,血液循环恢复后毒素大量被吸收而出现脓毒症、脓毒症休克。因此,在解决梗阻前应先清除肠内积存的感染性肠液。

（4）呼吸和心脏功能障碍:肠腔膨胀时腹压增高,横膈上升,腹式呼吸减弱,可影响肺内气体交换,同时,有血容量不足、下腔静脉受压而下肢静脉血回流量减少,均可使心排血量减少。

2.局部病理生理改变

（1）肠腔积气、积液:有学者应用同位素标记的水、钠与钾进行研究,在小肠梗阻的早期（<12 小时）,由于吸收功能降低,水与电解质积存在肠腔内,24 小时后不但吸收减少而且有分泌增加。

梗阻部位以上肠腔积气是来自吞咽的空气、重碳酸根产生的 CO_2 和细菌发酵后产生的有机气体。吞咽的空气是肠梗阻时很重要的气体来源,它的含氮量高达 70%,而氮又是一种不被肠黏膜吸收的气体,CO_2 的量虽大,但它易被吸收,不是产生肠胀气的主要成分。

（2）肠蠕动增加:正常时肠管道蠕动受到自主神经系统、肠管本身的肌电活动和多肽类激素的调节来控制。在发生肠梗阻时,各种刺激增强而使肠管活动增加。在高位肠梗阻肠蠕动频率较快,每 3～5 分钟即可有 1 次。低位肠梗阻间隔时间比较长,可 10～15 分钟 1 次。但如梗阻长时间不解除,肠蠕动又可逐渐变弱甚至消失,出现肠麻痹。

（3）肠壁充血水肿、通透性增加:正常小肠腔内压力为 0.27～0.53kPa,发生完全性肠梗阻时,梗阻近端压力可增至 1.33～1.87kPa,强烈蠕动时可达 4kPa 以上,在肠内压增加时,肠壁静脉回流受阻,毛细血管及淋巴管淤积,引起肠壁充血水肿,液体外渗。同时由于缺氧,细胞能量代谢障碍,致使肠壁通透性增加,液体可自肠腔渗透至腹腔。在闭袢型肠梗阻中,肠内压可增加至更高点,使小动脉血流受阻,引起点状坏死和穿孔。

概括起来,高位小肠梗阻易有水、电解质与酸碱失衡。低位肠梗阻容易出现肠腔膨胀、感染及中毒。绞窄性肠梗阻易引起休克。结肠梗阻或闭袢型肠梗阻则易出现肠穿孔、腹膜炎。如治疗不及时或处理不当,无论何种类型肠梗阻都可出现上述的各种病理生理改变。

（三）临床表现

各种类型肠梗阻虽有不同病因,但有一共同的特点,即肠管的通畅性受阻,肠内容物不能正常地通过,因此,有程度不同的腹痛、呕吐、腹胀和停止排便排气等症状。

1.症状

（1）腹痛:是机械性肠梗阻最先出现的症状,是由于梗阻以上肠管内容物不能向下运行,肠管强烈蠕动所致。呈阵发性剧烈绞痛,且在腹痛发作时,患者自觉有肠蠕动感,且有肠鸣音,有时还可出现移动性包块。腹痛可呈全腹性或仅局限在腹的一侧。在高位肠梗阻时,腹痛发作的同时可伴有呕吐。单纯性肠梗阻时,腹痛有一逐渐加重、再由重减轻的过程。减轻可以使梗阻有所缓解,肠内容物可以通向远段肠管,但也有可能是由于梗阻完全,肠管高度膨胀,腹腔内有炎性渗出或腹膜炎,肠管进入麻痹状态。这时,腹痛虽然减轻,但全身症状加重,特别是毒性症状明显。

单纯性结肠梗阻的腹痛可以不明显,但在绞窄性或闭袢性肠梗阻时,也可有阵发性胀痛。

绞窄性肠梗阻由于有肠管缺血和肠系膜嵌闭,往往是持续性腹痛伴有阵发性加重,疼痛也较剧烈。绞窄性肠梗阻也常伴有休克及腹膜炎症状。

麻痹性肠梗阻的腹胀明显,腹痛不明显,阵发性绞痛尤为少见。

（2）腹胀:腹胀的发生在腹痛之后,低位梗阻的腹胀较高位梗阻为明显。在腹壁较薄的患者,常可显示梗阻部位的上部肠管膨胀出现肠型。高位小肠梗阻常表现为上腹尤其是上腹中部有饱胀,低位小肠梗阻为全腹性胀气,以中腹部为明显,低位结肠梗阻时,呈全腹性广范围的胀气。闭袢型肠梗阻可出现局限性腹胀。

（3）呕吐:是机械性肠梗阻的主要症状之一,高位梗阻的呕吐出现较早,在梗阻后短期即发生,呕吐较频繁。在早期为反射性,呕吐物为食物或胃液,其后为胃液、十二指肠液和胆汁。低位小肠梗阻的呕吐出现较晚,初为内容物,静止期较长,后期的呕吐物为积蓄在肠内并经发酵、腐败呈粪样带臭味的肠内容物。如肠系膜血管有绞窄,呕吐物为有血液的咖啡色、棕色物,偶有新鲜血液,在结肠梗阻时,少有呕吐的现象。

(4)排便排气停止:在完全性肠梗阻,排便排气停止是肠管梗阻的一个主要症状,在梗阻发生的早期,由于肠蠕动增加,梗阻部位以下肠内积存的气体或粪便可以排出,当早期开始腹痛时即可出现排便排气现象,容易误为肠道仍通畅,故在询问病史时,应了解在腹痛再次发作时是否仍有排便排气。但在肠套叠、肠系膜血管栓塞或血栓形成时,可自肛门排出血性黏液或果酱样粪便。

2.体征

单纯梗阻的早期,患者除在阵发性腹痛发作时出现痛苦表情外,生命体征等无明显变化,待发作时间较长,呕吐频繁,腹胀明显后,可出现脱水现象,患者虚弱甚至休克。当有绞窄性梗阻时可较早出现休克。

腹部理学检查可观察到腹部有不同程度的腹胀,在腹壁较薄的患者,尚可见到肠型及肠蠕动,肠壁及肠蠕动多随腹痛的发作而出现,肠型是梗阻近端肠祥胀气后形成,有助于判断梗阻的部位。触诊时,单纯性肠梗阻的腹部虽胀气,但腹壁柔软,按之有时如充气的球囊,有时在梗阻的部位有轻度的压痛,特别是腹部切口部粘连引起的梗阻,压痛点较为明显。当梗阻上部肠管内积存的气体与液体较多时,稍加振动可听到振水声。腹部叩诊多呈鼓音。肠鸣音亢进,有时不用听诊器亦可听到。肠鸣音的量和强度均有增加,且可有气过水声及高声调的金属声。腹痛、肠型、肠鸣音亢进都是由于肠蠕动增强引起,常同时出现。因此,在体检时,可稍等待,即可获得这些阳性体征。

当有绞窄性肠梗阻或单纯性肠梗阻的晚期时,肠壁已有坏死、穿孔,腹腔内已有感染、炎症时,则体征表现为腹膜炎的体征,腹部膨胀,有时可叩出移动性浊音,腹壁有压痛,肠鸣音微弱或消失。因此,在临床观察治疗中,体征的改变应与临床症状相结合,警惕腹膜炎的发生。

3.实验室检查

单纯性肠梗阻早期变化不明显。晚期由于失水和血液浓缩,白细胞计数、血红蛋白、血细胞比容都可增高,血 K^+、Na^+、Cl^- 与酸碱平衡都可发生改变。高位肠梗阻,呕吐频繁,大量胃液丢失可出现低钾血症、低氯血症与代谢性碱中毒。在低位肠梗阻,则可有电解质普遍降低与代谢性酸中毒。腹胀明显,膈肌上升影响呼吸时,亦可出现低氧血症与呼吸性酸或碱中毒,可随患者原有肺部功能障碍而异。因此,动脉血气分析应是一项重要的常规检查。当有绞窄性肠梗阻或腹膜炎时,血常规、血液生物化学测定指标等改变明显。尿量在肠梗阻早期可无明显变化,但在晚期,如无适当的治疗,可出现尿量减少,尿比重增加,严重者可出现急性肾功能障碍。

4.影像学检查

对肠梗阻有帮助的 X 线检查是腹部平片与泛影葡胺灌肠,直立位腹部平片可显示肠祥胀气,空肠黏膜的环状皱襞在肠腔充气时呈"鱼骨刺样",结肠可显示结肠袋,肠腔充气的肠祥是在梗阻以上的部位。小肠完全性梗阻时,结肠将不显示。左侧结肠梗阻,右侧结肠将充气。典型 X 线表现是出现多个肠祥内含有气液面呈阶梯状,气液是因肠腔内既有胀气又有液体积留而形成,只有在患者直立状或侧卧时才能显示,平卧位时不显示这一现象。如腹腔内已有较多渗液,直立位时尚能显示下腹部和盆腔部的密度增高。

25%泛影葡胺灌肠可用于疑有结肠梗阻的患者,它可显示结肠梗阻的部位与性质。但在小肠梗阻时忌用胃肠造影的方法,以免加重病情。

(四)诊断

1.肠梗阻的临床诊断

典型的单纯性的肠梗阻阵发性腹部绞痛,同时伴有腹胀、呕吐、肠鸣音增加等自觉症状。在粘连性肠梗阻,多数患者都有腹部手术史或者曾有过腹痛史。但在早期,有时并不具有典型的上述症状仅有腹痛与呕吐,则需与其他的急腹症如急性胃肠炎、急性胰腺炎、输尿管结石等鉴别。除病史与腹部的详细检查外,实验室检查与X线腹部平片可有助于诊断。

2.肠梗阻类型的鉴别

(1)机械性与动力性肠梗阻:机械性肠梗阻是常见的肠梗阻类型,具有典型的腹痛、呕吐、肠鸣音增强、腹胀等症状,与麻痹性肠梗阻有明显区别,后者是腹部持续腹胀,但无腹痛,肠鸣音微弱或消失,且多与肠腔感染、外伤,腹膜后感染、血肿、腹部手术、肠道炎症、脊髓损伤等有关。虽然,机械性肠梗阻的晚期因腹腔炎症而出现与动力性肠梗阻相似的症状,但在发作的早期,其症状较为明显。腹部X线片对鉴别这两种肠梗阻甚有价值,动力性肠梗阻出现全腹、小肠与结肠均有明显充气。体征与X线片能准确地分辨这两类肠梗阻。

(2)单纯性与绞窄性肠梗阻:绞窄性肠梗阻有血运障碍,可发生肠坏死。绞窄性肠梗阻发病急骤且迅速加重,早期的腹痛剧烈,无静止期,呕吐频繁发作可有血液呕吐物,腹部有腹膜炎体征,可有局部隆起或为可触及的孤立胀大的肠袢等均为其特征。腹腔穿刺可以有血性液体。腹腔X线片可显示有孤立胀大肠袢。全腹CT对梗阻部位及性质确定有一定帮助。非手术治疗不能改善其症状。当疑为绞窄性梗阻而不能得到证实时,仍应及早行手术探查。

(3)小肠梗阻与结肠梗阻:临床上常见的是小肠梗阻,但结肠梗阻时因回盲瓣具有单向阀的作用,气体仅能向结肠灌注而不能反流至小肠致形成闭袢型梗阻,结肠呈极度扩张。加之结肠薄,易发生盲肠部穿孔。结肠梗阻的原因多为肿瘤或乙状结肠扭转,在治疗方法上也有别于小肠梗阻,及早明确是否为结肠梗阻有利于制订治疗计划。结肠梗阻以腹胀为主要症状,腹痛,呕吐,肠鸣音亢进均不及小肠梗阻明显。体检时可发现腹部有不对称的膨隆,借助腹部X线片上出现充气扩张的一段结肠袢,可考虑为结肠梗阻。全腹CT、泛影葡胺灌肠检查或结肠镜检查可进一步明确诊断。

3.肠梗阻的病因诊断

肠梗阻可以有不同的类型,也有不同的病因,在采用治疗前,应先明确梗阻类型、部位与病因,以便确定治疗策略与方法。病因的诊断可根据以下方面进行判断。

(1)病史:详细的病史有助于病因的诊断,腹部手术史提示有粘连性肠梗阻的可能。腹股沟疝可引起肠绞窄性梗阻。腹部外伤可致麻痹性梗阻。慢性腹痛伴有低热并突发肠梗阻可能是腹内慢性炎症如结核所致。近期有排便习惯改变,继而出现结肠梗阻症状的老年患者应考虑肿瘤。饱餐后运动或体力劳动出现梗阻应考虑肠扭转。心血管疾病如心房纤颤、瓣膜置换后应考虑肠系膜血管栓塞。下腹疼痛的伴有肠梗阻的女性患者应考虑有无盆腔附件病变等。

(2)体征:腹部检查提示有腹膜刺激症状者,应考虑为腹腔内炎症改变或是绞窄性肠梗阻引起。腹部有手术或外伤瘢痕应考虑腹腔内有粘连性肠梗阻。直肠指诊是否触及肠腔内肿块,是否有粪便,直肠膀胱陷凹有无肿块,指套上是否有血液,腹部是否触及肿块,在老年人应考虑是否为肿瘤、肠扭转。在幼儿右侧腹部有肿块应考虑是否为肠套叠。具有明显压痛的肿块多提示为炎性病变或绞窄的肠袢。

3.影像学诊断

B超检查虽简便,但因肠袢胀气,影响诊断的效果,全腹 CT 可诊断出明显的实质性肿块或肠腔外有积液,特别是冠状扫描有助诊断。腹部平片除能诊断是结肠、小肠、完全与不完全梗阻,有时也能提示病因,如乙状结肠扭转时,泛影葡胺灌肠检查,可出现泛影葡胺中止处呈"鸟嘴"或"鹰嘴状"。蛔虫性肠梗阻可在充气的肠腔中出现蛔虫体影。

(五)治疗

急性肠梗阻的治疗包括手术治疗和非手术治疗,治疗方法的选择根据梗阻的原因、性质、部位以及全身情况和病情严重程度而定。无论采用何种治疗均首先纠正梗阻带来的水、电解质与酸碱紊乱,改善患者的全身情况。

1.非手术治疗

(1)胃肠减压:是治疗肠梗阻的主要措施之一,现多采用鼻胃管减压,导管插入位置调整合适后,先将胃内容物抽空再行持续低负压吸引。抽出的胃肠液应观察其性质,以帮助鉴别有无绞窄与梗阻部位的高低。胃肠减压的目的是减轻胃肠道的积留气体、液体,减轻肠腔膨胀,有利于肠壁血液循环的恢复,减少肠壁水肿,使某些原有部分梗阻的肠袢因肠壁肿胀而致的完全性梗阻得以缓解,也可使某些扭曲不重的肠袢得以复位,症状缓解。胃肠减压可减轻腹内压,改善因膈肌抬高而导致的呼吸与循环障碍。

(2)纠正水、电解质与酸碱失衡:水、电解质与酸碱失衡是急性肠梗阻最突出的生理紊乱,应及早给予纠正。在血液生化检查结果尚未获得前,可先给予平衡盐液(乳酸钠林格液)。待有测定结果后,再添加电解质及纠正酸、碱紊乱,在无心、肺、肾功能障碍的情况下,最初输入液体的速度可稍快一些,但需做尿量监测,必要时做中心静脉压(CVP)监测,以防液体过多或不足。

在单纯性肠梗阻的晚期或绞窄性肠梗阻,常有大量血浆和血液渗出至肠腔或腹腔,需要补充血浆和全血。

(3)抗感染:肠梗阻后,肠壁循环有障碍,肠黏膜屏障功能受损而有肠道细菌异位或是肠腔内细菌直接穿透肠壁至腹腔内产生感染。肠腔内细菌亦可迅速繁殖。同时,膈肌升高引起肺部感染。因而,肠梗阻患者应给予抗菌药物以预防或治疗腹部或肺部感染,常用的有以杀灭肠道细菌与肺部细菌的广谱头孢菌素或氨基糖苷类抗生素,以及抗厌氧菌的甲硝唑等。

(4)其他治疗:腹胀后影响肺的功能,患者宜吸氧。为减轻胃肠道的膨胀,可给予生长抑素以减少胃肠液的分泌量。乙状结肠扭转可试用纤维结肠镜检查、复位。回盲部肠套叠可试用泛影葡胺灌肠与充气灌肠复位。

采用非手术方法治疗肠梗阻时,应严密观察病情的变化,绞窄性肠梗阻或已出现腹膜炎症状的肠梗阻,经过 2~3 小时的非手术治疗,纠正患者的生理失衡状况后即进行手术治疗。单纯性肠梗阻经过非手术治疗 24~48 小时,梗阻的症状未能缓解或在观察治疗过程中症状加重或出现腹膜炎症状时,应及时改为手术治疗。但是在手术后发生的术后早期炎性肠梗阻除有绞窄发生,应继续治疗等待炎症消退。

2.手术治疗

手术治疗是肠梗阻的一个重要措施,大多数情况下肠梗阻需手术来解决。手术的目的是解除梗阻去除病因,手术的方式可根据患者的情况与梗阻的部位,病因加以选择。

(1)单纯解除梗阻的手术:这类手术包括为粘连性肠梗阻的粘连分解,去除肠扭曲,切断粘连束带;肠内堵塞切开肠腔,去除毛粪石、蛔虫等;肠扭转、肠套叠的肠祥复位术。

(2)肠切除吻合术:肠梗阻是由于肠肿瘤所致,切除肿瘤是解除梗阻的首选方法。在其他非肿瘤性病变,因肠梗阻时间较长或有绞窄引起肠坏死或是分离肠粘连时造成较大范围的肠损伤,则需考虑将有病变的肠段切除吻合。在绞窄性肠梗阻,如腹股沟疝,肠扭转,胃大部切除后绞窄性内疝,绞窄解除后,血液循环有所恢复,但肠祥的活力如何,是否应切除,切除多少,常是手术医生感到困难之处。小段肠祥当不能肯定有无血液循环障碍时,以切除吻合为安全。但当有较长段肠祥尤其全小肠扭转,贸然切除将影响患者将来的生存。为此,应认真判断肠管有无活力。判断方法如下。①肠管的颜色转为正常,肠壁保持弹性并且蠕动活跃,肠系膜边缘动脉搏动可见说明肠管有生机。对于有经验的医生,经仔细判断后,准确性可在 90% 以上。但常出现过多切除现象。②应用超声多普勒沿肠管对肠系膜缘探查是否有动脉波动,而非探查肠系膜的血管弓部,准确性应在 80% 以上。③从周围静脉注入荧光素,然后紫外线照射疑有循环障碍的肠管部,如有荧光出现,表示肠管有生机。④肠管已明显坏死,切除缘必须有活跃的动脉出血。

肠管的生机不易判断且是较长的一段,可在纠正血容量不足与供氧的同时,在肠系膜血管根部注射 1% 普鲁卡因或是苄胺唑啉以缓解血管痉挛,将肠管标志后放回腹腔,观察 15~30 分钟,如无生机可重复 1 次,确认无生机后始可考虑切除。经处理后肠管的血液循环恢复,也显示有生机,则可保留,但在 24 小时后应再次剖腹观察,如发现有局灶性坏死应再行切除。为此,第 1 次手术关腹时,可采用全层简单缝合的方法。

(3)肠短路吻合:当梗阻的部位切除有困难,如肿瘤向周围组织广泛侵犯或粘连广泛、难以剥离,但肠管无坏死现象,为解除梗阻,可分离梗阻部远近端肠管做短路吻合,旷置梗阻部,但应注意旷置的肠管尤其是梗阻部的近端肠管不宜过长,以免引起盲祥综合征。

(4)肠造口术或肠外置术:肠梗阻部位的病变复杂或患者的情况差,不允许行复杂的手术,可在膨胀的肠管上,亦即在梗阻部的近端肠管做肠造口术以减压,解除因肠管高度膨胀而带来的生理紊乱。小肠可采用插管造口的方法,可先在膨胀的肠管上切一小口,放入吸引管进行减压,但应注意避免肠内物污染腹腔及腹壁切口。肠插管造口管宜稍粗一些,如 F16、F18,以防堵塞,也应行隧道式包埋造口,以防有水肿的膨胀肠管愈合不良而发生瘘。结肠则宜做外置造口,结肠内有粪便,插管造口常不能达到有效的减压,因远端有梗阻,结肠造口应采用双口术式。有时,当有梗阻病变的肠祥已游离或是肠祥已有坏死,但患者的情况差,不能耐受切除吻合术,可将该段肠祥外置,关腹。立即或待患者情况复苏后再在腹腔外切除坏死或病变的肠祥,远、近两切除端固定在腹壁上,近端插管减压、引流,以后再行二期手术,重建肠管的连续性。

急性肠梗阻都是在急诊或半急诊情况下进行,术前的准备不如择期性手术那样完善,且肠祥高度膨胀有血液循环障碍,肠壁有水肿愈合能力差,手术时腹腔已有感染或手术时腹腔被肠内容物严重污染,术后易有肠瘘、腹腔感染、切口感染。在绞窄性肠梗阻患者,绞窄解除后循环恢复,肠腔内的毒素大量被吸收入血液循环中,出现全身性中毒症状,有些晚期患者还可能发生多器官功能障碍甚至衰竭。绞窄性肠梗阻的手术死亡率为4.5%～31%,而单纯性肠梗阻仅为1%。因此,肠梗阻患者术后的监测治疗仍很重要,胃肠减压,维持水、电解质及酸碱平衡,加强营养支持,抗感染等都必须予以重视。

二、粘连性肠梗阻

粘连性肠梗阻是肠梗阻最常见的一种类型,占肠梗阻的40%～60%。

(一)病因和病理

肠粘连或腹腔内粘连带可分为先天性和后天性两种。先天性粘连性肠梗阻多由发育异常或胎粪性腹膜炎所致,前者多为粘连带,常位于回肠与脐或回肠与盲肠之间;而后者为胎粪所致无菌性腹膜炎的结果,常为部位不定的广泛粘连。后天性粘连性肠梗阻多因腹部接受手术、炎症、创伤、出血、异物、肿瘤刺激而产生,可以为广泛的粘连,也可以呈索带状。临床上所见的粘连性肠梗阻绝大多数是后天性的,且多数是继手术后发生的,尤其是在阑尾切除术后或妇科手术后,并发粘连性肠梗阻的概率最多。

粘连形成是机体的一种纤维增生的炎症反应,粘连起到血管桥的作用。腹膜含有大量的吞噬细胞,当腹腔内有任何损害,将释放大量细胞因子、炎性介质进出现炎症反应,局部将有水肿、充血,释放组胺、多种激肽与其他血管活性物质,大量纤维素渗出并沉积在浆膜面上形成一网络状物,其中含有许多多核白细胞及其他炎性细胞。纤维网络使邻近的浆膜面粘合在一起,其后成纤维细胞出现在其中。局部的炎症反应是否形成纤维性粘连的决定因素之一是局部纤维分解的速度,如纤维素性网络能被迅速吸收,纤维增生将停止而无粘连形成,反之,成纤维细胞将产生胶原束,成为纤维粘连的基础。同时,许多毛细血管伸入其中,成纤维细胞在胶原网中增殖,数周或数月后粘连为之形成。

粘连的产生是机体对创伤、缺血、感染、异物所做出的炎症反应。因此,在许多情况下,腹腔内均可发生粘连,但粘连的存在却不等于必然会发生梗阻现象。粘连性肠梗阻除粘连这一存在的因素外,还有其他因素:①肠腔已变窄,在有腹泻炎症时,肠壁、肠黏膜水肿,使变窄的肠腔完全阻塞不通;②肠腔内容物过多过重,致肠膨胀,肠下垂加剧黏着部的锐角而使肠管不通;③肠蠕动增加或肠腔内食物过多,体位的剧烈变动,产生扭转。因此,有些患者粘连性肠梗阻的症状可反复发作,经非手术治疗后又多可以缓解。而有些患者以往并无症状,初次发作即为绞窄性肠梗阻。

粘连性肠梗阻多发生于小肠,引起结肠梗阻者少见,常见类型包括:①肠管的一部分与腹壁粘连、固定,多见于腹部手术切口部或腹壁曾有严重炎症,损伤部分肠管呈锐角折叠;②粘连带压迫或缠绕肠管形成梗阻;③粘连带的两端固定形成环孔,肠管从环中通过形成内疝;④较长的一段肠管粘连成团,致使部分肠管变窄或影响肠管正常蠕动,出现梗阻;⑤肠管以粘连部为支点发生扭转;⑥肠管粘连腹壁或远处其他组织,受肠系膜长度的限制或肠管另一端较固定,肠管呈牵拉性扭折而有梗阻。

（二）临床表现和诊断

粘连性肠梗阻可以表现为完全性或不完全性肠梗阻,可以是单纯性也可以是绞窄性肠梗阻,与粘连的分类及产生梗阻的机制有关。多数患者在术后肠管与切口或腹腔内剥离面呈片状粘连有肠扭转或绞窄。开始时,多先有部分肠梗阻症状,肠内容物淤积或肠壁水肿后则出现完全性肠梗阻,经非手术治疗后多能缓解,但常有反复发作。粘连带、内疝或扭折引起的肠梗阻多是初次发作即呈完全性梗阻或绞窄性梗阻。有手术史的患者,因为肠管与切口粘连引起的梗阻,常在切口的某一部位出现膨胀的肠型且有压痛。

手术后并发的粘连性肠梗阻可能在手术后任何时间发生,但临床上基本可分为两种类型。一种是术后早期(5～7 天)发生,其除粘连外,还与术后炎症反应相关,需与术后麻痹性肠梗阻鉴别。另一种粘连性肠梗阻是发生在手术后的晚期,多数在手术后 2 年左右,一般诊断并不困难:患者过去有手术或腹膜炎史,术后曾有多次轻度发作,表现为轻度的腹绞痛或腹胀,短期的呕吐或便秘,服轻泻剂或灌肠排便后缓解;以后发作的次数更加频繁、症状渐趋严重,终至形成完全性梗阻。

（三）预防

手术后粘连是产生肠梗阻的重要原因,主要的预防措施有:①防止纤维素的沉积,应用各种抗凝药,如肝素、右旋糖酐、枸橼酸钠等,但可带来严重出血等并发症,临床应用不多;②清除纤维素沉积及炎性介质,应用机械或药物的方法加速清除纤维素,加速纤维蛋白原分解,如以等渗盐水冲洗腹腔清除纤维素,腹腔内注射胰蛋白酶等加速清除细胞外蛋白基质;③机械性分离器官接触面,应用腹腔内充气,各种物质的薄膜,如腹膜、大网膜、硅膜等,覆盖肠管表面;④抑制纤维增生,使用肾上腺皮质激素与其他抗炎药物,但伴有组织不愈合的不良反应。

除以上一些不可避免的因素外,尚有一些可避免的因素:①清除手套上的淀粉、滑石粉,不遗留丝线头、纱布、棉花纤维、切除的组织等异物于腹腔内,减少肉芽组织的产生;②减少缺血的组织,不进行大块组织的结扎,有缺血可疑的部分,以大网膜覆盖,即使有粘连产生,已有大网膜相隔;③注意无菌操作技术,减少炎性渗出;④保护肠浆膜面,防止损伤与干燥;⑤腹膜缺损部分任其敞开,不进行有张力的缝合;⑥清除腹腔内的积液、积血,必要时放置引流;⑦关腹前将大网膜铺置在切口下;⑧及时治疗腹膜内炎性病变,防止炎症的扩散。

（四）治疗

肠梗阻的一般治疗原则适用于粘连性肠梗阻,单纯性肠梗阻可先行非手术治疗,无效时应行手术探查。反复发作者可根据病情行即时或择期手术治疗。以往认为粘连性肠梗阻不宜手术,因为术后仍有可能造成粘连,但目前认为手术仍是一种有效方法。手术方法应视粘连的具体情况采用以下方法:①粘连带和小片粘连可施行简单的切断和分离;②一段肠管紧密粘连成团难以分离,可切除此段肠管做一期吻合,在特殊的情况下,如放射性肠炎引起的粘连性肠梗阻,可将梗阻远、近端肠侧侧吻合作短路手术;③为了防止粘连性肠梗阻在手术治疗后再发或预防腹腔内大面积创伤后虽然有粘连产生但是不致有肠梗阻发生,可采取肠排列的方法,使肠袢呈有序的排列、黏着,而不致有肠梗阻。

手术后早期发生的肠梗阻,多由炎症、纤维素性粘连引起,在明确无绞窄的情况下,经非手术治疗后可望缓解。如有肠外营养支持,可维持患者的营养与水、电解质平衡,生长抑素可减少胃肠液的分泌,减少肠腔内液体的积蓄,有利于症状的减轻与消除。

三、肠扭转

肠扭转在我国是常见的一种肠梗阻类型,是一段肠管甚至几乎全部小肠及其系膜沿系膜轴扭转 360°～720°,因此,既有肠管的梗阻,更有肠系膜血管的扭折不通,血液循环中断,受其供应的肠管将迅速发生坏死、穿孔和腹膜炎,是肠梗阻中病情凶险、发展迅速的一类。如未能得到及时处理,将有较高的病死率。

(一)病因

肠扭转可分为原发性与继发性两类。

原发性肠扭转的病因不很清楚,并无解剖上的异常,可能由于饱餐后肠腔内有较多的尚未消化的内容物,当有体位改变明显的运动时,小肠因有重量下垂而不能随之同步旋转而造成。

继发性肠扭转是由于先天性或后天获得的解剖改变,出现一固定点形成肠襻扭转的轴心。但是,扭转的产生经常是下列 3 个因素同时存在。

1.解剖因素

手术后粘连,梅克尔憩室、乙状结肠冗长,先天性中肠旋转不全,游离盲肠等都是发生肠扭转的解剖因素。

2.物理因素

在上述的解剖因素基础上,肠襻本身需要有一定的重量,如饱餐后,特别有较多不易消化的食物涌入肠腔内;或是肠腔有较多的蛔虫团;肠管有较大的肿瘤;在乙状结肠内存积着大量干结的粪便等,都是造成肠扭转的潜在因素。

3.动力因素

强烈的蠕动或体位的突然改变,使肠襻产生了不同步的运动,使已有轴心固定位置,且有一定重量的肠襻发生扭转。

(二)诊断

1.症状和体征

肠扭转是闭襻型肠梗阻加绞窄性肠梗阻,发病急且发展迅速。起病时腹痛剧烈,腹胀明显,早期即可出现休克,症状继续发展逐渐加重,且无间歇期,肠扭转的好发部位是小肠、乙状结肠和盲肠。临床表现在不同部位的肠扭转亦有不同。小肠扭转的患者常突发持续性腹部剧痛,并有阵发性加重,先有脐周疼痛,可放射至腰背部,这是由于牵拉肠系膜根部的缘故。呕吐频繁,腹部膨胀明显,早期即可有压痛,但无肌紧张,肠鸣音减弱,可闻及气过水声。腹部 X 线片可因小肠扭转的部位不同而有不同的显示。全小肠扭转时,可仅有胃、十二指肠充气扩张。但也可使小肠普遍充气并有多个液平面。部分小肠扭转时,可在腹部的某一部位出现巨大胀气、扩大的肠襻,且有液平面。虽有这些临床表现,但在术前仅能做出绞窄性肠梗阻的诊断,手术中始能确定肠扭转的情况。

乙状结肠扭转多见于乙状结肠冗长、有便秘的老年人。患者有腹部持续胀痛,逐渐隆起,患者有下腹坠痛感但无排气、排便。左腹部明显膨胀,可见肠型,叩之呈鼓音,压痛及肌紧张均不明显。X 线片可见巨大双腔充气的肠襻,且有液平面,这一类乙状结肠较为常见,且可反复发作。有些患者呈急性发作,腹部剧痛、呕吐,腹部有压痛、肌紧张,显示扭转重,肠管充血、缺血明显,如不及时处理可发生肠坏死。

2.影像学检查

盲肠扭转较少见,多发生在盲肠可移动的患者,可分为急性与亚急性两型。盲肠急性扭转不常见,起病急,有剧痛及呕吐,右下腹有肿块可触及,有压痛,可产生盲肠坏死、穿孔。亚急性扭转起病稍缓,患者主诉右下腹部绞痛,腹部很快隆起,不对称,上腹部可触及一弹性包块。X线片可见巨大的充气肠袢,伴有多个肠充气液平面。

当疑有乙状结肠或盲肠扭转,而尚无腹膜炎症状时,可考虑应用泛影葡胺灌肠以明确诊断。结肠出现阻塞,尖端呈"鸟嘴样"或"锥形",可明确为乙状结肠扭转。盲肠扭转则显示泛影葡胺在横结肠或肝区处受阻。

（三）治疗

肠扭转的诊断明确后,即使尚无腹膜刺激症状,也应积极准备进行治疗。如为乙状结肠扭转,在早期可试行纤维结肠镜检查与复位,但必须细心处理以防引起穿孔。早期手术可降低死亡率,更可减少小肠扭转坏死大量切除后的短肠综合征,后者将给患者带来终身的健康障碍。小肠扭转80%为顺时针方向,可扭转180°～720°,甚至1080°,复位后应细致观察血液循环恢复的情况,明确有坏死的肠段应切除,对有疑点的长段肠袢宜设法解除血管痉挛,观察其活力,希望能保留较长的小肠,对保留的有疑问小肠应在24小时后行再次观察手术,切除坏死的肠段。坏死的乙状结肠、盲肠,可行切除,切除段应明确有良好的活力。可以做一期吻合,也可做外置造口,然后再做二期手术。小肠扭转复位后,少有再扭转者,不需做固定手术。移动性盲肠复位后可固定在侧腹壁上。乙状结肠扭转患者多有乙状结肠冗长、便秘,复位后可择期行冗长部切除以除后患。

四、肠套叠

肠套叠多见于幼儿,成年人肠套叠在我国较为少见。

（一）病因和分型

肠套叠的产生可为原发性或继发性。前者多见于儿童,又称原因不明型,与肠蠕动的节律失调或强烈收缩有关。继发性肠套叠多见于成年人,肠腔内或肠壁上有一病变,使肠蠕动的节律失调,近段肠管强有力的蠕动将病变连同肠管同时送入远段肠管中。因此,成年人肠套叠多继发于肠息肉、肠肿瘤、肠憩室、肠粘连以及肠腔内异物等。

根据肠套叠的套入肠与被套肠部位分为小肠－小肠型、小肠－结肠型。尚偶有胃空肠吻合后空肠－胃套叠,阑尾－盲肠套叠。在小儿多为回结肠套叠,而在成年人、小肠－小肠型并不少见。

（二）诊断

1.症状和体征

由于成年人肠套叠是继发于肠袢病变,可有反复发作的病史,即发生套叠后也可自行复位,以后又套入再复位,也有套入后未复位但并不产生完全性梗阻或肠血管绞窄的现象,而出现慢性腹痛的现象。当然,也有部分患者第1次套入后即发生肠系膜血管循环障碍出现肠管坏死,因此,成年人肠套叠的症状不似幼儿肠套叠那样典型,少有便血的症状,亦无典型的完全肠梗阻症状。有腹痛发作时,在腹壁不肥厚的患者多可摸到腹部包块,但不一定在右下腹部。

2.影像学检查

钡剂胃肠道造影对诊断肠套叠有较高的准确率,小肠套叠钡剂可显示肠腔呈线状狭窄而至远端肠腔又扩张,并出现弹簧状影像。结肠套叠呈环形或杯状充盈缺损。选择性肠系膜上动脉造影对小肠型肠套叠、纤维结肠镜对结肠型肠套叠均有助于诊断,全腹 CT 对肠套叠诊断有意义。

(三)治疗

成年人肠套叠多为继发,一般应行手术治疗,即使是已经缓解,也应继续进行检查以明确有无原发病变并行择期手术。也正由于肠套叠部的肠管有病变,无论是否有肠坏死都可能要行肠切除及肠吻合。

五、腹内疝引起的肠梗阻

腹内疝狭义地说是腹内容物、肠管通过腹腔内先天性形成的脏层腹膜的孔道、囊袋。不包括手术后所造成的肠系膜孔、间隙和粘连造成的间隙,也不包含少见的闭孔疝、坐骨神经孔疝、腰疝、膈疝。现在,临床上常广义地将先天性与手术后所造成的孔道、间隙形成的疝统称为腹内疝。腹内疝引起的肠梗阻并不常见,约占肠梗阻的 2%。

(一)病因

在胚胎发育期,中肠的旋转与固定不正常将导致内疝,腹腔内的一些腹膜隐窝或裂孔,如十二指肠旁隐窝、回盲肠隐窝、回结肠隐窝、小网膜孔等。

1.十二指肠旁疝

十二指肠旁疝是腹膜隐窝疝中最常见的一类。据统计,467 例腹内疝中,十二指肠旁疝占53%,盲肠旁疝 13%,乙状结肠间疝 6%。十二指肠旁疝可发生在左侧或右侧。左侧十二指肠旁疝是指肠管进入十二指肠升部左侧 Landzert 隐窝而形成,疝囊后方有腰大肌、左肾或输尿管,疝囊前方近疝囊颈部有肠系膜下静脉。如肠管进入右侧 Waldeyer 隐窝(空肠系膜起始部,位于肠系膜上动脉后方)即形成右侧十二指肠旁疝,疝囊的前方为升结肠系膜,近疝囊颈部有肠系膜上动脉。

2.盲肠旁疝

盲肠内侧回肠上、下方有回结肠隐窝和回盲肠隐窝。如这些隐窝过大、过深,肠管有可能进入其中形成疝。

3.乙状结肠间疝

疝囊位于乙状结肠系膜根部与后腹膜之间,疝的后方为髂动脉与输尿管,疝囊颈前缘有乙状结肠动脉。

4.小网膜孔疝

小网膜孔大,肠蠕动又强烈时,小肠、结肠均可经小网膜孔疝入。肝十二指肠韧带构成疝囊颈的前壁,内有胆管、肝动脉及肝门静脉。

5.肠系膜裂孔疝

肠系膜裂孔是属于先天性肠系膜缺损,50%在小肠系膜上,20%在结肠系膜上,还有是在女性患者的子宫阔韧带上,肠管可疝入,占腹内疝的 10%。

6.手术后内疝

胃空肠吻合术后,上提的空肠袢与后腹膜间可形成间隙;末端回肠与横结肠吻合后形成的系膜间隙;乙状结肠造口后结肠与侧腹壁间留有间隙,以及肠切除吻合后肠系膜上留有的间隙;粘连形成的孔隙都可以形成内疝。但这些疝均无疝囊,属于假疝。

（二）诊断

1.症状和体征

腹内疝的临床表现不典型,可以表现为长年的腹部不适、胀痛或腹痛,有时与饱餐或体位改变有关。也可表现为慢性肠梗阻的症状,因此难以作出明确诊断,唯有手术史且出现肠梗阻,特别是有绞窄症状时,临床医师易考虑到内疝的存在。

2.影像学检查

腹部 X 线片可见充气的肠袢聚集一团并可有液平面,钡剂胃肠道检查或钡灌肠有时可显示有一团肠袢聚集在某一部位而不易分离。选择性动脉造影可以显示小肠动脉弓走行移位。由于这些影像诊断的阳性表现仅在肠管疝入时才能出现,因此,对那些症状反复发生疑有内疝的患者应做重复检查。

（三）治疗

腹内疝的诊断明确后手术治疗是唯一的方法。因内疝有发生肠绞窄的潜在危险,在行内疝手术时,应注意疝颈部与疝囊附近的重要血管,在松解过紧的疝囊颈时或封闭疝颈时,不可损伤肠系膜上动脉等重要血管。松解过紧的颈部有困难时,可先切开疝囊无血管区,将膨胀的肠管先行减压,有利于肠管的复位。有肠管坏死时,应当切除坏死的部分。手术时,患者的肠管已自行复位,需仔细观察肠管有无疝入的痕迹,对照术前检查的结果,检查与封闭那些可能产生内疝的间隙。

六、肠堵塞

由于肠腔内容物堵塞肠腔而引起肠梗阻,在我国,尤其在农村并不罕见。这是一种单纯性机械性肠梗阻,常见的原因是胆石、粪石、寄生虫、吞食的异物、毛粪石、植物粪石、药物等。

（一）胆石堵塞

在国外文献中,胆石引起的肠堵塞可占肠梗阻的 1%～2%,且多为老年妇女,但在我国较为少见。胆石堵塞多是先有胆囊结石,但仅 30%～60% 患者有胆绞痛史。胆囊的浆膜与肠袢主要是十二指肠肠袢黏着,后有胆结石的重量压迫坏死,形成胆囊肠道自然通道,胆石自然进入肠道,体积小者当不致形成堵塞而随粪便自行排出。如体积较大,一般直径超过 2.5cm 可造成堵塞,偶有多数体积较小结石积聚在一起,或以结石为核心,肠内其他物质附着在其上逐渐增大,也可由于肠壁水肿、溃疡、痉挛致有梗阻。梗阻的部位多在回肠,占 60%～80%,因回肠是肠管中较窄的部位,其次是空肠（10%～15%）,十二指肠与结肠被胆结石堵塞者较少。

胆石肠堵塞的症状是强烈的肠绞痛,胆结石得以下行时,疼痛可有缓解,当有引起肠强烈蠕动时又可引起腹痛,临床症状表现为单纯的机械性肠梗阻。X 线腹部平片除见小肠胀气外,还可能看到肠腔内有胆石阴影,如发现胆道内有气体充盈（10%～40% 患者）而以往未接受过胆道与肠道吻合或肝胰壶腹括约肌(奥狄括约肌)成形术的患者,对这一诊断的可能性给予有力的佐证。近年来,有学者对疑有十二指肠胆石堵塞的患者,应用内镜检查证实了诊断。

胆石堵塞的肠梗阻一般是在做好术前准备后行手术治疗,可以试行将结石挤入宽大的结肠,但不易成功。可行肠切开取石,如有肠坏死则需行肠切除吻合。并且要注意探查有无第二处堵塞部分。

(二)肠蛔虫堵塞

由于肠蛔虫团引起肠堵塞在我国较多见,特别是儿童,蛔虫感染率高,蛔虫在肠道大量繁殖,蛔虫受到某些因素影响产生强烈的活动致扭结成团堵塞肠管,加之肠管受刺激后出现痉挛加重了梗阻。患者有阵发性剧烈腹部绞痛,伴有呕吐,并可呕吐出蛔虫。这类患者多消瘦,腹壁薄,故体检时常可触及包块并随触揉而变形,也可在触诊时感到肠管有痉挛收缩。由于蛔虫梗阻多为部分性,腹部一般无明显膨胀,肠鸣音虽有增高但不高亢。但是,有时因蛔虫团诱发肠套叠或过多、过大的蛔虫团引起肠壁坏死而出现腹膜炎的症状。临床症状和体征常可明确诊断。腹部 X 线片偶可见小肠充气及液平面,有时还可显示肠腔内有蛔虫团块阴影。

诊断明确的患者可先行非手术治疗,禁食、减压,给予解痉药,温盐水灌肠,经胃管灌入植物油等。待症状缓解后再行驱虫。如经非手术治疗症状不缓解或已出现腹膜刺激征,则应行手术治疗。术时可将肠腔内的蛔虫推挤在一起,后用纱垫保护附近组织,然后切开肠壁将蛔虫取出,多者可达数百条。

(三)粪石梗阻

粪便堵塞常见于瘫痪、重病等身体虚弱、无力排便的患者,也可见于习惯性便秘的患者,积存的粪便变干成团块状堵塞在结肠造成肠梗阻。在采用以牛奶为主要成分的管饲饮食的患者则更易有粪便堵塞的现象。患者出现腹胀,伴阵发性腹痛。体检时,可沿左侧结肠摸到粪块,直肠指诊可触及填满直肠肠腔的干硬粪块。在这类患者,症状可反复出现,因此,应及时清除直肠内积存的粪便,以防粪便堵塞。如症状发生时可采用反复灌肠软化粪便加以清洗,必要时可用器械或手指将干结的粪块取出。值得警惕的是下端结肠肿瘤也可产生粪便梗阻。

(四)其他

进食过多含有鞣酸的食物如柿子、黑枣,遇胃酸后成为胶状物,与其他高植物纤维物如竹笋等凝聚成块状物,经常服用氢氧化铝凝胶、考来烯胺(消胆胺,阴离子交换树脂)、胃肠道检查吞服过量的钡剂,有精神障碍的女患者吞食长发等均可产生不能消化的团状物,出现肠堵塞的症状。一般表现为单纯性肠梗阻,可先用非手术治疗,必要时可剖腹切开肠管取出异物。

七、功能性肠梗阻

功能性肠梗阻在临床上常称为肠麻痹,患者有腹胀,肠蠕动少或消失,不排气排便等现象,但无机械性梗阻,是临床常见的一种情况,尤其在腹部外科患者中常有产生,它可累及整个胃肠道,也可局限在胃、部分小肠或结肠。很多原因都可产生肠麻痹。

1.临床表现和诊断

患者一开始即诉有腹痛,但无机械性肠梗阻具有的腹绞痛、肠鸣音消失或是细碎的声音或细微的泼水声。无腹膜炎的症状,除患者原已有腹膜炎,腹部 X 线片具有确定性的诊断价值,小肠、结肠均有胀气,结肠下端梗阻虽也有这类表现,但腹部的体征却不相同,有机械性肠梗阻的表现,必要时,钡灌肠、纤维肠镜能提供进一步的诊断。

2.治疗

肠麻痹的主要治疗方法是支持治疗,因为肠麻痹本身是自限的功能性症状,一旦产生肠麻痹的原因得到解除,肠麻痹的症状也将得到解除。应用胃肠减压,防止吞咽更多的气体增加腹胀,预防呕吐,减轻腹胀,改善呼吸功能。当然,积极寻找产生肠麻痹的原因加以处理是最主要的治疗措施。此外,也有用高压氧以更换肠腔内的氮;应用某些刺激肠蠕动的药物,如硬脊膜外神经阻滞药、前列腺素 E_2 等,有时可获得一定的效果。由于功能性肠梗阻是继发于其他原因,因此,应认真鉴别原发病是否应进行外科治疗。

八、血运性肠梗阻

血运性肠梗阻是肠梗阻中少见的一种,在各种肠梗阻病因中占 30% 左右,发生在肠系膜血管急性栓子栓塞或血栓形成、非闭塞性肠系膜血管缺血以及肠系膜静脉血栓形成与慢性肠系膜血管闭塞发生急性动脉痉挛、缺血等。它是由于肠系膜血管发生急性血液循环障碍,导致肠管缺血并失去蠕动功能,肠内容物不能向前运行,患者出现剧烈的中上腹部绞痛、腹胀以及肠鸣音消失,并可以伴有不同程度的腹膜刺激征。这些症状随缺血的缓急和轻重程度而定。急性缺血病情发展迅速,肠梗阻的症状表现短暂,如不能得到及时的治疗,则将出现肠坏死、腹膜炎。慢性缺血则可反复出现肠梗阻的症状,主要治疗是解除肠系膜血管缺血。

九、慢性小肠假性梗阻

慢性小肠假性梗阻是一原因尚不清楚的疾病,它有肠梗阻的症状,但不同于其他类型的肠梗阻,它是一种可逆转、自限性疾病。主要应用非手术治疗,手术治疗可以说是有害无益。但有时,因其持续存在或反复发作,常疑为其他类型的肠梗阻,以致进行剖腹术。

(一)病因

假性肠梗阻,可以分为 3 种类型。①成年人巨结肠症,可由于长期应用泻剂、智力迟钝或精神异常而引起。②与系统性疾病有关,如血管疾病,神经系统异常肌张力降低以及淀粉样病变、肺小细胞癌、硬化性肠系膜炎等。③慢性小肠假性梗阻,原认为它无组织病理学的改变,称为慢性非特异性假性肠梗阻,实际上它可能有平滑肌退变或肠肌层神经改变。也可能具有家族性或遗传性,但在多数病例仍未能获得组织病理异常改变的证据。

(二)诊断

1.症状和体征

患者有数年反复发作腹痛、腹胀与呕吐的病史,常有厌食、吸收不良与体重下降明显。有腹泻或便秘。可以发生在消化道的某一部分,但以小肠与结肠为多。食管的症状表现为吞咽困难。胃十二指肠部为厌食、恶心、呕吐与腹痛,而无明显腹胀。小肠则表现为间歇性腹痛、腹胀与呕吐。结肠的症状有严重腹胀、腹泻与便秘交替。本病因无特征,诊断较为困难。当临床有怀疑时,应设法排除其他类型肠梗阻的可能性来确诊。

2.影像学检查

腹部 X 线片有类似机械性肠梗阻之处,但病史不相符。胃肠道造影检查,无梗阻发现,可观察到节段性巨食管、巨十二指肠、巨结肠或小肠扩张。纤维内镜可证实无梗阻。

(三)治疗

主要采用非手术治疗。应用对症治疗,如胃肠减压、营养支持等,特别是全肠外营养支持对解除症状甚为有效,有学者赞成采取家庭长期肠外营养,然为防止全肠外营养带来的一些不良后果,如肠黏膜萎缩、肠道细菌易位等,仍应给予适量的肠内营养。如诊断明确,应避免外科手术治疗,即使是剖腹探查,肠壁组织活检也应慎重考虑,以免术后的肠粘连混淆诊断,增加诊断的困难性。有学者曾对局灶性的病变如对有十二指肠假性梗阻,而胃与空肠蠕动正常者行胃肠吻合术;小肠假性梗阻试行短路吻合术,但均无有效的结果。慢性肠假性梗阻可累及整个食管、胃与肠道。现在暂无症状的部分,将来也会被波及。因此,外科治疗无确定性效果。

肠内容物不能正常运行、顺利通过肠道,称为肠梗阻,是外科常见的急腹症。

十、肠梗阻的护理

(一)护理评估

1.健康史

询问病史,注意患者的年龄,有无感染、饮食不当、过度劳累等诱因,尤其注意腹部疾病史、手术史、外伤史。

2.身体状况

(1)症状。

1)腹痛:阵发性腹部绞痛是机械性肠梗阻的特征,由于梗阻部位以上强烈肠蠕动导致,疼痛多在腹中部,也可偏于梗阻所在的部位。持续性伴阵发性加剧的绞痛提示绞窄性肠梗阻或机械性肠梗阻伴感染。麻痹性肠梗阻时表现为持续性胀痛,无绞痛。

2)呕吐:梗阻早期,呕吐呈反射性,吐出物为食物或胃液。此后,呕吐随梗阻部位高低而有所不同,高位梗阻呕吐早、频繁,呕吐物主要为胃及十二指肠内容物。低位便阻呕吐迟而少、可吐出粪臭样物。结肠梗阻呕吐迟,以腹胀为主。绞窄性肠梗阻时呕吐物呈咖啡样或血性。

3)腹胀:高位梗阻,一般无腹胀,可有管型。低位梗阻及麻痹性肠梗腹胀显著,遍及全腹,可有肠型。绞窄性肠梗阻表现为不均匀腹胀。

4)停止肛门排便、排气:见于急性完全性肠梗阻。但梗阻初期、高位梗阻、不完全性梗阻可有肛门排便排气。血便或果酱样便见于绞窄性肠梗阻、肠套叠、肠系膜血管栓塞等。

(2)体征。

1)全身表现:单纯性肠梗阻早期,患者全身情况多无明显改变。梗阻晚期或绞窄性肠梗阻患者,可有口唇干燥、眼窝内陷、皮肤弹性消失,尿少或无尿等明显缺水征,以及脉搏细速、血压下降、面色苍白、四肢发冷等中毒和休克征象。机械性肠梗阻腹腔内有渗液,移动性浊音阳性。

2)腹部情况:机械性肠梗阻时,腹部膨隆,见肠蠕动波、肠型;麻痹性肠梗阻时,呈均匀性腹胀,肠扭转时有不均匀腹胀。单纯性肠梗阻者有轻度压痛;绞窄性肠梗阻有固定压痛和腹膜刺激征,可扪及痛性包块。绞窄性肠梗阻腹腔内有渗液,移动性浊音阳性。机械性肠梗阻肠鸣音亢进,有气过水声或金属音;麻痹性肠梗阻或绞窄性肠梗阻后期腹膜炎时肠鸣音减弱或消失。直肠指检:触及肿块提示肿瘤或肠套叠,指套染血提示肠套叠或绞窄。

（3）几种常见肠梗阻。

1)粘连性肠梗阻:最为常见,其发生率占各类肠梗阻的 20%～40%,因肠管粘连成角度腔内粘连带压迫肠管所致。多由腹部手术、炎症、创伤、出血、异物等引起。临床上以腹部手术后所致的粘连性肠梗阻为最多。

2)肠扭转:一段肠袢沿其系膜长轴旋转所形成的闭袢型肠梗阻,称为肠扭转。常见小肠扭转和乙状结肠扭转。前者多见于青壮年,常有饱食后剧烈活动等诱因;后者多与老年人便秘有关,X 线钡灌肠呈"鸟嘴样"改变。

3)肠套叠:一段肠管套入其相连的肠腔内,称为肠套叠,是小儿肠梗阻的常见病因,80%发生于 2 岁以下的儿童,以回盲部回肠套入结肠最为常见,临床以腹部绞痛、腹部腊肠样肿块、果酱样血便三大症状为特征,X 线钡灌肠呈"杯口状"改变。早期空气或钡剂灌肠疗效可达 90%以上。

4)蛔虫性肠梗阻:指肠蛔虫聚集成团引起的肠道堵塞。多见于儿童,农村的发病率较高。其诱因常为发热或驱虫不当,多为单纯性不完全性肠梗阻。表现为脐周阵发性腹痛,伴呕吐,腹胀较轻,腹部柔软,扪及变形、变位的条索状包块,无明显压痛。腹部 X 线检查可见成团的蛔虫阴影。

3.辅助检查

(1)实验室检查:单纯性肠梗阻后期,白细胞计数升高;血液浓缩后,红细胞计数升高,血细胞比容增高,尿比重增高。绞窄性肠梗阻早期即有白细胞计数增加。水、电解质紊乱及酸碱平衡失调时可伴 K^+、Na^+、Cl^- 及血气分析等改变。

(2)影像学检查:在梗阻 4～6 小时后 X 线立位平片可见到梗阻近段多个气液平面及气胀肠袢,梗阻远段肠内无气体。空肠梗阻时平片示"鱼肋骨刺征";结肠梗阻平片示结肠袋。麻痹性梗阻时 X 线示小肠、结肠均扩张。腹部平片结肠和直肠内含气体提示不全性肠梗阻或完全性肠梗阻早期。肠梗阻,尤其当有坏疽、穿孔的可能时,一般不做钡灌肠检查,因为钡剂溢入腹腔会加重腹膜炎。结肠梗阻和肠套叠时低压钡灌肠可提高确诊率。

4.心理—社会支持状况

了解患者和家属有无因肠梗阻的急性发生而引起的焦虑、对疾病的了解程度、治疗费用的承受能力等。

5.处理原则

解除梗阻,纠正水及电解质紊乱、酸中毒、感染和休克等并发症。

(1)非手术治疗:包括禁食、胃肠减压,以及纠正水、电解质失衡。应用抗生素防治腹腔内感染。必要时给予输血浆、全血。对起病急伴缺水者应留置尿管观察尿量。禁用强导泻剂,禁用强镇痛剂,防止延误病情。可给予解痉剂、低压灌肠、针灸等非手术治疗措施,并密切观察病情变化。

(2)手术治疗:①去除病因,如松解粘连、解除疝环压迫、扭转复位、切除病变肠管等,排尽梗阻肠道内的积气积液、减少毒物吸收;②肠切除肠吻合术,如肠肿瘤、炎症性狭窄或局部肠袢已坏死,则行肠切肠吻合术;③短路手术,如晚期肿瘤已浸润固定或肠粘连成团与周围组织粘连,可做梗阻近端与远端肠袢的短路吻合术;④肠造口或肠外置术,如患者情况极严重或局部病变所限,不能耐受和进行复杂手术者,可行此术式解除梗阻。

(二)常见的护理诊断/问题

1.疼痛

与肠蠕动增强或手术创伤有关。

2.体液不足

与呕吐、禁食、肠腔积液及腹水、胃肠减压致体液丢失过多有关。

3.腹胀

与肠梗阻致肠腔积液、积气有关。

4.知识缺乏

缺乏术前、术后相关配合知识。

5.潜在并发症

肠坏死、腹腔感染、感染性休克等。

(三)护理目标

(1)患者腹痛程度减轻。

(2)患者体液平衡得以维持。

(3)患者腹胀缓解,舒适增加。

(4)患者能说出相关手术配合知识和术后康复知识。

(5)患者的并发症得到有效的预防或并发症得到及时发现和处理。

(四)护理措施

1.心理护理

向患者介绍治疗的方法及意义,消除患者的焦虑和恐惧心理,鼓励患者及其家属配合治疗。

2.非手术疗法及手术前护理

(1)一般护理。

1)饮食:禁食,梗阻解除后根据病情可进少量流质饮食,再逐步过渡到普通饮食。

2)休息与体位:卧床休息,无休克、生命体征稳定者取半卧位。

(2)病情观察:非手术疗法期间应密切观察患者生命体征、腹部症状和体征,辅助检查的结果。准确记录24小时出入液量,高度警惕绞窄性肠梗阻的发生。出现下列情况者高度怀疑发生绞窄性肠梗阻的可能:①起病急,腹痛持续而固定,呕吐早而频繁;②腹膜刺激征明显,体温升高,脉搏增快,血白细胞计数升高;③病情发展快,感染中毒症状重,休克出现早或难纠正;④腹胀不对称,腹部触及压痛包块;⑤移动性浊音或气腹征阳性;⑥呕吐物、胃肠减压物、肛门排泄物或腹腔穿刺物为血性;⑦X线显示孤立、胀大的肠袢,不因时间推移而发生位置的改变或出现假肿瘤样阴影。

(3)治疗配合。

1)胃肠减压:清除肠内的积气、积液,有效缓解腹胀、腹痛。胃肠减压期间保持引流管通畅,若抽出血性液体,应高度怀疑发生绞窄性肠梗阻。

2)维持水、电解质及酸碱平衡:遵医嘱输液,合理安排输液的种类和量。

3)防治感染:遵医嘱应用抗生素。

4)解痉止痛:单纯性肠梗阻可肌内注射阿托品以减轻腹痛,禁用吗啡类止痛剂,以免掩盖病情。

3.手术后护理

(1)卧位:病情平稳后取半卧位。

(2)禁食、胃肠减压:术后禁食,通过静脉输液补充营养。肛门排气后,即可拔除胃管,并逐步恢复饮食。

(3)病情观察:观察生命体征、腹部症状和体征的变化、伤口敷料及引流管情况,及早发现术后腹腔感染、切口感染等并发症。

(4)预防感染:遵医嘱应用抗菌药。

(5)早期活动:术后应鼓励患者早期活动,以利于肠蠕动功能恢复,防止肠粘连。

(五)护理评价

(1)患者腹痛是否减轻和缓解。

(2)体液丢失是否得到纠正。

(3)出血是否得到有效控制。

(4)循环血容量是否得到补充。

(5)并发症是否得到预防。

(六)健康教育

摄入营养丰富、易消化的食物,少食刺激性强的食物。注意饮食及个人卫生,饭前、便后洗手,不吃不洁食品。饭后忌剧烈活动。加强自我监测,若出现腹痛、腹胀、呕吐等不适,及时就诊。

(尹彦斌 杨欣欣)

第五节 大肠癌

大肠癌是结肠癌及直肠癌的总称,为常见的消化道恶性肿瘤之一。大肠癌的发生有以下流行病学特点:①世界范围内,结肠癌发病率呈明显上升趋势,直肠癌的发病基本稳定;②不同地区大肠癌发病率有差异,如美国、加拿大、丹麦等发达国家的大肠癌发病率高,城市居民的发病率高于农村;③大肠癌的发病率随年龄的增加而逐步上升,尤其 60 岁以后大肠癌的发病率及病死率均显著增加,男性略高于女性;④结肠癌根治性切除术后 5 年生存率一般为 $60\%\sim80\%$,直肠癌为 $50\%\sim70\%$。此外,我国直肠癌比结肠癌发病率略高,比例为 $(1.2\sim1.5):1$;中低位直肠癌在直肠癌中所占比例高,约为 70%。

一、病因

大肠癌的病因尚未明确,可能与以下因素有关。

1.饮食习惯

高脂肪、高蛋白和低纤维饮食以及过多摄入腌制和油煎炸食品,可能会增加大肠癌的发病危险。

2.遗传因素

遗传易感性在大肠癌的发病中具有重要地位,如家族性肠息肉病(FAP)、遗传性非息肉病性结直肠癌的突变基因携带者以及散发性大肠癌患者家族成员的大肠癌发病率高于一般人群。

3.癌前病变

有些疾病如家族性肠息肉病已被公认为癌前病变;大肠腺瘤、溃疡性结肠炎及血吸虫性肉芽肿等,均与大肠癌的发生有较密切的关系。

二、病理和分型

1.大体分型

(1)隆起型:肿瘤向肠腔内生长,预后较好。

(2)浸润型:肿瘤沿肠壁浸润,局部肠壁增厚,表面黏膜皱襞增粗、不规则或消失变平,易引起肠腔狭窄和肠梗阻。此型分化程度低,转移早,预后差。

(3)溃疡型:最常见,肿瘤向肠壁深层生长并向周围浸润,中央形成较深的溃疡。此型分化程度较低,转移较早。

2.组织学分类

(1)腺癌:癌细胞主要是柱状细胞、黏液分泌细胞和未分化细胞。可进一步分为管状腺癌、乳头状腺癌(占 75%～85%)、恶性度较高的黏液腺癌(占 10%～20%)和恶性程度高且预后差的印戒细胞癌等。

(2)腺鳞癌:又称腺棘细胞癌,肿瘤由腺癌细胞和鳞癌细胞构成,多为中分化至低分化。腺鳞癌和鳞癌主要见于直肠下段和肛管,较少见。

(3)未分化癌:癌细胞弥漫呈片或团状,不形成腺管状结构,细胞排列无规律,癌细胞较小,形态较一致,预后差。

大肠癌具有一个肿瘤中可出现两种或两种以上的组织类型,且分化程度并非完全一致的组织学特征。

三、临床分期

目前常用的是大肠癌 TNM 分期。

T 代表原发肿瘤。原发肿瘤无法评价为 Tx,无原发肿瘤证据为 T_0,原位癌为 Tis,肿瘤侵及黏膜下层为 T_1,侵及固有肌层为 T_2,穿透固有肌层至浆膜下层或侵犯无腹膜覆盖的结直肠旁组织为 T_3,穿透脏腹膜或侵及其他脏器或组织为 T_4。

N 代表区域淋巴结。区域淋巴结无法评价为 Nx,无区域淋巴结转移为 N_0,1～3 个区域淋巴结转移为 N_1,4 个及 4 个以上区域淋巴结转移为 N_2。

M 代表远处转移。远处转移无法估计为 Mx,无远处转移为 M_0,有远处转移为 M_1。

四、扩散和转移方式

1.直接浸润

癌细胞可向肠壁深层、环状及沿纵轴 3 个方向浸润扩散。直接浸润可穿透浆膜层侵蚀邻近器官,如膀胱、子宫、肾等;下段直肠癌由于缺乏浆膜层的屏障作用,易向四周浸润,侵犯输尿管、前列腺等。

2.淋巴转移

淋巴转移是大肠癌最常见的转移途径。

(1)结肠癌:沿结肠壁淋巴结、结肠旁淋巴结、肠系膜血管周围和肠系膜血管根部淋巴结顺次转移;晚期患者可出现左锁骨上淋巴结转移。

(2)直肠癌:淋巴转移分为 3 个方向。①向上沿直肠上动脉、肠系膜下动脉及腹主动脉周围的淋巴结转移;②向侧方经直肠下动脉旁淋巴结引流到盆腔侧壁的髂内淋巴结;③向下沿肛管动脉、阴部内动脉旁淋巴结到达髂内淋巴结,也可注入腹股沟浅淋巴结。

3.血行转移

癌肿向深层浸润后,常侵入肠系膜血管,沿门静脉系统转移至肝,也可向远处转移至肺、脑或骨骼等。

4.种植转移

结肠癌穿透肠壁后,脱落的癌细胞可种植于腹膜或其他器官表面。最常见为大网膜结节和肿瘤周围壁腹膜的散在沙砾状结节,亦可融合成团。在卵巢种植生长的继发性肿瘤,称库肯伯格肿瘤。发生广泛腹膜种植转移时,患者可出现血性腹水,并可在腹水中找到癌细胞。直肠癌患者发生种植转移的机会较少。

五、临床表现

1.结肠癌

早期多无特异性表现或症状,易被忽视,进展后主要症状如下。

(1)排便习惯和粪便性状改变:常为最早出现的症状,多表现为排便次数增多,腹泻,便秘,排血性、脓性或黏液性粪便。

(2)腹痛或腹部不适:也是常见的早期症状。疼痛部位常不确切,为持续性隐痛或仅为腹部不适或腹胀感;当癌肿并发感染或肠梗阻时腹痛加剧,甚至出现阵发性绞痛。

(3)腹部肿块:多为癌肿本身,也可能是梗阻近侧肠腔内的积粪,位于横结肠或乙状结肠的癌肿可有一定活动度。若癌肿穿透肠壁并发感染,可表现为固定压痛的肿块。

(4)肠梗阻:多为中晚期症状。一般呈慢性、低位、不完全性肠梗阻,表现为便秘、腹胀,可伴腹部胀痛或阵发性绞痛,进食后症状加重。当发生完全性梗阻时,症状加剧,部分患者可出现呕吐,呕吐物含粪渣。有的左侧结肠癌患者以急性完全性肠梗阻为首发症状。

(5)全身症状:由于长期慢性失血、癌肿破溃、感染及毒素吸收等,患者可出现贫血、消瘦、乏力、低热等全身性表现。晚期可出现肝大、黄疸、水肿、腹水及恶病质等。

因癌肿部位及病理类型不同,结肠癌的临床表现存在差异。①右半结肠肠腔较大,癌肿多呈肿块型,突出于肠腔,粪便稀薄,患者往往腹泻、便秘交替出现,便血与粪便混合;一般以贫血、腹部包块、消瘦乏力为主要表现,肠梗阻症状不明显。②左半结肠肠腔相对较小,癌肿多倾向于浸润型生长引起环状缩窄,且肠腔中水分已经基本吸收,粪便成形,故临床以肠梗阻症状较多见;肿瘤破溃时,可有便血或黏液。

2.直肠癌

早期无明显症状,癌肿破溃形成溃疡或感染时才出现显著症状。

(1)直肠刺激症状:癌肿刺激直肠产生频繁便意,引起排便习惯改变,便前常有肛门下坠、里急后重和排便不尽感;晚期可出现下腹痛。

(2)黏液血便:最常见,80%～90%患者可发现便血。癌肿破溃后,可出现粪便表面带血和(或)黏液,多附于粪便表面;严重感染时可出现脓血便。

(3)肠腔狭窄症状:癌肿增大和(或)累及肠管引起肠腔缩窄,初始粪便变形、变细,之后可有腹痛、腹胀、排便困难、肠鸣音亢进等不完全性肠梗阻症状。

(4)转移症状:当癌肿穿透肠壁,侵犯前列腺、膀胱时可出现尿道刺激征、血尿、排尿困难等;侵及骶前神经则出现骶尾部、会阴部持续性剧痛、坠胀感。女性直肠癌可侵及阴道后壁,引起白带增多;若穿透阴道后壁,则可导致直肠阴道瘘,可见粪质及血性分泌物从阴道排出。发生远处脏器转移时,可出现相应脏器的病理生理改变及临床症状,如晚期出现肝转移可有腹水、肝大、黄疸、消瘦、水肿等。

六、辅助检查

1.直肠指诊

直肠指诊是诊断直肠癌最直接和最重要的方法,可查出癌肿的部位、与肛缘的距离、大小、范围、固定程度及其与周围组织的关系。我国的直肠癌患者70%为低位直肠癌,可通过直肠指诊触及。

2.实验室检查

(1)大便隐血试验:可作为高危人群的普查及初筛方法。阳性者应行进一步检查。

(2)肿瘤标志物测定:癌胚抗原(CEA)和CA19-9是目前公认对大肠癌诊断和术后监测有意义的肿瘤标志物,但缺乏对早期大肠癌的诊断价值,主要用于预测大肠癌的预后和监测复发。

3.内镜检查

可通过肛门镜、乙状结肠镜或纤维结肠镜检查,观察病灶的部位、大小、形态、局部浸润的范围等,并在直视下获取活组织行病理学检查,是诊断大肠癌最有效、可靠的方法。

4.影像学检查

(1)钡剂灌肠检查:是结肠癌的重要检查方法,可观察到结肠壁僵硬、皱襞消失、存在充盈缺损及小龛影,但对直肠癌诊断价值不大。

(2)超声和CT检查:有助了解大肠癌的浸润深度及淋巴转移情况,还可提示有无腹腔种植转移、是否侵犯邻近组织器官或有无肝、肺转移灶等。

(3)磁共振检查:可评估肿瘤在肠壁内的浸润深度,对中低位直肠癌的诊断和分期有重要价值。

(4)经直肠腔内超声检查:用于检测癌肿浸润肠壁的深度及有无侵犯邻近脏器,可在术前对直肠癌的局部浸润程度进行评估。

(5)PET-CT 检查:对于病程较长、肿瘤固定的患者,可排除远处转移及评价手术价值。

七、治疗

手术切除是大肠癌的主要治疗方法,同时配合化疗、放疗等综合治疗可在一定程度上提高疗效。目前临床上已开展新辅助治疗(即术前放化疗),目的在于提高手术切除率和保肛率,延长患者无病生存期,但需掌握适应证。

(一)非手术治疗

1.放疗

术前放疗可缩小癌肿体积、降低癌细胞活力,提高手术切除率,降低术后复发率;术后放疗适用于晚期癌肿、T_3 直肠癌且术前未经放疗和术后局部复发者。

2.化疗

术前辅助化疗有助于缩小原发灶,使肿瘤降期,提高手术切除率及降低术后复发率;术后化疗可杀灭残余肿瘤细胞。给药途径有静脉给药、区域动脉灌注、温热灌注及腹腔置管灌注给药等,以静脉给药为主。化疗方案主要有:①FOLFOX 方案,奥沙利铂、氟尿嘧啶和亚叶酸钙联合用药;②MAYO 方案,氟尿嘧啶和亚叶酸钙联合用药;③XELOX方案,为奥沙利铂和卡培他滨联合用药。大量文献报道,Ⅲ、Ⅳ期大肠癌患者应用术前新辅助化疗和术后辅助化疗疗效显著;而对中低位、中晚期直肠癌建议术前应用新辅助放化疗,但Ⅰ期大肠癌患者不建议使用。

3.其他治疗

(1)中医治疗:应用补益脾肾、调理脏腑、清肠解毒的中药制剂,配合放化疗或手术后治疗,可减轻不良反应。

(2)局部治疗:对低位直肠癌致肠腔狭窄且不能手术者,可用电灼、液氮冷冻和激光凝固烧灼等局部治疗或放置金属支架扩张肠腔,以改善症状。

(3)基因治疗、靶向治疗、免疫治疗等目前尚处于开发、研究阶段。

(二)手术治疗

1.根治性手术

(1)结肠癌根治性手术:切除范围包括癌肿、两端足够的肠段及其所属系膜和区域淋巴结。①右半结肠切除术:适用于盲肠、升结肠、结肠肝曲癌。切除范围包括右半横结肠、升结肠、盲肠及长 15~20cm 的末端回肠及其系膜和区域淋巴结,做回肠与横结肠端端或侧端吻合;对于结肠肝曲癌,还须切除横结肠和胃网膜右动脉组淋巴结。②横结肠切除术:适用于横结肠癌。切除范围包括肝曲或脾曲的整个横结肠、胃结肠韧带的淋巴结组,行升结肠和降结肠端端吻合。③左半结肠切除术:适用于结肠脾曲癌和降结肠癌。切除范围包括左半横结肠、降结肠、部分或全部乙状结肠及其相应的系膜及区域淋巴结,做结肠间或结肠与直肠端端吻合。④乙状结肠癌根治切除术:根据乙状结肠的长短和癌肿所在部位,切除全部乙状结肠和降结肠,或切除全部乙状结肠、部分降结肠和部分直肠及其系膜和区域淋巴结。

（2）直肠癌根治性手术：切除范围包括癌肿、两端足够的肠段、受累器官的全部或部分、周围可能被浸润的组织及全直肠系膜。根据癌肿的部位、大小、活动度、细胞分化程度及术前控便能力等选择手术方式。①局部切除术：适用于早期瘤体小、T_1、分化程度高的直肠癌。手术方式包括经肛门局部切除术、骶后径路局部切除术。②腹会阴联合直肠癌根治术：即 Miles 手术，适用于腹膜返折以下的直肠癌。切除范围包括全部直肠、肠系膜下动脉及其区域淋巴结、全直肠系膜、肛提肌、坐骨直肠窝内脂肪、肛管与肛门周围 3～5cm 的皮肤、皮下组织及全部肛门括约肌，并在左下腹行永久性乙状结肠单腔造口。③直肠低位前切除术（LAR）：又称经腹直肠癌切除术，即 Dixon 手术，适用于腹膜返折线以上的直肠癌。原则上是以根治性切除为前提，要求远端切缘距癌肿下缘 2cm 以上。由于吻合口在齿状线附近，术后的一段时期内患者控制排便功能较差，可能会出现便次增多。推荐在低位吻合、超低位吻合后行临时性横结肠造口或回肠造口。④其他：直肠癌侵犯子宫时，可一并切除子宫，称为后盆腔脏器清扫术；直肠癌侵犯膀胱时，行直肠和膀胱（男性）或直肠、子宫和膀胱（女性）切除，称为全盆腔脏器清扫术。

2.姑息性手术

（1）大肠癌并发急性肠梗阻的手术：结肠癌患者并发急性闭袢性肠梗阻时，需在完善胃肠减压、纠正水、电解质、酸碱平衡失调等术前准备后行紧急手术。若为右半结肠癌并发急性肠梗阻，可行右半结肠切除、一期回肠结肠吻合术；若患者全身情况差，可先行盲肠造口解除梗阻，待病情稳定后再行二期根治性手术；若癌肿不能切除，可行回肠横结肠侧侧吻合。若为左半结肠癌并发急性肠梗阻，亦可手术切除、一期吻合；若肠管扩张、水肿明显，多先行癌肿切除、近端造口，远端封闭，待肠道充分准备后，再行二期根治性手术；对肿瘤不能切除者，则行姑息性结肠造口。晚期直肠癌患者若并发肠梗阻，则行乙状结肠双腔造口。

（2）局部癌肿尚能切除但已发生远处转移的手术：若体内存在孤立转移灶，可一期切除原发灶及转移灶；若转移灶为多发，仅切除癌肿所在的局部肠段，辅以局部或全身放疗和化疗。

（3）Hartmann 手术：对于全身一般情况很差，不能耐受 Miles 手术或急性肠梗阻不宜行 Dixon 手术的直肠癌患者，适宜行经腹直肠癌切除、近端造口、远端封闭手术。

八、护理

（一）护理评估

1.健康史

了解患者年龄、性别、饮食习惯，既往是否患过结、直肠慢性炎性疾病，结、直肠腺瘤以及手术治疗史。有无家族性结肠息肉病，家族中有无患大肠癌或其他恶性肿瘤者。

2.身体状况

由于癌肿部位、类型和大小不同，大肠癌的临床表现也有差异。

（1）结肠癌。

1）排便习惯与性状改变：常为最早出现的症状，表现为排便次数增加，腹泻、便秘交替出现，粪中带血或黏液。

2）腹痛：也是早期症状之一，表现为定位不确切的隐痛或仅有腹部不适或腹胀。肠梗阻时则腹痛加重或为阵发性绞痛。

3)全身表现:不明原因的贫血、乏力、低热、体重减轻或消瘦等表现。

4)肠梗阻表现:一般属于结肠癌的晚期症状,多为不完全性肠梗阻表现,严重者可表现为完全性肠梗阻症状。

5)腹部可扪及肿块:多为癌肿本身,坚硬,表面呈结节状。

结肠癌的部位不同,临床表现也有区别:右半结肠与左半结肠相比,肠腔较大,一般不易发生肠梗阻,因此右半结肠癌以全身表现与腹部肿块为主要临床表现特点。而左半结肠肠腔较小,加之癌肿浸润,极易引起肠腔环状狭窄,因此左半结肠癌以肠梗阻和大便性状改变为主要临床表现特点。

(2)直肠癌:早期无明显症状,癌肿发展到溃疡或感染时才出现症状。

1)直肠刺激症状:表现为排便不适、排便不尽感、便意频繁、腹泻、里急后重等。

2)癌肿溃疡与感染症状:大便表面带血及黏液,感染严重者出现脓血便,大便次数增多。

3)肠狭窄症状:癌肿突入肠腔造成肠管狭窄,初起使大便变形、变细;癌肿造成肠管部分梗阻后,有腹胀、阵发性腹痛、肠鸣音亢进、大便困难等表现。

3.心理—社会状况

患者及其家属是否了解疾病和手术治疗的相关知识,患者及其家属对有关结、直肠癌的健康教育内容了解和掌握程度等,患者及其家属是否接受手术及手术可能导致的并发症。了解患者和家属的焦虑和恐惧程度及进一步治疗的经济承受能力。

(二)常见的护理诊断/问题

1.焦虑/恐惧

与癌症、手术及担心造口影响生活、工作等有关。

2.知识缺乏

缺乏疾病和手术的相关知识。

3.生活自理能力低下

与手术创伤、术后引流及结肠造口有关。

4.自我形象紊乱

与结肠造口的建立和排便方式改变有关。

5.潜在并发症

出血、感染、吻合口瘘、造口缺血坏死或狭窄及造口周围皮炎等。

(三)护理措施

1.术前护理

除一般术前常规护理外,应特别重视以下几方面。

(1)心理护理:应了解患者的心理状况,有计划地向患者介绍手术方案和手术治疗的必要性,介绍结肠造口术的知识。增强患者对治疗的信心,使患者能更好地配合手术治疗和护理,同时也应取得患者家属的配合和支持。

(2)维持足够的营养:术前应尽量多给予高蛋白、高热量、高维生素、易消化的少渣饮食。纠正贫血和低蛋白血症,提高患者对手术的耐受力,利于术后康复。

(3)胃肠道准备:其目的是使肠道内的粪便排空,减少肠道细菌数量,防止腹腔和切口感染。胃肠道准备包括下列几方面。

1)控制饮食:术前 3 天进流质饮食;有肠梗阻者应禁食补液。

2)清洁肠道:术前 3 天给予口服番泻叶或术前 2 天给予泻药,术前 2 天晚上用肥皂水做清洁灌肠;术前一晚或术晨用肥皂水清洁灌肠。

3)口服肠道杀菌剂:术前口服肠道不吸收的抗生素及甲硝唑,减少肠道细菌。同时肌内注射维生素,因使用肠道杀菌药时,抑制了大肠杆菌的生长,使维生素 K 的合成减少,因此需补充维生素 K。

4)其他准备:术前应全面检查心、肺、肝、肾等重要器官功能。有贫血者可输入浓缩红细胞或全血,改善患者全身状况;术日晨禁食,放置胃肠减压管和导尿管;女患者如肿瘤已侵犯阴道后壁,术前 3 天每晚需冲洗阴道;教会患者深呼吸、咳嗽、翻身和肢体运动方法。

2.术后护理

(1)体位:术后病情平稳,可改为半卧位,以利于呼吸和腹腔引流。

(2)严密观察病情变化:①生命体征:每 30 分钟测记体温、脉搏、呼吸、血压 1 次,24 小时后改为每 6 小时测量 1 次,直至血压平稳;②观察手术切口有无渗血和感染;③观察骶骨前引流管是否通畅及记录引流液的量、性质和颜色;④观察体温,及时发现切口感染、腹腔脓肿及吻合口瘘;⑤观察腹部情况,注意肠梗阻发生。

(3)饮食:术后禁食,应补充适量的水、电解质和维生素。至肠功能恢复或肠造口开放后进流质饮食,逐步过渡至半流质饮食、软食,应选择易消化的少渣饮食。

(4)应用抗生素:由于肿瘤患者免疫功能低下,抵抗力降低,结直肠癌手术创面大,暴露时间长,尽管术前经过胃肠道准备,术后仍有可能发生切口或腹腔感染,为防止感染常用甲硝唑、庆大霉素或卡那霉素等有效抗感染药物。

(5)术后尿潴留:直肠癌根治术易损伤骶部神经或造成膀胱后倾而致尿潴留,故术后均需放置导尿管。术后 5～7 天开始训练膀胱舒缩功能,即夹管 3～4 小时开放 1 次。如功能基本恢复正常,可拔管。

(6)结肠造口的护理:结肠造口是将近端肠管固定于腹壁下,粪便由此排出,故又称人工肛门。护理时应注意以下几方面。

1)观察造口有无异常:结肠造口一般于术后待肠蠕动恢复后开放。要注意肠管有无回缩、黏膜水肿、出血、坏死、狭窄等情况。

2)保护腹部切口:造口开放早期,粪便稀薄,次数多。患者应取左侧卧位,并用塑料薄膜将腹部切口与造口隔开,其目的是防止粪便污染腹部切口,导致切口感染。

3)保护肠造口周围皮肤:造口开放初期,稀薄粪便不断流出,对腹壁皮肤刺激大,易引起皮肤糜烂。因此,每次更换清洁造口袋时,须用中性肥皂或 5% 氯己定棉球清洁造口周围皮肤,并涂以复方氧化锌软膏,防止皮肤受损造成皮炎或皮肤糜烂。

4)并发症的观察与护理:具体如下。①造口坏死、感染:观察造口血液循环情况,如有无肠黏膜颜色变暗、发紫、发黑等异常情况。②造口狭窄:为预防造口狭窄,术后 1 周开始扩张造口,每周 2 次,每次 5～10 分钟,持续 3 个月。操作时指套上涂以液状石蜡,手指沿肠腔方向逐渐深入,动作宜轻柔,忌用暴力,以免损伤造口或肠管。③肠梗阻:观察患者有无腹痛、恶心、呕吐、腹胀、停止排气排便等症状。④便秘:为防止便秘,应鼓励患者多吃蔬菜、水果及早期多活动。如进食后3天未排便,可用液状石蜡或肥皂水灌肠。但注意压力不能过大,以防肠穿孔。

(5)加强对患者自我护理结肠造口知识的指导:具体如下。①正确使用人工肛门袋。要求袋口大小合适,袋口对准造口盖紧,袋囊向下,并用弹性腰带将肛门袋系于腰间。除使用一次性肛门袋外,肛门袋要勤倒、勤洗,可用5%洗必泰溶液浸泡30分钟后洗净备用。如造口周围皮肤湿润,应及时清洁、擦干,防止皮炎。②传授饮食方面知识。告知患者尽量吃产气少、易消化的少渣饮食;忌食生冷、辛辣刺激性食物;避免进食易引起便秘的食物,如玉米、核桃及煎的食物;避免进食易引起腹泻的食物,如绿豆、啤酒等;避免进食易引起产气的食物,如洋葱、豆类等。③改善患者在日常社交活动中的知识不足。造口患者因害怕腹泻、便秘、排气多或身上有粪臭味,而不敢参加正常的社交活动。但经过一段时间的实践,可对造口排便逐渐适应,此时可恢复正常生活,参加适量的运动和社交活动。

(四)健康教育

(1)指导患者正确使用人工肛门袋,保护造口周围皮肤。

(2)指导患者生活要有规律,心情要舒畅。

(3)指导患者的饮食。

(4)嘱患者出院后,一般3~6个月应到医院定期复查。

(5)会阴部创面未愈合者,出院前应教会患者自己清洁创面,更换敷料。

(杜新玲)

第三章　甲状腺疾病

第一节　甲状腺癌

甲状腺癌是最常见的甲状腺恶性肿瘤,约占全身恶性肿瘤的 1%,近年来发病率呈上升趋势。甲状腺癌可发生在各个年龄阶段。

一、甲状腺的生理解剖

甲状腺是人体最大的内分泌腺体,其滤泡细胞可分泌甲状腺素,调节人体的代谢;滤泡旁细胞分泌降钙素,参与人体内钙离子的代谢。甲状腺由左右两个侧叶和峡叶构成。峡部多数位于第 2~4 气管环范围内,亦可缺如。甲状腺血供丰富,供应动脉来自甲状腺上动脉和甲状腺下动脉。甲状腺的静脉网逐步汇集成静脉干。上部静脉干与动脉伴行,且恒定。而中、下部者不与动脉伴行,且变异多。甲状腺上、中静脉入颈内静脉,甲状腺下静脉入无名静脉。两侧喉返神经均紧贴甲状腺侧叶的背面,在环甲关节处入喉。喉上神经的分支,贴近甲状腺上动脉的后上方。甲状旁腺位置数目均不恒定,一般为上、下两对。绝大多数甲状旁腺位于甲状腺真、假被膜之间。

甲状腺的功能比较复杂,主要是摄取和储存碘,以及合成和分泌甲状腺激素。乳头状腺癌、滤泡状腺癌、髓样癌、未分化癌及淋巴瘤、转移癌、肉瘤等其他类型。我们常说的甲状腺癌主要指前 4 种,其中乳头状腺癌和滤泡状腺癌合称为分化型甲状腺癌,占甲状腺癌的 90% 以上。

二、病因和预防

(一)病因

1.癌基因及生长因子

癌基因的突变及多肽生长因子被认为与甲状腺癌的发病有关。

2.电离辐射

电离辐射是目前甲状腺癌唯一的已明确的致病因素,电离辐射包括医源性的外放射接触、放射线泄漏污染、医源性内放射或核爆炸后含碘放射性核素的摄入。但有统计显示,仅有 9% 的甲状腺癌与射线暴露、接触史有关。

3.碘与甲状腺癌

饮食中碘的含量过低或过高都可能导致甲状腺癌的发生,如在碘缺乏地区,多发生滤泡状癌;而在高碘摄入地区,如冰岛、挪威等国家及我国沿海地区多发生乳头状癌。目前国内外针对碘与甲状腺乳头状癌发病的相关性研究多数仍停留在宏观流行病学水平,碘与甲状腺乳头状癌在分子水平的相关性仍不清楚。

4.性别与女性激素

甲状腺癌发病性别差异较大,女性明显高于男性。少数报道髓样癌男女发病率相似。

5.家庭因素

在一些甲状腺癌患者中,也可发现一个以上家庭成员同患甲状腺乳头状癌,如 Stoffer 等报道,甲状腺乳头状癌家族中 3.5%～6.2%同患甲状腺癌。

6.其他

一些甲状腺增生性疾病,如腺瘤样甲状腺肿和功能亢进性甲状腺肿,分别有约 5%及 2%合并甲状腺癌。多年生长的甲状腺瘤,偶可发生癌变。

(二)预防

(1)积极参加普查、定期健康体检,早期发现、早期诊断、早期治疗。

(2)对良性甲状腺腺瘤、结节性甲状腺肿等应及时手术治疗。

(3)缺碘地区食用碘盐。

三、病理分类和临床分期

(一)甲状腺癌常见的组织学病理分型

1.乳头状腺癌

乳头状腺癌起源于甲状腺滤泡上皮,占 60%～80%,治疗后预后好。

2.滤泡状腺癌

滤泡状腺癌也起源于甲状腺滤泡上皮,占 10%～28%(国外有另分一类嗜酸细胞腺癌,国内没有划分,归入滤泡状腺癌)。治疗后预后好。

3.髓样癌

髓样癌起源于甲状腺滤泡旁细胞或称 C 细胞,占 3%～10%。

4.未分化癌

未分化癌恶性程度高,占 3%～8%。

(二)临床分期

分化型甲状腺癌与其他癌不同的是需结合年龄分期。45 岁前的分化型甲状腺癌无论大小,淋巴结及远处有无转移均列为Ⅰ(M0)、Ⅱ(M1)期,45 岁以后才分Ⅰ～Ⅳ期;髓样癌分Ⅰ～Ⅳ期;未分化癌均属Ⅳ期。

四、临床表现

1.乳头状腺癌

乳头状腺癌可发生在任何年龄,男女都可发生,但最常见于中、青年女性。多数为单发,少数为多发伴有结节性甲状腺肿、腺瘤。肿物大小不一,病史长,平均为 5 年。大部分的病例除甲状腺区有一无痛性肿块外很少有其他症状,一般活动度尚好。典型的乳头状腺癌常伴有同侧颈部淋巴结转移,其转移率为 50%～70%。患者因多无自觉不适,且生长缓慢,故一般就诊较晚。

2.滤泡状腺癌

滤泡状腺癌属于分化型甲状腺癌,较乳头状腺癌少见,居第 2 位。其患者的平均年龄较乳头状腺癌者大。播散途径虽可经淋巴转移,但主要是通过血行转移到肺、骨等。有些滤泡状腺癌可在手术切除后相隔很长时间才见复发,但其预后不及乳头状腺癌好。

3.髓样癌

髓样癌发生于甲状腺滤泡旁细胞,又称 C 细胞的恶性肿瘤,C 细胞的主要特征为分泌降钙素及多种物质,包括癌胚抗原,并产生淀粉样物等,20%～30%的髓样癌患者可出现顽固性水样腹泻。本病除合并内分泌综合征外,一般临床表现与其他类型甲状腺癌基本相似。主诉主要为颈前肿物,多数生长缓慢,病程较长,80%～90%为散发型,10%～20%为家族型。因为 C 细胞主要位于腺叶上极,因此散发癌典型表现为上极结节,50%以颈部淋巴结转移为首发症状,15%散发患者表现为上消化道或呼吸道受压或受侵,5%～10%的患者表现为肺或骨转移症状。

4.未分化癌

甲状腺未分化癌是一种侵袭性强、高度恶性的肿瘤。肿瘤生长迅速,质硬而不规则,一般在短期内很快弥漫累及整个甲状腺,浸润气管、肌肉、神经和血管,引起吞咽和呼吸困难。病情进展快,较早可出现颈淋巴结转移和远处转移,常有肺转移、骨转移等。显微镜下见癌组织主要由分化不良的上皮细胞组成,细胞呈多形性,常见核分裂象。

五、诊断

(一)体格检查

1.颈前肿物

多为无意中发现,可为单发或多发,随吞咽上下移动。肿物质硬、边界不清、缓慢生长(甲状腺未分化癌则肿瘤生长迅速)。

2.颈部肿物

为颈部肿大的转移淋巴结,有时未发现甲状腺肿物或甲状腺肿物很小,而颈部淋巴结转移却很明显,成为第一症状。

3.周围结构受侵的症状

由于周围结构的侵犯而出现相应的症状,如喉返神经受侵或受压表现为声音嘶哑,气管、食管受侵或受压则表现为呼吸困难或吞咽困难等。

(二)超声诊断检查

超声是甲状腺肿瘤最方便、经济、实用的诊断手段之一。超声可以探测到直径 0.2cm 的甲状腺结节。随着超声技术与医生经验水平的提高,许多原本不易发现的隐匿性甲状腺癌被检测出来,使甲状腺微癌的发病率明显增加,同时也使得甲状腺癌的发病率明显增加。

(三)细针穿刺细胞学检查

细针穿刺细胞学检查(FNAC)是一项较成熟的诊断技术,不但可术前定性,而且可分型。事实证明,FNAC 较其他常规检查方法优越,操作简便,损伤小,诊断率高,价格低廉。即使微小病灶,在 B 超引导下做 FNAC 也可使不少病例得到诊断。细针穿刺假阴性在 5%~15%,假阳性 1%左右。

(四)CT 或 MRI 检查

主要用于了解病变范围。颈部及上纵隔的增强 CT 或 MRI 检查可作为甲状腺癌诊断的首选影像学检查。CT 能显示肿物与大血管、喉返神经、甲状旁腺、颈段食管的关系,肿瘤是否侵犯气管壁及侵入气管内,肿瘤向胸骨后及上纵隔延伸情况和纵隔内淋巴转移情况,对医生手术操作很有帮助。MRI 检查能行冠状位、矢状位及横断多位成像,提供良好的软组织对比,对甲状腺癌的诊断有较高的价值。

(五)实验室检查

检测血清 T_3、T_4、TSH,以确定有无甲状腺功能亢进。对于甲状腺手术后长期补充甲状腺素片患者,应定期测定 T_3、T_4、TSH,如果给药剂量不足,TSH 水平会升高,反之则降低,所以测定 TSH 可以作为调节甲状腺素片剂量的一个依据。甲状腺球蛋白(TG)在全甲状腺切除术后如持续升高提示有转移或复发可能。临床疑为髓样癌的患者要测定血浆降钙素的水平,如果在正常最高值 300pg/L 以上有诊断价值。

六、治疗

治疗原则以外科手术切除为主。无论病理类型如何,只要有指征就应尽可能手术切除。因甲状腺癌对放疗敏感性差,单纯放疗对甲状腺癌的治疗并无好处。但对于手术后有残留者,术后放疗有一定价值。

(一)乳头状腺癌的治疗

1.原发病灶及颈淋巴结的外科治疗

甲状腺癌手术治疗应彻底。一旦确诊为甲状腺癌,无论术前是否有中央区淋巴结转移的证据,都应常规清扫中央区淋巴结。颈部淋巴结通常分为 6 区。甲状腺癌最常见的颈淋巴结转移部位在颈前区、左颈侧区、右颈侧区、纵隔内。一般情况下,患侧腺叶加峡部切除＋中央区淋巴结清扫术为较为合适的术式,双侧甲状腺癌患者主要行全甲状腺切除＋双侧中央区淋巴结清扫术。峡部甲状腺癌主要行双侧甲状腺次全切除＋双侧中央区淋巴结清扫术。对临床查体及 CT、B 超检查未发现淋巴转移者,即 cN_0 的病例,仅行Ⅵ区颈清扫术,不主张行预防性颈清扫术(Ⅱ~Ⅴ区)。对术前诊断明确有侧颈区淋巴结转移者应予以该侧颈淋巴结清扫术。术后需定期随访。

2.外放疗

乳头状腺癌对放射线敏感性较差,而且甲状腺邻近组织,如甲状软骨、气管软骨、食管以及脊髓等,均对放射线耐受性较低,大剂量照射常引起严重并发症,一般不宜采用。尤其作为常规术后辅助放疗更属错误,仅对镜下或肉眼有残留者,可以辅以放疗,常用放疗剂量为 50~60Gy,有姑息治疗的效果。

3. ^{131}I 治疗

主要用于治疗甲状腺癌的远处转移。一般需先行全甲状腺切除术,以增强转移癌对碘的浓集。癌组织的吸碘能力与其病理组织结构有关,一般癌组织中含滤泡结构越多,越完整,胶质越多,其浓集碘的能力越高,癌组织分化越差,吸碘越少,未分化癌几乎不吸碘,滤泡状腺癌吸碘较多,次之为乳头状腺癌。本疗法可并发骨髓抑制、生殖功能抑制或黏液性水肿等,肺转移者常并发放射性肺炎,弥散性肺转移者可致肺纤维化,少数可并发再生障碍性贫血或白血病。

4. 内分泌治疗

甲状腺素可抑制脑垂体前叶促甲状腺激素的分泌,从而对甲状腺组织的增生起到抑制作用,但是否可以抑制肿瘤的复发,目前尚无有力的证据证实。目前使用的左甲状腺素或甲状腺素片,仅起替代作用。常用剂量左甲状腺素每天 $50\sim100\mu g$ 或甲状腺素片每天 $40\sim80mg$。

5. 化疗

一般化疗对乳头状腺癌敏感性很差,目前主要用于不能手术或远处转移的晚期癌,常用药物多柔比星、顺铂,有时可以起到姑息治疗作用,但不做常规术后化疗。

(二)滤泡状腺癌的治疗

原发病灶的治疗原则基本与乳头状腺癌相同。因本型较少发生淋巴结转移,所以除临床上已出现颈淋巴结转移时行颈淋巴结清扫术,一般不做选择性清扫术。由于滤泡状腺癌具有吸碘功能,所以即使证实有远处转移,可以将原发病灶切除,其远处转移灶可留待以后做^{131}I治疗。

(三)髓样癌的治疗

甲状腺髓样癌恶性程度介于分化型和未分化型之间,对放疗中度敏感,对化疗不敏感,手术是治疗的最有效手段。原发病灶处理原则如同乳头状腺癌,手术原则与分化型甲状腺癌相同,cN$_0$时仅清扫Ⅵ区,在发现颈淋巴结转移时行颈清扫术,有肿瘤残存时做术后放疗。血清降钙素检测可用于肿瘤术后复发观察指标。术前血清降钙素升高的患者,如果术后血清降钙素恢复正常,再次上升表示有肿瘤复发;术后血清降钙素一直高于正常者,有可能肿瘤未切净或有其他部位转移。

(四)未分化癌的治疗

甲状腺未分化癌甚难控制,目前尚无较为满意的治疗方法。未分化癌病情发展很快,出现颈部肿物后增长迅速,1~2周内肿物可固定,出现声音嘶哑、呼吸困难。大多数患者就诊较晚,失去根治性或姑息性的手术治疗机会。有时手术目的是为了解决呼吸道梗阻,仅做气管切开。对少部分原发肿瘤较小的病例,尽量采用手术切除,然后行气管切开或气管造口术,术后给予放疗及化疗,有 40% 的患者可获治愈。大多数病例预后很差,多数在 1 年内死亡,5 年生存率仅5%~15%。唯有对病灶较小适宜手术的还应积极争取做根治性手术,术后辅以放疗,亦可得到一定的疗效。也有少数报道用化疗加放疗,可取得一定的效果。

(五)远处转移的治疗

对于分化型甲状腺癌的远处转移,以肺转移最为多见,其次为骨转移。由于分化型甲状腺癌的转移灶具有摄取放射性^{131}I的功能,在去除全部正常甲状腺组织后,约80%的转移灶细胞

有摄取放射性 ^{131}I 的能力,形成对转移灶的内放射,从而达到治疗的目的。^{131}I 治疗肺转移有效率为 $60\%\sim70\%$,骨转移 $30\%\sim40\%$,且甲状腺癌恶性程度低,对放化疗不敏感,可带瘤生存很长时间。因此,对于有远处转移的分化型甲状腺癌不能放弃治疗,仍要积极治疗。在手术切除全部残存的甲状腺组织和颈部的转移灶后,采用 ^{131}I 治疗远处转移灶。有部分肺转移的患者在经过多次 ^{131}I 治疗后,转移灶完全消失并长期生存。由于甲状腺髓样癌和未分化癌无摄取 ^{131}I 的功能,因此 ^{131}I 治疗对这两种癌无效。

目前,人们已经注意到 ^{131}I 治疗甲状腺癌的风险性问题,发现治疗后乳腺癌、膀胱癌和白血病发病率升高,需慎用。特别对儿童和青年患者,治疗剂量最好用小剂量而又能达到最满意的效果。术后 ^{131}I 治疗的同时,应予以适量的甲状腺素治疗。

七、护理

(一)手术治疗的护理

1.术前护理

(1)甲状腺癌患者多为女性,她们一方面对诊断为甲状腺癌紧张,又对手术治疗有顾虑,应耐心解释,以消除其顾虑,并使之配合治疗、术前检查。参照外科手术前准备。

(2)手术体位训练:为了能让患者在手术前就能适应头低肩高位的特殊体位,提高患者对手术的耐受性,有效地减少或降低术中和术后不良反应的发生率,在术前应指导患者进行手术体位训练。练习时取仰卧位,肩胛部垫枕,使颈部呈过伸位,充分暴露颈前区。体位训练应循序渐进,根据患者的耐受程度逐渐增加垫枕的高度和持续的时间,直到患者可以坚持 2 小时。

2.术后护理

(1)密切观察患者的面色、呼吸、血压、脉搏和体温,及时发现病情变化。

(2)患者麻醉清醒后,如生命体征平稳可取半卧位,以利呼吸和切口渗液引流。

(3)甲状腺术后切口引流接负压吸引,以排除颈内积液和积气,使术后残腔迅速消失,利于切口愈合。

(4)应保持引流管通畅,注意引流液的颜色及量,并准确记录。

(二)术后并发症的观察和护理

1.出血

(1)主要由于血管结扎线松脱,常发生于术后 24 小时内,表现为颈部切口肿胀,锁骨上窝消失,触之有波动感,切口渗血较多,引流液色深,有沉淀或凝血带,1 小时引流量可超过 $100mL$。

(2)立即通知医生,根据医嘱予以止血药物及持续负压吸引,必要时行急诊止血术。

(3)密切观察呼吸情况,如因血肿压迫气管造成呼吸困难或窒息,准备气管切开用物,做好抢救配合。情况紧急,也可用 16 号粗针头行环甲膜穿刺,建立有效气道,再行进一步处理。

2.呼吸困难

除手术后出血外,喉头水肿、气管软化、两侧喉返神经损伤导致声带正中位麻痹均可引起呼吸道阻塞。除轻度喉头水肿,可通过半卧位、吸氧和静脉注射地塞米松而得以改善外,一般均需行气管切开以改善呼吸状况。术后应密切观察患者呼吸情况,保持气管通畅,发现异常及时与医生取得联系。

3.喉上及喉返神经损伤

(1)喉上神经损伤:术后患者出现呛咳,喉上神经内支损伤后于进流质时引起误咽,喉上神经外支损伤可造成声带松弛,发音声调下降,影响发高音。

(2)喉返神经损伤:术后患者出现声音嘶哑,有时亦有呛咳或呼吸困难。一侧喉返神经损伤可无临床症状(后支损伤),绝大多数出现发音嘶哑(全支或前支损伤),两侧喉返神经损伤可以造成窒息,使患者失音。

(3)呛咳时,嘱患者不要紧张,一般采用抬头进食、低头吞咽的姿势,小口慢咽,尽量干食即可缓解呛咳现象。

(4)口服一些营养神经的药物保护声带,少讲话多休息,一段时间后即可恢复。

4.手足抽搐

(1)术中误将甲状旁腺切除、挫伤或将供应甲状旁腺的血管结扎,引起甲状旁腺功能低下,多在术后1~4天出现,一般数周可恢复。

(2)轻者手足麻木和僵硬感,重者手足抽搐,甚至呼吸肌痉挛。

(3)应急处理:急抽血查血钙、血磷,根据医嘱缓慢静脉注射10%葡萄糖酸钙10~20mL,酌情补充钙剂,提高血钙浓度,缓解全身症状。

5.甲状腺危象

(1)术前准备好者,术后发生危象罕见,病因尚不清楚,可能因甲状腺大部分切除后血液中蛋白结合碘含量减少,因此认为手术后血液内甲状腺素含量减少,失去平衡,是发生危象的原因。

(2)临床表现:术后12~36小时内发热、脉快而弱(每分钟在120次以上)、烦躁、谵妄,常伴有呕吐、水泻。

(3)甲状腺危象治疗原则:立刻用镇静药、碘剂、氢化可的松,并采取降温、大量静脉输注葡萄糖溶液、吸氧等措施,有心力衰竭者加用洋地黄制剂。

6.声门水肿

(1)多发生在反复进行气管插管或插管时间过长时,尤其术中损伤喉返神经者。

(2)常发生在术后24~48小时,表现为呼吸困难并有喉鸣音,处理不及时可产生致命性后果。护理人员在工作中不能一味相信监护仪的数据,应多听患者的主诉,有时代偿期患者的氧饱和度仍可达100%,但患者会有胸闷、呼吸困难的主诉。

(3)可据医嘱静脉滴入地塞米松10~20mg,或地塞米松雾化吸入,必要时行气管切开术,保证患者呼吸道通畅。

7.乳糜漏

(1)主要发生在左颈淋巴结清扫术后,损伤胸导管,未经结扎或不完全阻断时乳糜液外溢。

(2)大多于术毕第2~3天出现。外漏的液体逐渐增加,外观为白色、均匀、无臭、无絮状块。

(3)处理:一旦发现乳糜漏,应立即给予持续负压吸引,保证有效负压,局部加压包扎或用沙袋局部压迫。在此期间给予低脂清淡饮食。如果乳糜漏量多,每天达到600mL以上,且超过 1 周不愈者,应考虑为胸导管的主干损伤,可行胸导管结扎术。

8.甲状腺功能减退

多由于手术中切除甲状腺过多引起。患者可出现疲倦乏力、少言懒语、嗜睡、健忘等症状。宜服用甲状腺素片治疗。

9.功能性颈淋巴结清扫术后功能锻炼

功能性颈侧区淋巴结清扫术后,可能会出现患侧上肢水肿或不适感,可抬高患侧上肢,以利于淋巴回流,减轻水肿,同时可指导患者进行患侧上肢的功能锻炼,如握拳、前臂伸屈运动等。

(三)健康教育

(1)规律作息,术后机体功能恢复后可以正常工作学习。

(2)饮食指导:沿海城市患者,术后需控制含碘食物的摄入。

(3)正确的服药指导:甲状腺手术后必须接受终身的甲状腺素的治疗,一方面纠正甲状腺功能低下,另一方面促使 TSH 受抑制,减少 TSH 对残余甲状腺癌组织的刺激,抑制肿瘤的生长和复发。目前常用的 TSH 抑制药物为左甲状腺素片,主要成分为 T_4 左旋体,在周围组织中脱碘形成 T_3,常用剂量 $50\sim100\mu g/d$。剂量过大时可出现甲状腺功能亢进的症状,如多汗、心悸、神经兴奋、失眠等;反之,当剂量不足时可出现甲状腺功能减退的症状。遇到以上两种情况时,可到医院检测血清 T_3、T_4、TSH,以指导甲状腺制剂的用量。

(4)定期随访:术后每 3 个月随访 1 次。

(高寒冰)

第二节　甲状腺功能亢进

甲状腺功能亢进(简称甲亢)是各种原因所致循环血液中甲状腺素异常增多,出现以全身代谢亢进为主要特征的疾病总称。按引起甲亢的病因可分为原发性甲亢、继发性甲亢和高功能腺瘤三类。①原发性甲亢:最常见,占甲亢的 $85\%\sim90\%$,患者多为 $20\sim40$ 岁,男女之比为 $1:(4\sim7)$。腺体呈弥散性肿大、两侧对称;常伴眼球突出,故又称"突眼性甲状腺肿"。②继发性甲亢:较少见,患者年龄多在 40 岁以上。主要见于单纯性甲状腺肿流行区,患者先有多年结节性甲状腺肿史,腺体呈结节状肿大。两侧多不对称;继而逐渐出现甲状腺功能亢进症状,易发生心肌损害;无突眼。③高功能腺瘤:少见,甲状腺内有单发的自主性高功能结节,结节周围的甲状腺组织呈萎缩性改变,少见,无突眼。

一、病因和发病机制

1.自身免疫病

患者体内 T、B 淋巴细胞功能缺陷可合成多种针对自身甲状腺抗原的抗体,其中一种甲状腺刺激免疫球蛋白可以直接作用于甲状腺细胞膜上的促甲状腺激素(TSH)受体,刺激甲状腺细胞增生,分泌亢进,这是本病主要原因。

2.诱发因素

研究证明,本病是在遗传的基础上,因感染、精神创伤、劳累等应激因素破坏机体免疫稳定性而诱发。

二、临床表现

1.局部

(1)甲状腺呈弥散性、对称性肿大,随吞咽上下移动,质软、无压痛,有震颤及杂音,为本病主要体征。

(2)突眼症:不到半数的 GD 患者有突眼,突眼为眼征中重要且较特异的体征之一。典型突眼双侧眼球突出、睑裂增宽。严重者眼球向前突出、瞬目减少、上眼睑挛缩、睑裂宽;向前平视时,角膜上缘外露;向上看物时,前额皮肤不能皱起;看近物时,眼球聚合不良;甚至伴眼睑肿胀肥厚、结膜充血水肿。

2.全身

(1)高代谢综合征:T_3、T_4 分泌过多,促进营养物质代谢,患者产热与散热明显增多,出现怕热、多汗,皮肤温暖湿润,低热等,多食善饥,体重下降。

(2)神经精神系统症状:神经过敏,多言好动,易激动,紧张焦虑,注意力不集中,记忆力减退,失眠,腱反射亢进,伸舌和双手前伸有细震颤。

(3)心血管系统症状:心悸,脉快有力,脉搏常在 100 次/分以上,休息和睡眠时间仍快是其特征性表现,脉压增大。

(4)消化系统症状:食欲亢进,消瘦;过多甲状腺激素刺激肠蠕动增加,大便次数增多等。

(5)其他:肌无力,肌萎缩,甚至甲亢性肌病等;女性患者月经量减少,闭经不孕;男性患者阳痿,乳房发育,生育能力下降等。

三、诊断

甲亢主要依靠临床表现,结合辅助检查进行诊断。常用的辅助检查方法如下。

1.基础代谢率(BMR)的测定

基础代谢率是指人体在清醒而又极端安静的状态下,不受肌肉活动、环境温度、食物及精神紧张等影响时的能量代谢率。可根据脉压和脉率计算或用基础代谢率测定器测定,前者较简便,后者可靠。常用计算公式为:基础代谢率(%)=(脉率+脉压)−111,以 ±10% 为正常,+20%～+30% 为轻度甲亢,+30%～+60% 为中度甲亢,+60% 以上为重度甲亢。测定必须在清晨、空腹和静卧时进行。

2.甲状腺摄^{131}I 率的测定

正常甲状腺 24 小时内摄取的 ^{131}I 量为总入量的 30%～40%,若 2 小时内甲状腺摄^{131}I 量超过 25%,或 24 小时内超过 50%,且 ^{131}I 高峰提前出现,都表示有甲亢,但不反映甲亢的严重程度。

3.血清 T_3、T_4 含量的测定

甲亢时 T_3 值的上升较早,且速度快,可高于正常值的 4 倍;T_4 上升较迟缓,仅高于正常的

2.5倍,故测定 T_3 对甲亢的诊断具有较高的敏感性。诊断困难时,可做促甲状腺激素释放激素(TRH)兴奋试验,即静脉注射 TRH 后,促甲状腺激素(cTSH)不增高(阴性)则更有诊断意义。

4.促甲状腺激素(TSH)的测定

血清 TSH 浓度变化是反映甲状腺功能最敏感指标,先于 TT_3、TT_4、FT_3、FT_4 出现异常。甲亢时 TSH 降低。

5.促甲状腺激素释放激素(TRH)的测定

甲亢时 T_3、T_4 增高,反馈性抑制 TSH,故 TSH 不受 TRH 兴奋,TRH 给药后 TSH 增高可排除甲亢。本试验安全,可用于老年人及心脏病患者。

四、治疗

甲状腺大部切除术仍是目前治疗中度及以上甲亢的一种常用而有效的方法,能使 90% ~ 95% 的患者获得痊愈,手术病死率低于 1%。主要缺点是有一定的并发症,4% ~ 5% 的患者术后甲亢复发。

1.手术适应证

①继发性甲亢或高功能腺瘤;②中度以上的原发性甲亢;③腺体较大,伴有压迫症状或胸骨后甲状腺肿等类型的甲亢;④抗甲状腺药物或碘治疗后复发或坚持长期用药有困难者。鉴于甲亢对妊娠可造成不良影响(流产和早产等),而妊娠又可能加重甲亢,因此,妊娠早、中期的甲亢患者凡具有上述指征者,仍应考虑手术治疗。

2.手术禁忌证

①青少年患者;②症状较轻者;③老年患者或有严重器质性疾病不能耐受手术治疗者。

3.术前准备

术前采取充分而完善的准备,有利于手术的顺利进行和术后并发症的预防。

(1)一般准备:对过度紧张或失眠者,可给予镇静催眠药以消除患者的恐惧心理。

(2)术前准备:包括全面的体格检查、必要的实验室检查,以及颈部摄片、心电图、喉镜、基础代谢率测定等检查。

(3)药物准备:是术前准备的重要环节,包括抗甲状腺药物如碘剂,单用碘剂,以及普萘洛尔等的使用。

4.术中和术后注意事项

(1)麻醉:常采用气管插管全身麻醉。

(2)手术:操作应轻柔、细致,认真止血,注意保护甲状旁腺和喉返神经、喉上神经。

(3)术后观察:密切注意患者的呼吸、体温、脉搏、血压的变化,预防甲状腺危象的发生。

5.术后并发症

(1)呼吸困难和窒息:手术后最危急的并发症,多发生在术后 48 小时以内,表现为进行性呼吸困难、烦躁、发绀,甚至窒息,可有颈部肿胀,切口可渗出鲜血。出现呼吸困难和窒息的主要原因:①手术区内出血压迫气管;②喉头水肿;③气管受压软化塌陷;④气管内痰液阻塞;⑤双侧喉返神经损伤。

(2)甲状腺危象：甲亢术后危及生命的严重并发症之一,表现为术后 12~36 小时内,出现高热(>39℃)、脉搏细速(>120 次/分)、烦躁不安、谵妄,甚至昏迷、呕吐、水样便等,多发生于术后 36 小时以内,病情凶险。主要原因/诱因：术后出现的甲状腺危象主要与术前准备不充分、甲亢症状未能很好控制、手术创伤致甲状腺素过量释放及手术应激有关。

(3)喉返神经损伤：单侧喉返神经损伤可致声音嘶哑,双侧喉返神经损伤可发生两侧声带麻痹导致失音、呼吸困难,甚至窒息。原因主要为手术切断、缝扎、挫夹或牵拉过度引起,少数由于血肿压迫或瘢痕组织的牵拉而发生。

(4)喉上神经损伤：外支损伤,会使环甲肌瘫痪,引起声带松弛、音调降低;内支损伤,则使喉部黏膜感觉丧失,容易发生误咽和饮水呛咳。原因多为结扎、切断甲状腺上动静脉时,离甲状腺腺体上极较远,未加仔细分离,连同周围组织大束结扎所引起。

(5)手足抽搐：多数患者仅有面部或手足的强直麻木感;重者每天多次面肌及手足疼痛性痉挛,甚至喉、膈肌痉挛、窒息。主要为甲状旁腺被误切或血供不足所致,导致具有升高和维持血钙水平的甲状旁腺激素不能正常分泌,血钙浓度下降至 2.0mmol/L 以下。

五、护理

(一)一般护理

(1)给予高热量、高蛋白、高维生素饮食,限制含纤维素高的食物,应食用无碘盐,避免进食含碘丰富的食物,如海带、紫菜等。禁用对中枢神经有兴奋作用的浓茶、咖啡等刺激性饮料,戒烟、酒,注意补充水分。

(2)室温保持在 20℃ 左右,避免强光和噪声刺激。

(3)避免提供刺激、兴奋的消息,以减少患者激动、易怒的精神症状。

(4)让患者及其家属了解其情绪、性格改变是暂时的,可因治疗而改善。

(5)活动以不感到疲劳为度,以免病情加重。有心力衰竭或严重感染者应严格卧床休息。

(二)症状护理

有突眼者,须经常滴滴眼液,外出戴茶色眼镜,以避免强光与灰尘的刺激,睡前涂眼药膏,戴眼罩,并抬高头部,低盐饮食,以减轻眼球后软组织水肿。

(三)药物护理

抗甲状腺药物的常见不良反应：①粒细胞减少,严重者可致粒细胞缺乏症,主要发生在治疗后 2~3 个月,需要定期复查血常规,当白细胞低于 $3×10^9/L$ 或中性粒细胞低于 $1.5×10^9/L$ 时应停药;②皮疹;③中毒性肝病,用药前后要检查肝功能。

(四)甲状腺术前、术后护理

1.完善术前检查

①颈部透视或摄片,了解气管有无受压或移位;②检查心脏有无扩大、杂音或心律失常等,并做心电图检查;③喉镜检查,确定声带功能;④测定基础代谢率,了解甲亢程度,选择手术时机;⑤检查神经肌肉的应激反应是否增高,测定血钙、血磷含量,了解甲状旁腺功能状态。

2.术前药物准备

术前通过药物降低基础代谢率是甲亢患者手术准备的重要环节。有以下几种方法。

(1)单服碘剂:常用碘剂为复方碘化钾溶液,每天3次口服,第1天每次3滴,第2天每次4滴,依此逐日每次增加1滴至每次16滴为止,然后维持此剂量。碘剂具有刺激性,可在饭后经凉开水稀释服用或把碘剂滴在饼干、面包片上吞服,以减少对口腔和胃黏膜的刺激。服用碘剂2~3周后患者情绪稳定,睡眠良好,体重增加,脉率每分钟90次以下,脉压恢复正常,BMR在+20%以下,便可进行手术。需要注意的是,由于碘剂不能抑制T_4的合成,一旦停服,储存于甲状腺滤泡内的甲状腺球蛋白大量分解,将使甲亢症状重新出现甚至加重,因此,碘剂应仅在手术前和甲状腺危象时使用,凡不准备手术的患者不宜服用。

(2)硫脲类药物加用碘剂:先用硫脲类药物,待甲亢症状得到基本控制后停药,改服2周碘剂,再行手术。由于硫脲类药物能使甲状腺肿大充血,手术时极易发生出血,增加手术困难和危险,因此服用硫脲类药物后必须加用碘剂。

(3)普萘洛尔单用或合用碘剂:对于不能耐受碘剂或合并应用硫脲类药物或对此两类药物无反应的患者,主张与碘剂合用或单用普萘洛尔作术前准备。由于普萘洛尔在体内的有效半衰期不到8小时,故最后一次服用须在术前1~2小时,术后继续口服4~7天。另外,术前不用阿托品,以免引起心动过速。

3.术后护理

(1)体位和引流:患者血压平稳或全麻后取半坐卧位,以利呼吸和引流切口内积血。手术野常规放置橡皮片或引流管引流24~48小时,引流积血可预防术后气管受压。

(2)活动:变换体位时用手置于颈后以支撑头部,避免颈部弯曲、过伸或快速的头部运动。

(3)饮食:先给予患者少量温水或凉水,若无呛咳、误咽等不适,可给予微温流质饮食,饮食过热可使手术部位血管扩张,加重渗血。以后逐步过渡到半流质饮食和软食。

(4)药物:患者术后继续服用复方碘化钾溶液,逐日减少,直至病情平稳。

(五)术后并发症的预防与护理

1.术后呼吸困难和窒息

最常见原因为切口内出血压迫气管,其次是喉头水肿、气管塌陷、双侧喉返神经损伤。多发生于术后48小时内,是最危急的并发症。表现为进行性呼吸困难、发绀,甚至窒息,可有切口渗血。术后床旁应常规放置气管切开包。如发现患者呼吸困难、切口局部张力较大时,须立即进行床旁抢救,及时剪开缝线,迅速除去血肿。对喉头水肿者立即用大剂量激素,呼吸困难无好转时行环甲膜穿刺或气管切开。

2.喉上神经、喉返神经损伤

(1)喉返神经损伤:一侧喉返神经损伤,大多引起声音嘶哑;双侧喉返神经损伤,可出现失声或呼吸困难,甚至窒息,需立即行气管切开。

(2)喉上神经损伤:外支损伤(运动神经),引起环甲肌瘫痪,声带松弛、音调低钝。内支损伤(感觉神经),可使喉部黏膜感觉丧失,在进食特别是饮水时容易发生误咽、呛咳。

锉夹、牵拉、血肿压迫而致损伤者多为暂时性,经理疗等处理后,一般在3~6个月内可逐渐恢复。

3.手足抽搐

手术时甲状旁腺被误伤,患者血钙浓度下降,神经肌肉的应激性提高。多在术后1~3天出现。抽搐发作时,立即静脉注射10%葡萄糖酸钙或氯化钙10~20mL。发生手足抽搐后,应适当限制患者肉类、乳品和蛋类等食品的摄入。

4.甲状腺危象

诱因可能为应激、感染、治疗反应、手术准备不充分等。临床表现为体温≥39℃、心率≥140次/分、恶心、厌食、呕吐、腹泻、大汗、休克、神情焦虑、烦躁、嗜睡或谵妄、昏迷,可合并心力衰竭、肺水肿。

治疗:①抑制甲状腺素(TH)合成,首选口服PTU;②抑制TH释放,给予复方碘溶液;③静脉滴注氢化可的松或地塞米松,可加强应激反应能力;④血液透析,可以降低血浆TH浓度;⑤对症治疗,包括吸氧、物理降温、补足液体、抗感染、烦躁时加用镇静药或使用异丙嗪进行人工冬眠。禁用阿司匹林。

预防:预防甲状腺危象最关键的是充分的术前准备,术后继续服用碘剂,逐渐减量。

(六)健康教育

(1)开始服用抗甲状腺药物的3个月,每周查血常规1次,每隔1~2个月做甲状腺功能测定,定期测量体重。脉搏减慢、体重增加是治疗有效的标志。若出现高热、恶心、呕吐、腹泻、突眼加重等,应警惕甲状腺危象的可能,及时就诊。

(2)对妊娠期甲亢患者,药物首选PTU,禁用放射碘治疗,慎用普萘洛尔,产后如需继续服药,则不宜哺乳。

(汪冰洁)

第四章 肝胆疾病

第一节 门静脉高压症

正常门静脉压力为 110~180mmHg,由于各种原因使门静脉血流受阻、血液淤滞时,则门静脉系统压力升高,从而出现一系列门静脉压力增高的症状和体征,表现有脾大和脾功能亢进,食管胃底静脉曲张和呕血、腹腔积液等,称为门静脉高压症。

一、门静脉解剖

门静脉没有瓣膜。门静脉主要是由肠系膜上、下静脉和脾静脉汇合而成,脾静脉的血回流约占 20%。在肝门处门静脉分为左右两支,分别进入左、右半肝,进肝后再逐渐分支,其小分支和肝动脉小分支的血流汇合于肝小叶的肝窦,然后流入肝小叶的中央静脉、肝静脉,进入下腔静脉。所以,门静脉系统是位于两毛细血管网之间,一端是胃肠脾胰的毛细血管网,另一端是肝小叶的肝窦。

肝的血液供应 70%~80%来自门静脉,20%~30%来自肝动脉,但由于肝动脉的压力和含氧量高,门静脉和肝动脉对肝的供氧比例约各占 50%。

1.门静脉系统组成

(1)胃短静脉。

(2)胃冠状静脉。

(3)奇静脉。

(4)直肠上静脉。

(5)直肠下静脉、肛管静脉。

(6)脐旁静脉。

(7)腹上深静脉。

(8)腹下深静脉。

2.门静脉系统与腔静脉系统之间存在四个交通支

(1)胃底、食管下段交通支:门静脉血流经胃冠状静脉,胃短静脉通过食管静脉丛与奇静脉相吻合;血流入上腔静脉。

(2)直肠下端、肛管交通支:门静脉血流经肠系膜下静脉,直肠上、下静脉与肛管静脉丛吻合,流入下腔静脉。

（3）腹壁交通支：门静脉经脐旁静脉与腹壁上、下静脉吻合,血流入上、下腔静脉。

（4）腹膜后交通支：肠系膜上、下静脉分支与下腔静脉支吻合。

二、病因

门静脉高压症的病因,可分为肝内型和肝外型两种。以肝内型最常见,约占 90%;肝外型又分为肝前型和肝后型。

1.肝内型

按病理形态的不同又可分为窦前阻塞和窦后阻塞两种。在我国,肝炎后肝硬化是引起肝窦和窦后阻塞性门静脉高压症的常见原因。常见的肝内窦前阻塞性病因是血吸虫病,南方多见。①肝硬化后,由于纤维组织的增生和肝细胞的再生引起的压迫,门静脉血液回流受阻,而导致门静脉压力增高。②肝硬化后,肝动脉小分支和门静脉小分支之间的交通支大量开放,压力较高的肝动脉血直接注入门静脉系统,使门静脉的压力更高。

（1）窦前阻塞：常见的原因是血吸虫病性肝硬化。血吸虫在门静脉系统内发育成熟,产卵,形成虫卵栓子,顺门静脉血流抵达肝小叶间汇管区的门静脉小分支,从而引起这些小分支的血栓性内膜炎和其周围的纤维化,致门静脉的血流受阻,门静脉压力升高。

（2）窦后性阻塞：常见病因是肝炎后肝硬化。主要病理改变是肝小叶内纤维组织增生和肝细胞的增生。由于增生的纤维索和再生肝细胞结节的挤压,肝小叶内肝窦变窄和阻塞,以致门静脉血液不易流到肝小叶的中央静脉,血流淤滞,引起门静脉压力升高。窦后阻塞,由于许多肝小叶内肝窦的变窄或闭塞,部分压力高的肝动脉血流经肝小叶间汇管区的动脉交通直接反注入压力低的门静脉小支,使门静脉压力更高。

2.肝外型

（1）肝前型：主要是肝外门静脉主干血栓形成,门静脉主要属支的阻塞所致。最常见为脾静脉血栓形成,其次见于脐炎、腹腔内感染如急性阑尾炎和胰腺炎、创伤等,以及先天性畸形（闭锁、狭窄或海绵窦样变等）和外在压迫（转移癌、胰腺炎等）。肝外型门静脉的阻塞,在梗阻的远端血流停滞,静脉压力升高,可以发生食管静脉曲张及上消化道出血。此类患者多见于小儿,肝功能多属正常。预后较肝内型好。

（2）肝后型：常见病因有 Budd-Chiari 综合征、缩窄性心包炎、严重右侧心力衰竭等。

三、病理

门静脉正常压力在 $13\sim24cmH_2O(1.27\sim2.35kPa)$。门静脉高压症时,压力可升高至 $30\sim50cmH_2O(2.94\sim4.90kPa)$。压力不超过 $25cmH_2O(2.45kPa)$ 时,食管胃底曲张静脉很少破裂出血。门静脉高压症形成后,可以发生以下病理变化。

1.脾大、脾功能亢进

门静脉血流受阻后,首先出现充血性脾大。门静脉高压症时可见脾窦扩张,脾内纤维组织增生,单核吞噬细胞增生和吞噬红细胞现象。临床上除有脾大外,还有血细胞减少,最常见的是白细胞和血小板减少,称为脾功能亢进。

2.交通支扩张

由于正常的肝内门静脉通路受阻,门静脉又无静脉瓣,上述的四个交通支大量开放,并扩张、扭曲形成静脉曲张。

3.腹腔积液

门静脉压力升高,使门静脉系统毛细血管床的滤过压增加,同时肝硬化引起的低蛋白血症,血浆胶体渗透压下降及淋巴液生成增加,促使液体从肝表面、肠浆膜面漏入腹腔而形成腹腔积液。门静脉高压症时虽然静脉内血流量增加,但中心血流量却是降低的,继发刺激醛固酮分泌过多,导致钠、水潴留而加剧腹腔积液形成。

四、临床表现

有肝炎、血吸虫病、黄疸等病史,有鼻出血、牙龈出血及上消化道出血史,有长期饮酒、慢性腹泻、腹胀、下肢水肿、黄疸、肝掌、蜘蛛痣及腹壁静脉曲张,脐周能闻及静脉鸣。肝脾大,表面光滑,增大的脾能推动,有腹腔积液等。

1.脾大

脾大多合并有脾功能亢进症状,如贫血,血细胞及血小板减少等。一般而言,脾越大,脾功能亢进越显著。

2.上消化道出血

门静脉压力增高,使胃底静脉及食管下端静脉曲张。因此,食管下端静脉曲张是门静脉高压症的重要表现。常因溃疡、创伤而破裂出血。由于有肝功能损害致凝血功能障碍,出血多不易停止。临床表现为呕血和柏油样便等上消化道大出血症状。

3.腹腔积液

肝内型门静脉高压症的晚期,腹腔积液的出现是肝功能代偿不全的表现。在有腹腔积液的病员中,腹壁浅静脉往往曲张较明显,有时伴有黄疸。

五、诊断和鉴别诊断

1.诊断

(1)病史:详询有无肝炎、血吸虫病、黄疸等病史,有无鼻出血、牙龈出血及上消化道出血史,有无长期饮酒、慢性腹泻、腹胀、下肢水肿等病史。

(2)体格检查:体检注意有无黄疸、肝掌、蜘蛛痣及腹壁静脉曲张,脐周能否闻及静脉鸣。肝脾是否增大,增大程度及硬度,表面是否光滑,增大的脾能否推动;有无腹腔积液等。

(3)实验室检查:检验血、尿、便常规,大便隐血试验,血小板计数,出、凝血时间,凝血酶原时间,血清总胆红素、结合胆红素、清蛋白、球蛋白、转氨酶及尿素氮,甲胎蛋白和酶谱,乙肝相关的抗原抗体,有条件的应做蛋白电泳、乳果糖廓清试验。怀疑血吸虫病者应做粪孵化试验或血清环卵试验。

(4)B超检查:了解肝、脾大小和有无肝硬化、腹腔积液及其严重程度。彩超检查了解脾静脉、门静脉、肾静脉直径及有无血栓形成,门静脉血流量及血流方向等。

(5)纤维胃镜检查:可确定有无食管胃底静脉曲张及其严重程度,以及有无出血危象。

（6）X 线钡剂检查：观察有无食管胃底静脉曲张，静脉肾盂造影可了解双侧肾功能，必要时可做肝静脉，门静脉及下腔静脉造影。

2.鉴别诊断

当食管静脉曲张破裂出血时，应与胃十二指肠溃疡，糜烂性胃炎，胃癌和呕吐源性食管黏膜破裂等相鉴别。详细询问病史，全面查体和化验检查，包括血常规、肝功能检查、血氨测定等。胃、十二指肠溃疡出血，一般有溃疡病史，脾不增大、肝功能正常，在大出血之后一般不出现黄疸、腹腔积液。这些都有助于鉴别。有时鉴别困难，可行 X 线钡剂检查，纤维胃镜检查或选择性腹腔动脉造影检查等作出诊断。

六、治疗

1.非手术治疗

食管下段及胃底静脉曲张破裂出血时，首先须纠正低血容量，并进行抗休克治疗。应输适量新鲜血和血浆。给予止血药及静脉滴注脑垂体后叶素（肝功能损害严重者慎用），也可应用生长抑素如施他宁或奥曲肽等做静脉滴注。并使用双气囊三腔管压迫止血或经纤维内镜注射硬化剂止血。

2.手术治疗

（1）适应证：①有食管静脉曲张破裂出血史或有出血危象的患者；②急性出血病例，经非手术治疗仍不能控制出血者；③巨脾合并明显脾功能亢进且影响到生活质量的患者。

（2）手术条件：择期手术的患者，一般应全身情况良好，无严重的心、肺、肾等疾病，肝功能代偿较好，一般选择 Child 肝功能分级Ⅰ、Ⅱ级的患者，而Ⅲ级的患者常不考虑手术。急诊手术的病例，应尽可能在低血容量得到纠正后或在有效抗休克的前提下实施紧急手术。

（3）手术方式：选择急诊手术一般可选择断流术，如贲门周围血管离断术、胃底横断术或食管下端、贲门、胃底切除术等，条件较好的患者，也可行急诊分流术。分流术有选择性分流术和非选择性分流术，包括近端脾肾分流术、远端脾肾分流术、胃冠状静脉-下腔静脉分流术、肠系膜上静脉-下腔静脉分流术、脾腔、门腔静脉分流术等。食管胃底静脉重度曲张有出血危险或已有破裂出血史的择期手术患者，宜选择恰当的分流术，有条件时应尽可能行脾肾静脉分流术。对重度脾功能亢进而静脉曲张较轻的患者，可考虑行单纯脾切除术及大网膜脾窝填塞术。

（4）术前准备：门静脉高压症多由肝硬化引起，肝功能代偿的好坏直接关系到手术的成败，故必须做好充分的术前准备，以减少术后并发症的发生，确保治疗的成功。

1）改善全身情况，提高肝代偿功能，给予高糖、高蛋白、高维生素、低盐、低脂肪饮食。

2）低蛋白血症者，间断输入血浆或清蛋白等。

3）术前放置胃管，但应选用细软的胃管。

4）预防性应用抗生素，术前 1/2 小时和术中每 3 小时给予 1 个剂量，术后再给 2～3 个剂量。抗生素应选择广谱药物，如氨基糖苷类、头孢菌素类药物，并合用抗厌氧菌药，如甲硝唑等。

（5）麻醉：一般采用持续硬膜外或静脉复合麻醉。

（6）术中注意事项。

1）术中应控制晶体液的输入总量，晶体与胶体液的比例以 3∶1 为宜；胶体以全血和新鲜血浆和羟乙基淀粉为主。

2）手术切口的选择应根据手术方式、患者的体型以及术者的习惯而定，左侧中上腹 L 形切口能适合多种手术方式及术中手术方式的改变，手术野显露较好，机动性较大。

3）术中探查要注意肝硬化程度、类型、有无肿物；脾的大小、活动度、周围粘连情况，侧支循环是否丰富；门静脉、脾静脉有无血栓或静脉炎；有无溃疡病等。

4）测门静脉压，做肝活检。

5）切脾要点：结扎脾动脉，促使脾静脉血回流。分离脾周围韧带时，防止撕裂脾蒂血管；发现副脾时，应一并切除。适当游离胰体尾部，注意避免损伤胰腺。回收脾血行自体血回输。术毕，在膈下置烟卷引流或双套管引流。

6）断流术要点：双重结扎、切断胃冠状静脉。紧贴胃小弯完全切断、结扎自胃小弯切迹至食管下端的所有冠状静脉，胃小弯创面做间断浆肌层缝合。完全游离食管下端、贲门、胃底和胃小弯。亦可用管状吻合器在到完全断流的目的。

7）分流术要点：充分显露拟行的血管吻合区，分流用的静脉应游离足够的长度，一般为2～3cm。静脉不能扭曲，吻合口张力不能过大。静脉直径应尽量在 1cm 以上，小于 1cm 的吻合口应做间断缝合。吻合口缝合完成前，应松开脾或门静脉钳，使血液冲出血管内血凝块，然后用肝素液（1mg/mL）冲洗吻合口，以防血栓形成。

（7）术后处理。

1）放置引流管的患者，应保持引流管通畅，并注意观察引流情况，等到没有血性液引出时，应及早拔除引流管。

2）应用保肝药，禁用一切对肝有损害的药物。

3）加强术后支持治疗，如继续补充清蛋白、血浆等。

4）注意维持体液的水、电解质及酸、碱平衡，特别是用利尿药的患者。术后早期记录 24 小时出入量。

5）术后定时检查血常规、血小板、肝功能及血生化，必要时做动脉血气分析和血氨检查。

6）手术 3 天后，若患者仍有高热，应行胸部 X 线、腹部（特别是膈下）B 超或 CT 检查。如检查发现有膈下积液或感染，须及时穿刺引流并用有效抗生素处理。

7）恢复进食后，应给予低盐、低蛋白、低脂肪、高热量、高维生素和易消化的饮食。

（8）出院标准：切口愈合，体温正常，肝功能代偿、稳定。

（9）随访：出院后 3 个月、半年及每年随访各 1 次。随访时注意有无黄疸、腹腔积液、呕血和黑便，查血常规、肝功能及 AFP，做肝 B 超和钡剂检查。进高蛋白食物后，精神有无改变。

（10）术后注意事项。

1）生活规律，不做剧烈运动。多卧床休息，并做有节奏的深呼吸，有助于血液回流。

2）调节饮食，宜吃营养丰富易消化的软食，切不可吃粗糙过硬的食品。大多数患者有腹腔积液，要限制食盐的摄入。未发生肝性脑病时，可适当进食优质蛋白质。

3）杜绝任何能增加腹腔压力的活动，如呕吐、便秘、咳嗽、大笑、用力等。

（11）并发症：胃—食管静脉曲张破裂出血是门静脉高压主要的并发症。

七、护理

1.非手术疗法的护理

(1)卧床休息,保持安静,减少机体能量消耗。

(2)鼓励患者进食高热量、适量蛋白、高维生素、低脂、无刺激性少渣饮食,如有腹水宜低盐饮食,如有消化道大出血禁饮食,必要时三腔管压迫止血。

(3)定期为患者测体重、量腹围,详细记录 24 小时出入量,以便了解腹水变化情况。

(4)定时监测中心静脉压、血压、心率、呼吸,密切观察是否有血容量增加而导致的再出血。

(5)消化道出血的护理。

1)绝对卧床休息,头偏向一侧,利于呕吐物排出,防止窒息。

2)尽快建立静脉通路,遵医嘱做好交叉配血,快速输液、输血,补充血容量。

3)遵医嘱应用止血药,注意药物不良反应,按时给药。

4)氧气吸入,以减轻组织缺氧。

5)插三腔两囊管止血,并保持其效能。

(6)肝性脑病的护理。

1)禁食高蛋白饮食,给予碳水化合物为主的食物,保证水、电解质和其他营养平衡。

2)绝对卧床休息,避免剧烈活动,防止出血,如发生出血应及时处理,以免血液在肠道内分解成氨,吸收后血氨升高,并宜输新鲜血。

3)术前 3 天即给患者行肠道准备,口服抗生素,抑制肠道细菌。术前晚温水清洁灌肠,禁用肥皂水,以减少血氨的来源和消除术后诱发肝性脑病的因素。

4)根据医嘱给予保肝治疗,防止肝性脑病。

5)遵医嘱慎重选择止痛、麻醉、镇静类药物。

2.手术疗法术前及术后护理

(1)术前护理。

1)饮食:帮助并指导患者进食高热量、低蛋白质、多维生素的少渣饮食,有助于减少氨的吸收及对肝功能的损伤;避免进食粗硬、油炸及有刺激性的食物,防止损伤食管—胃底曲张静脉,引起大出血。

2)肠道准备:碱性溶液可促进氨的吸收,加重病情,故肠道准备时禁用肥皂水灌肠。可口服 50% 硫酸镁或使用生理盐水清洁灌肠。术前置胃管要轻柔,选用细管,多涂润滑油,以免引起出血。

3)严重腹水的患者,使用利尿药时,密切监测水、电解质情况及 24 小时尿量。

(2)术后护理。

1)正确记录出入量,注意水、电解质平衡对使用利尿药的患者,应监测血钾及血钠,防止发生低钾血症和低钠血症。观察患者的尿量,以了解肾功能情况,防止肝肾综合征。

2)并发症的观察及护理。①出血:患者肝功能障碍、凝血功能差,极易引起出血,要密切观察患者的生命体征、尿量及腹腔引流量,观察有无出血倾向。②血栓:观察患者有无急性腹痛、腹胀及腹膜刺激征,及时发现有无肠系膜血管栓塞或血栓形成。③肝性脑病:门静脉高压分流术致使大部分门静脉血流转流至腔静脉,来自肠道血液的代谢产物不经过肝脏解毒直接进入体循环,引起肝性脑病。因此,术后要观察患者意识情况,少用或不用吗啡类药物,慎用催眠药,监测体温变化。及时给予抗生素,预防感染。减少诱发肝性脑病的因素。

(王瑞昕)

第二节 原发性肝癌

原发性肝癌(简称肝癌)是我国和某些亚非地区常见恶性肿瘤,病死率很高。据近年来全球最新统计,肝癌发病率和病死率在常见恶性肿瘤中分别排第 6 位、第 3 位;每年发病人数在 60 万左右;其中 82% 病例在发展中国家,我国占 55%;近年来发病率有增高趋势。我国肝癌高发于东南沿海地区。肝癌可发生于任何年龄,我国中位年龄为 40~50 岁;男性多于女性,一般男女比例为 2∶3。

一、病因和发病机制

原发性肝癌的病因尚未明确,目前认为可能与以下因素有关。

1.肝硬化

肝癌合并肝硬化的比率很高,我国占 53.9%~90%,日本约 70%,非洲 60% 以上;欧美占 10%~20%。肝癌中以肝细胞癌合并肝硬化最多,占 64.1%~94%;而胆管细胞癌很少合并肝硬化。

2.病毒性肝炎

临床上肝癌患者常有急性肝炎→慢性肝炎→肝硬化→肝癌的病史,研究发现肝癌与乙型(HBV)、丙型(HCV)和丁型(HDV)3 种肝炎有较肯定的关系;HBsAg 阳性者其肝癌的相对危险性为 HBsAg 阴性者的 10~50 倍。我国 90% 的肝癌患者 HBV 阳性。

3.黄曲霉毒素

主要是黄曲霉毒素 B_1,主要来源于霉变的玉米和花生等。调查发现,肝癌相对高发区的粮食被黄曲霉及其毒素污染的程度较高,而且是温湿地带。黄曲霉毒素能诱发动物肝癌已被证实。

4.饮水污染

各种饮水类型与肝癌发病关系依次为:宅沟水(塘水)＞浜沟水(灌溉水)＞河水＞井水。污水中已发现如水藻毒素等很多种致癌或促癌物质。

5.其他

亚硝胺、烟酒、肥胖等可能与肝癌发病有关,肝癌还有明显的家族聚集性。

二、临床表现

原发性肝癌临床表现极不典型,早期缺乏特异性表现,晚期可有局部和全身症状。

（一）症状

1.肝区疼痛

肝区疼痛是最常见和最主要的症状,半数以上患者以此为首发症状。多呈间歇性或持续性钝痛、胀痛或刺痛,夜间或劳累后加重。疼痛部位与病变位置有密切关系,位于肝右叶顶部的癌肿累及膈肌时疼痛可牵涉至右肩背部,病变位于左肝常表现为胃痛。当肝癌结节发生坏死、破裂,引起腹腔内出血时,则表现为突发右上腹剧痛和压痛,腹膜刺激征和内出血等。

2.消化道症状

表现为食欲减退、腹胀、恶心、呕吐或腹泻等,易被忽视,且早期不明显。

3.全身症状

①消瘦、乏力:早期不明显,随病情发展而逐渐加重,晚期体重进行性下降,可伴有贫血、出血、腹水和水肿等恶病质表现。②发热:多为不明原因的持续性低热或不规则发热,37.5～38℃,个别可达39℃。其特点是抗生素治疗无效,而吲哚美辛栓常可退热。

4.伴癌综合征

即肝癌组织本身代谢异常或癌肿引起的内分泌或代谢紊乱的综合征,较少见。主要有低血糖、红细胞增多症、高胆固醇血症及高钙血症。

（二）体征

1.肝大与肿块

为中晚期肝癌最主要体征。肝呈进行性肿大、质地较硬、表面高低不平、有明显结节或肿块。癌肿位于肝右叶顶部者,肝浊音界上移,膈肌抬高或活动受限,甚至出现胸腔积液。巨大的肝肿块可使右季肋部明显隆起。

2.黄疸和腹水

见于晚期患者。

（三）其他

1.肝外转移

如发生肺、骨、脑等肝外转移,可呈现相应部位的临床症状。

2.合并肝硬化者

常有肝掌、蜘蛛痣、脾大、腹水和腹壁静脉曲张等肝硬化门静脉高压症表现。

3.并发症

肝性脑病、上消化道出血、癌肿破裂出血、肝肾综合征及继发性感染(肺炎、败血症、真菌感染)等。

三、辅助检查

（一）实验室检查

1.肝癌血清标志物检测

(1)甲胎蛋白(AFP)测定:是诊断原发性肝细胞癌最常用的方法和最有价值的肿瘤标志物。正常值<20μg/L;目前 AFP 诊断标准为 AFP≥400μg/L 且持续 4 周或 AFP≥200μg/L 且持续 8 周,并排除妊娠、活动性肝炎、肝硬化、生殖胚胎源性肿瘤及肝样腺癌,应考虑为肝细胞癌。

（2）其他肝癌血清标志物：异常凝血酶原（DCP）和岩藻糖苷酶（AFU）对 AFP 阴性的肝癌诊断有一定价值；γ-谷氨酰转酞酶同工酶Ⅱ（GGT-Ⅱ）有助于 AFP 阳性的肝癌诊断。

各种血清酶检查对原发性肝癌的诊断缺乏专一性和特异性，只能作为辅助指标。常用的有血清碱性磷酸酶（AKP）、γ-谷氨酰转酞酶（γ-GT）等。

肝功能异常、乙肝标志或 HCV-RNA 阳性，常提示有原发性肝癌的肝病基础，有助于肝癌的定性诊断。

2.肝功能储备测定

目前较常用的有动脉血酮体比测定（AKBR）和吲哚青绿清除试验，有助于判断手术耐受性。

（二）影像学检查

1.B 超检查

B 超是诊断肝癌最常用的方法，可作为高发人群首选的普查工具或用于术中病灶定位。B 超可显示肿瘤的大小、形态、所在部位及肝静脉或门静脉内有无癌栓等，其诊断准确率可达 90％左右，能发现直径 1～3cm 的病变。

2.CT 和 MRI 检查

CT 和 MRI 能显示肿瘤的位置、大小、数目及其与周围器官和重要血管的关系，有助于制订手术方案。可检出直径 1.0cm 左右的微小肝癌，准确率达 90％以上。

3.肝动脉造影

此方法肝癌诊断准确率最高，可达 95％左右，可发现 1～2cm 大小的肝癌及其血供情况。因属侵入性检查手段，仅在无法确诊或定位时才考虑采用。

4.正电子发射计算机断层扫描（PET-CT）

局部扫描可精确定位病灶解剖部位及反映病灶生化代谢信息；全身扫描可了解整体状况和评估转移情况，达到早期发现病灶的目的；治疗前后扫描可了解肿瘤治疗前后的大小和代谢变化。

5.发射单光子计算机断层扫描（ECT）

ECT 全身骨显像有助于肝癌骨转移的诊断，可较 X 线和 CT 检查提前 3～6 个月发现骨转移癌。

6.X 线检查

一般不作为肝癌诊断依据。腹部摄片可见肝阴影扩大；如肝右叶项部癌肿，可见右侧横膈抬高。

（三）肝穿刺活组织检查及腹腔镜探查

B 超引导下细针穿刺活检（FNA）可以获得肝癌的病理学确诊依据，具有确诊的意义，但有出血、肿瘤破裂和肿瘤沿针道转移的危险。经各种检查未能确诊而临床又高度怀疑肝癌者，可行腹腔镜探查以明确诊断。

四、治疗

早期手术切除是目前治疗肝癌最有效的方法，小肝癌的手术切除率高达 80％以上，术后

5 年生存率可达 60%～70%。大肝癌目前主张应先行综合治疗,争取二期手术。

(一)手术治疗

1.肝切除术

遵循彻底性和安全性两个基本原则。癌肿局限于一个肝叶内,可做肝叶切除;已累及一叶或累及邻近肝叶者,可做半肝切除;若已累及半肝但无肝硬化者,可考虑做三叶切除;位于肝边缘的肿瘤,亦可做肝段或次肝段切除或局部切除;对伴有肝硬化的小肝癌,可采用距肿瘤 2cm 以外切肝的根治性局部肝切除术。肝切除手术一般至少保留 30% 的正常肝组织,对有肝硬化者,肝切除量不应超过 50%。

(1)适应证:①全身状况良好,心、肺、肾等重要内脏器官功能无严重障碍,肝功能代偿良好,转氨酶和凝血酶原时间基本正常;②肿瘤局限于肝的一叶或半肝以内而无严重肝硬化;③第一肝门、第二肝门及下腔静脉未受侵犯。

(2)禁忌证:有明显黄疸、腹水、下肢水肿、远处转移及全身衰竭等晚期表现和不能耐受手术者。

2.手术探查不能切除肝癌的手术

可做液氯冷冻、激光气化、微波或做肝动脉结扎插管,以备术后做局部化疗。也可做皮下植入输液泵、术后连续灌注化疗。

3.根治性手术后复发肝癌的手术

肝癌根治性切除术后 5 年复发率在 50% 以上。在病灶局限、患者尚能耐受手术的情况下,可再次施行手术治疗。复发性肝癌再切除是提高 5 年生存率的重要途径。

4.肝移植

原发性肝癌是肝移植的指征之一,疗效高于肝切除术,但术后较易复发。目前在我国,肝癌肝移植仅作为补充治疗,用于无法手术切除、不能进行射频或微波治疗和肝动脉栓塞化疗(TACE)、肝功能不能耐受的患者。

(二)非手术治疗

1.局部消融治疗

主要包括射频消融(RFA)、微波消融(MWA)、冷冻治疗、高功率超声聚焦消融(HIFU)及无水乙醇注射治疗(PEI),具有微创、安全、简便和易于多次施行的特点。适合于瘤体较小而又无法或不宜手术切除者,特别是肝切除术后早期肿瘤复发者。

2.肝动脉栓塞化疗(TACE)

肝动脉栓塞化疗是一种介入治疗,即经股动脉达肝动脉做超选择性肝动脉插管,经导管注入栓塞剂和抗癌药物。对于不能手术切除的中、晚期肝癌患者,能手术切除,但因高龄或严重肝硬化等不能或不愿手术的肝癌患者,TACE 可以作为非手术治疗中的首选方法。经剖腹探查发现癌肿不能切除或作为肿瘤姑息切除的后续治疗者,可采用肝动脉和(或)门静脉置泵(皮下埋藏式灌注装置)做区域化疗栓塞。常用的栓塞剂为碘油和吸收性明胶海绵。抗癌药物常选用氟尿嘧啶、丝裂霉素、多柔比星等。经栓塞化疗后,部分中晚期肝癌肿瘤缩小,为二期手术创造了条件。但对有顽固性腹水、黄疸及门静脉主干瘤栓的患者则不适用。

3.放疗

肿瘤较局限、无远处广泛转移而又不适宜手术切除者或手术切除后复发者,可采用放疗为主的综合治疗。

4.生物治疗

主要是免疫治疗,可与化疗等联合应用。常用有胸腺素、干扰素、免疫核糖核酸和白介素-2等。此外,还可用细胞毒性T细胞(CTL)和肿瘤浸润淋巴细胞(TIL)等免疫活性细胞行过继性免疫治疗。

5.中医中药治疗

常与其他治疗配合应用,以改善患者全身情况,提高机体免疫力。

6.系统治疗

(1)分子靶向药物治疗:索拉非尼是一种口服的多靶点、多激酶抑制剂,能够延缓肝癌进展,明显延长晚期患者生存期,且安全性较好。

(2)系统化疗:指通过口服或静脉途径给药进行化疗的方式。近年来,亚砷酸注射液、奥沙利铂(OXA)被证实对晚期肝癌有一定疗效。

五、护理

(一)护理评估

1.健康史

询问患者有无病毒性肝炎、肝硬化病史;饮食习惯及生活环境,有无进食含黄曲霉菌的食品、有无亚硝胺类致癌物的接触史等;注意有无家族遗传病史。

2.身体状况

原发性肝癌早期缺乏特异性表现,晚期可有局部和全身症状。

(1)症状:

1)肝区疼痛:最常见和最主要的症状,半数以上患者以此为首发症状,多为胀痛、钝痛和刺痛,可为间歇性或为持续性。突发剧烈腹痛和腹膜刺激征为破裂出血所致。

2)消化道和全身症状:常表现为食欲减退、腹胀、恶心、呕吐或腹泻等,易被忽视。可有不明原因的持续性低热或不规则发热,抗菌药物治疗无效。早期,患者消瘦、乏力不明显;晚期,体重呈进行性下降,可伴有贫血、出血、水肿等恶病质表现。

(2)体征:肝脏进行性增大,呈结节性,质硬,边缘钝而不规则,为中、晚期肝癌的主要临床体征。晚期患者可出现黄疸和腹水。

(3)其他:可有伴癌综合征(由癌组织产生某些内分泌激素物质所引起)的表现,如低血糖、红细胞增多症、高血钙、高血脂、血小板增多、异常纤维蛋白原等。发生肺、骨、脑等转移者可产生相应症状。此外,患者还可出现肝性脑病、上消化道出血、癌肿破裂出血及继发性感染等并发症。

3.心理—社会状况

肝癌患者多伴有肝硬化或慢性肝炎病史,长期治疗效果不佳,患者丧失信心,经济负担较重,容易产生焦虑、恐惧、敏感、抑郁甚至绝望等心理变化。

(二)常见的护理诊断/问题

1.预感性悲哀

与担忧疾病预后和生存期限有关。

2.疼痛

与肿瘤迅速生长导致肝包膜张力增加或手术、放疗、化疗后的不适有关。

3.营养失调:低于机体需要量

与厌食、化疗所致胃肠道反应及肿瘤消耗有关。

4.潜在并发症

出血、肝性脑病、膈下积液或脓肿等。

(三)护理目标

(1)患者愿意表达出悲哀情绪,能正确面对疾病、手术和预后,并参与对治疗和护理的决策。

(2)患者疼痛减轻或缓解。

(3)患者能主动进食富含蛋白质、能量、维生素等营养均衡的食物或接受营养支持治疗。

(4)患者未出现出血、肝性脑病、膈下积液或脓肿等并发症;若出现,能被及时发现并处理。

(四)护理措施

1.加强心理支持

鼓励患者及其家属说出有关对癌症诊断、预后的感觉。解释各种治疗、护理知识。告知患者手术切除可使早期肝癌患者获得根治的机会;肝癌的综合治疗有可能使以前不能切除的大肝癌转变为可以手术治疗,患者有望获得较长的生存时间。通过各种心理护理措施,促进患者的适应性反应。

2.减轻或有效缓解疼痛

对肝叶和肝局部切除术后疼痛剧烈者,应采取积极有效的镇痛措施,若患者有止痛泵则教会患者使用,并观察药物效果及不良反应。指导患者控制疼痛和分散注意力的方法。术后48小时,若病情允许,促进患者的适应性反应。

3.改善营养状况

(1)术前:原发性肝癌患者宜采用高蛋白质、高热量、高维生素饮食。选择患者喜爱的食物种类,安排舒适的环境,少量多餐。此外,还可给予营养支持、输血等,以纠正低蛋白血症,提高手术耐受力。

(2)术后:禁食、胃肠减压,待肠蠕动恢复后逐步给予流质或半流质饮食,直至正常饮食。患者术后肝功能受影响,易发生低血糖,禁食期间应从静脉输入葡萄糖或进行营养支持。术后2周内适量补充白蛋白和血浆,以提高机体抵抗力。

4.并发症的预防和护理

(1)出血。

1)术前:改善凝血功能,术前3天给予维生素 K_1 肌内注射,以改善凝血功能,预防术中、术后出血。癌肿破裂出血是原发性肝癌常见的并发症,最紧急。告知患者尽量避免致肿瘤破裂的诱因,如剧烈咳嗽、用力排便等致腹内压骤升的动作。加强腹部体征的观察,若患者突然主诉腹痛,伴腹膜刺激征,应高度怀疑肿瘤破裂出血,应及时通知医生,积极配合抢救。少数出血可自行停止。

2)术后:术后出血是肝切除术常见的并发症之一,因此术后应注意预防和控制出血。严密观察患者病情变化。体位与活动:手术后患者若血压平稳,可采取半卧位,为防止术后肝断面出血,一般不鼓励患者早期活动。术后 24 小时内卧床休息,避免剧烈咳嗽,以免引起术后出血。

(2)肝性脑病。

1)术前:术前 3 天进行肠道准备,口服肠道抗生素如新霉素等;术前晚用生理盐水清洁灌肠,注意禁用肥皂水。

2)术后:观察有无肝性脑病早期症状。间歇吸氧 3～4 天,以提高氧的供给,保护肝功能。避免肝性脑病的诱因,如上消化道出血、高蛋白饮食、感染、便秘等,若有便秘,可口服乳果糖,促进肠道内氨的排出。遵医嘱给予支链氨基酸和降氨药谷氨酸钠等。

(3)膈下积液及脓肿:是肝切除术后的一种严重并发症。术后引流不畅或引流管拔除过早,使残肝旁积液、积血或肝断面坏死组织及渗漏胆汁积聚造成膈下积液,如果继发感染则形成膈下脓肿。护理应注意以下几项。

1)保持引流通畅,对经胸手术放置胸腔引流管的患者,应按闭式胸腔引流的护理要求进行护理。

2)加强观察:膈下积液及脓肿多发生在术后 1 周左右,若患者术后体温正常后再度升高或术后体温持续不降,应疑有膈下积液或膈下脓肿。

3)脓肿引流的护理:若已形成膈下脓肿,应穿刺抽脓,对穿刺后置入引流管者,加强冲洗和吸引护理。

4)加强支持治疗和抗菌药物的应用护理。

5.其他

(1)维持体液平衡的护理:对肝功能不良伴腹水者,积极行保肝治疗,严格控制水和钠盐的摄入量,准确记录 24 小时出入液量,每天观察、记录体重及腹围变化。

(2)介入治疗的护理:术前向患者解释治疗的目的及注意事项,检查凝血功能等,术前 6 小时禁食水。术后嘱患者平卧位,穿刺处压迫止血 15 分钟,肢体制动 6 小时,观察有无出血现象;多数患者术后 1 周内有低热,若体温超过 38.5℃应及时降温;肝动脉栓塞化疗可造成肝细胞坏死,加重肝功能损害,应注意观察患者的意识、黄疸程度,注意补充高糖、高能量营养素,积极给予保肝治疗,防止肝功能衰竭。

(五)护理评价

(1)患者能否正确面对疾病、手术和预后。

(2)患者疼痛是否减轻或缓解。

(3)患者营养状况是否改善,体重是否稳定或有所增加。

(4)患者意识是否清醒,生命体征是否平稳,循环血容量是否充足,尿量是否大于 30mL/h,有无腹痛、腹胀、体温升高、白细胞和中性粒细胞增多等表现。

（六）健康教育

（1）注意防治肝炎，不吃霉变食物。有肝炎、肝硬化病史者和肝癌高发地区人群应定期做体格检查，做 AFP 测定、B 超检查，以期早期发现、及时诊断。

（2）坚持后续治疗，应树立战胜疾病的信心，根据医嘱坚持化疗或其他治疗。

（3）注意营养，多吃富含能量、蛋白质和维生素的食物和新鲜蔬菜、水果，食物以清淡、易消化为宜。

（4）保持大便通畅，防止便秘，可适当应用缓泻剂，预防血氨升高。

（5）患者应注意休息，如体力许可，可做适当活动或参加部分工作。

（6）自我观察和定期复查。嘱患者及其家属注意有无水肿、体重减轻、出血倾向、黄疸和疲倦等症状，必要时及时就诊，定期随访。

（7）给予肝癌晚期患者精神上的支持，鼓励患者及其家属共同面对疾病。

（利桂侠）

第三节　肝脓肿

一、细菌性肝脓肿

细菌性肝脓肿指化脓性细菌引起的肝内化脓性感染，又称化脓性肝脓肿。感染主要来自门静脉、胆管、肝动脉、肝穿透性外伤或从附近组织感染灶直接蔓延而来。

（一）病因和发病机制

正常人肝脏及门静脉是无菌的，且肝脏有库普弗细胞可将进入肝内的少量细菌吞噬。只有大量细菌进入肝内，且毒力较强，才可导致细菌性肝脓肿。

1.病因

病原菌常为多种细菌混合感染。值得注意的是，厌氧菌感染占 50% 左右。最常见的病原菌为金黄色葡萄球菌、大肠埃希菌和克雷伯菌，其次为白色葡萄球菌、副大肠杆菌、变形杆菌、铜绿假单胞菌和产气杆菌等。厌氧菌中以微需氧链球菌及脆弱杆菌较多见。

2.发病机制

（1）胆管系统疾病：是引起细菌性肝脓肿的主要途径，约占 25%。胆石症、胆管蛔虫症、胆囊炎、胆管狭窄、胆管癌、胰头癌等疾病导致胆汁引流不畅并发化脓性胆管炎，病菌沿胆管逆行进入肝形成肝脓肿。

（2）门静脉系统引流器官的细菌感染：腹腔感染、化脓性阑尾炎、憩室炎、盆腔炎等可引起门静脉属支的化脓性门静脉炎，脱落的脓毒性栓子进入肝导致肝脏感染，脓肿形成。

（3）全身其他器官的化脓性感染：皮肤疖肿、化脓性骨髓炎、细菌性心内膜炎等疾病引起败血症、菌血症，致病菌都可以经肝动脉进入肝，并最终形成肝脓肿。

（4）其他：邻近器官或组织感染多可直接播散到肝或致病菌经淋巴管进入到肝；外伤、肝脏手术；此外，尚有一些原因不明的肝脓肿，这些患者大多存在隐匿病变，机体抵抗力下降时，致病菌在肝内繁殖,形成肝脓肿。

(二)临床表现

临床上常先有原发病的表现,如起源于胆管病变者可先有胆管结石、狭窄、蛔虫钻入等先驱病变。起源于血行者可有疖肿、软组织化脓、痔感染、阑尾炎、门静脉炎和败血症等先驱病变。

细菌性肝脓肿常急性起病,也可隐匿起病。一旦发生化脓性感染,大量毒素进入血液循环引起全身毒性反应。出现寒战、高热,上腹部疼痛。热型多为弛张热,发热时多伴有大汗,右上腹或肝区疼痛、近膈肌的脓肿或并发膈下脓肿时疼痛可放射到右肩及右腰背部。并发脓胸或支气管胸膜瘘者则可咳嗽、咳大量脓痰。近年来,由于抗生素的广泛应用,部分肝脓肿临床表现不典型。隐匿性者缓慢起病,先有疲乏无力、全身酸痛、头痛、食欲缺乏、继后呈低热、肝区钝痛等。少数患者可有黄疸,除非继发于胆管感染,否则一般出现较迟,且较轻微。体格检查发现肝大、压痛、肝区叩痛;肝脓肿近体表者则可见到皮肤红肿,且有凹陷性水肿。并发胸膜炎者可闻及胸膜摩擦音,胸腔积液多时可有呼吸困难,并发肺部脓肿者肺部叩诊呈实音、呼吸音低、可闻及湿啰音等。

肝脓肿得不到及时、有效的治疗时,脓肿增大,可以向邻近器官破溃而引起严重并发症。右肝脓肿向膈下间隙破溃形成膈下脓肿,穿破膈肌引起脓胸,甚至形成肝、支气管胸膜瘘;向下破溃引起腹膜炎;左肝脓肿向心包破溃引起心包炎甚至心脏压塞等;其他也可向胆囊破溃,而向胃、十二指肠、结肠破溃者少见。细菌性肝脓肿一旦发生并发症,病死率明显增高。

(三)实验室及影像学检查

1.血液化验

(1)血常规:外周血白细胞计数明显增高,常>$15×10^9$/L,核左移或有中毒颗粒,可有贫血。红细胞沉降率增快。

(2)血生化:血清碱性磷酸酶(ALP)、γ-谷氨酰转酞酶(GGT)多增高,少数患者可有转氨酶、胆红素增高。

(3)细菌学检查:血培养约50%阳性,应在抗感染治疗前进行。脓液培养90%阳性。

2.影像学检查

(1)X线检查:可有膈肌抬高、活动度减少、肋膈角变钝或消失。少数病例肝内脓肿可见液气平面,为产气菌所致。

(2)B超检查:可发现肝内单个或多个圆形、椭圆形呈无回声或低回声的占位病变。内部回声常不均,边界不规则。B超检查分辨率高,准确性约83%,无损伤、价廉,可重复检查以判断疗效。目前,还用于脓肿定位和引导穿刺引流。因此,超声检查是肝脓肿诊断的主要手段。

(3)CT检查:肝脓肿的CT检查可以发现肝内较正常肝组织密度低的占位病变,但其影像学特点为可发现<0.5cm病灶,呈低密度,边缘不规则。增强时呈脓肿的特异性改变。目前尚有CT定位引导肝脓肿的脓液穿刺引流。

(四)诊断

典型的肝脓肿有寒战、高热、肝区疼痛、肝大、肝区叩痛等肝脏炎症表现,进一步检查发现白细胞计数明显升高,以中性粒细胞为主,核左移或中毒颗粒,其诊断并不困难。部分细菌性肝脓肿表现并不典型,可仅有发热而无明显肝区疼痛等症状,常被误诊为败血症;有些慢性肝脓肿起病缓慢,症状不典型,乏力、食欲缺乏、长时间低热、消瘦等,而肝区症状不明显或被其他症状所掩盖,因此常被误诊或漏诊,有慢性肝脓肿被误诊达 2 年以上,有的甚至尸检时才被发现。

(五)治疗

1.治疗原则

有效的脓液穿刺及引流,足量、足程且有效的抗生素应用,积极的支持治疗。

2.一般治疗

多数患者中毒症状明显,因此,应重视支持疗法,包括加强营养、输血补液、给予多种维生素、维持体液和电解质平衡。

3.脓液引流

肝脓肿形成液化后,可在 CT 或 B 超检查的定位或引导下进行穿刺引流,以其定位准确、损伤及危险性小为首选方法。经皮肝穿刺引流是行之有效的方法。

4.抗菌治疗

在未证实病原菌前,可参考原发病,选择针对大肠埃希菌和金黄色葡萄球菌等常见病原菌给药。尽早应用大剂量有效抗生素是治疗本病的关键,即使对于那些必须穿刺抽脓、置管引流或手术治疗者,足量、全程而有效的抗生素应用也是重要的治疗措施。一般宜两种抗生素联合应用以延缓耐药性,获得协同杀菌作用。待药敏试验报告后再调整抗菌药物。脓肿穿刺抽脓和涂片可为选择抗生素提供线索。细菌培养和药敏试验可为选择对感染细菌敏感的抗生素提供依据。

首先用广谱抗生素,建议用如亚胺培南、替卡西林/克拉维酸、氨苄西林/舒巴坦、美洛西林、哌拉西林或哌拉西林/三唑巴坦等。对治疗后高热不退、中毒表现明显者,可选用第三代头孢类抗生素,头孢他啶(头孢噻甲羧肟)对葡萄球菌、链球菌、大肠杆菌及铜绿假单胞菌感染均有效,每次 0.5~2.0g,每天 2~3 次肌内注射或静脉滴注;头孢哌酮为第三代半合成头孢菌素,对革兰阴性菌尤其是铜绿假单胞菌作用较强;对革兰阳性球菌有一般杀菌作用。常用量每天 2~4g,静脉滴注。头孢曲松为第三代头孢菌素,对革兰阴性菌作用强,对革兰阳性菌有中等抗菌作用,对耐青霉素金黄色葡萄球菌、耐氨苄西林、耐第一代头孢菌素和庆大霉素的革兰阴性菌均有作用,常用剂量为每天 2~4g。对青霉素过敏者可选用氨基糖苷类或喹诺酮类等其他抗生素。厌氧菌感染所致肝脓肿宜加用甲硝唑、氧氟沙星。

(六)常见的护理诊断/问题

1.体温过高

与肝脓肿及其产生的毒素吸收有关。

2.营养失调:低于机体需要量

与进食减少、感染引起分解代谢增加有关。

3.潜在并发症

腹膜炎、膈下脓肿、胸腔感染、休克等。

（七）护理目标

（1）患者的体温得到控制,生命体征平稳。

（2）患者能主动进食富含蛋白质、维生素等营养均衡的食物或接受营养支持治疗。

（3）患者未发生并发症或并发症能被及时发现与处理。

（八）护理措施

1.控制感染

按时正确应用抗生素。

2.高热护理

（1）调节环境,室温控制在 18～22℃,湿度 50％～70％。

（2）做好基础护理,保持患者的舒适。

（3）注意体温变化。

（4）摄水量:除需要控制入水量者,保证患者的入水量。体温＞38℃,每升高 1℃增加补液量 500mL。

（5）高热者给予物理降温。

（6）药物降温:观察不良反应。

3.病情观察

加强对生命体征和腹部体征的观察,注意并发症的观察。

4.减轻恐惧的心理

（1）耐心的解释病情,关心安慰患者,加强沟通和交流,介绍病情的发展和预后。

（2）介绍治疗过程包括各种检查、治疗和手术的必要性。

（3）理解和同情患者:鼓励患者诉说,并及时给予帮助。

（4）现身说教法:介绍成功的案例,增强患者的信心。

5.营养支持

患者能主动进食富含蛋白质、维生素等营养均衡的食物或接受营养支持治疗。

6.疼痛护理

适当给予镇痛措施。

7.术后护理措施

（1）术后护理常规。

1）全身麻醉术后护理常规:①了解麻醉和手术方式、术中情况、切口和引流情况;②持续低流量吸氧;③持续心电监护;④床档保护防坠床;⑤严密监测生命体征。

2）切口观察及护理:①观察切口有无渗血、渗液,若有,应及时通知医生并更换敷料;②观察腹部体征,有无腹痛、腹胀等。

3）各管道观察及护理:①输液管保持通畅,留置针妥善固定,注意观察穿刺部位皮肤;②进行尿管护理常规,一般术后第 1 天可拔除尿管,拔管后注意关注患者自行排尿情况。

4）疼痛护理:①评估患者疼痛情况;②重视患者主诉;③对有镇痛泵（PCA）患者,注意检查管道是否通畅,评价镇痛效果是否满意;④遵医嘱给予镇痛药物。

5)基础护理:①提供安静舒适的环境;②做好口腔护理、尿管护理、定时翻身、雾化、患者清洁等工作。

(2)腹腔引流管的护理。

1)保持通畅:①定时由引流口端向引流袋挤捏管道,使之保持通畅勿折叠、扭曲、压迫管道;②及时倾倒,保持通畅。

2)妥善固定:①每班检查并妥善固定腹腔引流管;②平躺时固定高度不超过腋中线;③离床活动时,不超过引流口处;④搬动患者时,应先夹闭引流管,防止逆行感染;⑤在给患者做翻身等护理操作时一定要注意保护引流管,避免引流管的脱出;⑥若腹腔引流管不慎脱出,应立即通知主管医生处理。

3)标识清楚,及时更换,观察与记录:①每条引流管上均需注明管道在腹腔内放置的位置、安置时间;引流袋上要注明管道名称、安置时间,引流袋更换时间;②定期在无菌操作下更换引流袋,避免感染,必要时做细菌培养;③观察引流液性状、颜色和量,一般引流的血性液应该由多到少、由浓变淡,如果引流液由淡变浓,突然增加,应注意内出血的发生;④观察腹腔引流管安置处敷料情况,如有渗出,及时换药;⑤观察患者腹部体征,有无腹胀、全身情况、症状是否减轻,生命体征是否正常;⑥观察患者酸碱、电解质是否平衡。

4)拔管:①医生根据患者病情及引流情况拔管,一般引流量小于20mL/d可拔管;②拔管后应指导患者卧床休息,观察置管处有无局部出血,如有渗液及时更换敷料,有渗血时准确评估出血量并做相应处理。

(3)胃管护理。

1)保持通畅:①定时挤捏管道,使之保持通畅;②勿折叠、扭曲、压迫管道;③及时倾倒胃液,保持有效负压。

2)妥善固定:①固定胃管于床旁,每班检查胃管安置长度;②胶布注意正确粘贴,确保固定;③每天更换固定胃管的胶布,胶布如有脱落,及时更换,翻身、活动时应防止牵拉引起胃管脱出;④告知患者胃管重要性,切勿自行拔管;⑤若胃管不慎脱出,应通知医生查看患者后,遵医嘱安置胃管。

3)观察与记录:①观察胃液颜色、性状及量并准确记录;②胃肠减压引流液通常为无色透明、淡黄色或墨绿色,若引流液为褐色、咖啡色或血性液体,应警惕应激性溃疡的发生;③观察安置胃管处鼻黏膜情况,调整胃管角度,避免鼻黏膜持续受压;④观察患者有无腹胀及胃肠功能恢复情况;⑤监测患者电解质、酸碱平衡情况。

4)拔管:胃肠功能恢复后即可拔管或视手术情况24小时内早期拔除胃管。

(4)饮食护理:根据手术情况术后第1天拔除胃管,给予饮水及流质饮食,第2天给予半流质,第3天可进软食,逐渐过渡至正常饮食,注意进食高蛋白、高维生素、高热量、低脂肪的饮食,忌生冷、产气、刺激性食物,肝功能不良者应限制蛋白质摄入。

(5)体位与活动(表5-1)。

表 5-1　患者体位与活动

时间	体位与活动
全身麻醉清醒前	去枕平卧位,头偏向一侧
全身麻醉清醒后手术当天	低半卧位
术后第 1 天	半卧位为主,增加床上运动,可在搀扶下适当下床沿床边活动
术后第 2 天	半卧位为主,可在搀扶下适当室内活动
术后第 3 天起	适当增加活动度

注　活动能力根据患者个体情况,循序渐进,对于年老或体弱的患者,应相应推后活动进度。

（6）健康教育。

1）饮食：①四要,即要饮食规律、要少食多餐、要营养丰富、要容易消化;②四忌,即忌刺激性食物、忌坚硬食物、忌易胀气食物、忌烟酒。

2）活动：根据体力,适当活动,注意休息和睡眠。

3）复查：术后 1 个月复查 1 次,检查肝功能、血常规等,以后视肝功能情况遵医嘱是否复查。

8.并发症的处理及护理

常见并发症的处理及护理见表 5-2。

表 5-2　常见并发症的处理及护理

并发症	临床表现	处理及护理
出血	· 在术后 6 小时内出现早期出血,表现为面色苍白、表情淡漠、四肢湿冷、脉搏细速（>120 次/分）、血压下降（<80/50mmHg） · 少尿（<20mL/h）或无尿 · 腹腔引流管持续血性液流出,引流量>200mL/h,连续 3 小时 · 血常规检查示红细胞计数、血红蛋白和血细胞比容等降低	· 体位:平卧位 · 密切监测生命体征,每 5～10 分钟测量脉搏、血压 1 次,每 15～30 分钟挤压引流管 1 次,观察引流液量及性质变化,及时发现术后出血 · 迅速扩充血容量及抗休克 · 立即做好术前准备,再次剖腹探查
肺部感染	· 发热、咳嗽、咳痰 · 肺部有痰鸣音 · 白细胞计数升高 · X 线检查显示肺部感染	· 加强呼吸道护理,指导患者每天胸式呼吸练习 2 次,每次 10 分钟 · 遵医嘱雾化吸入,每天 2～3 次,每次 20 分钟,雾化吸入时患者取坐位,体位有利于吸入药液沉积到终末细支气管及肺泡 · 雾化吸入后给患者翻身、拍背,协助按压切口,鼓励患者行有效咳嗽,留痰液做细菌培养及药敏试验

并发症	临床表现	处理及护理
膈下脓肿	• 表现为寒战、高热、右上腹疼痛、咳嗽、消瘦、乏力、出汗、脉快、白细胞计数增高等症状 • B超提示膈下脓肿	• 保持胃肠减压管通畅,接负压引流,以免患者胃过度 • 饱胀出现呕吐而引起误吸 • 鼓励患者半卧位,有利于引流 • 保持引流管通畅,定时挤压 • 加强营养支持,提高患者抵抗力 • 按医嘱给予抗生素治疗 • 密切观察体温、白细胞计数变化
肛瘘	• 表现为术后1周腹腔引流管有胆汁样液流出,引流管周围存少量胆汁外渗 • 患者出现消瘦、厌油、腹痛、腹胀及发热;腹部体征:压痛、跳痛	• 保持引流管通畅,定时挤压,注意引流液的量、性质变化 • 密切观察引流管周围有无渗液,及时更换引流管口敷料,保持干燥,涂氧化锌软膏或用凡士林纱条保护引流口周围皮肤,预防发生皮肤糜烂及湿疹 • 加强营养,调节水和电解质平衡 • 腹腔引流液少于10mL/d,可拔除腹腔引流管;拔管后患者无腹痛、发热,引流管口周围敷料干燥无渗液,证明瘘口已闭合
腹膜炎,感染性休克	• 腹膜刺激征,寒战、高热、脉搏增快、血压下降等休克的表现	• 心电监护,吸氧,严密观察病情 • 给予多通道补液、抗感染、抗休克治疗

二、阿米巴性肝脓肿

阿米巴性肝脓肿是肠阿米巴病的并发症。阿米巴肠病并发肝脓肿占 $1.8\%\sim40\%$,多数报道在 10% 左右。

(一)病因和发病机制

1.病因

阿米巴肝脓肿的病原体为来自肠内的溶组织阿米巴滋养体。

2.发病机制

阿米巴包囊污染的食物或饮用水进入体内,经胃进入小肠,到小肠下段受到碱性消化液作用,囊壁变薄出现小孔后虫体脱囊而出。分裂为4个较小的滋养体,小滋养体可以在肠腔内形成包囊,随粪便排出再污染食物或饮用水而传播,当机体抵抗力下降或肠壁损伤时小滋养体则可侵入肠壁,寄生在黏膜或黏膜下层,小滋养体可吸收营养形成大滋养体,不断增殖,同时可以分泌溶组织酶,使黏膜破溃或形成典型的烧瓶样深溃疡。阿米巴在肠道最常寄生的部位是回盲部,其次是乙状结肠和直肠。阿米巴滋养体经破损肠壁的静脉、直接透过肠壁侵入肝或可以经淋巴管进入肝。进入肝后的大滋养体和部分小滋养体在肝内被破坏。少部分小滋养体在肝内存活并进行繁殖,使肝发生炎症、充血、小静脉及周围组织炎症造成肝组织缺血坏死,加之滋养体不断分泌溶组织酶以破坏静脉壁及溶解肝组织,形成点状坏死此即为阿米巴肝炎或肝脓肿前期。此时,如果得不到及时治疗,肝组织则坏死液化形成脓肿,小脓肿可以形成大脓肿。

阿米巴肝脓肿一般分为3层:外层为炎性肝细胞,晚期可有纤维组织增生形成纤维壁;中层为间质;内层为脓液,脓液是由坏死、液化的肝组织碎片和白细胞组成。典型的阿米巴肝脓肿脓液为巧克力样,无臭味,当并发细菌感染时为黄白色或黄绿色,有恶臭。一般在脓液内很难找到阿米巴滋养体,阿米巴滋养体主要存在于脓腔的壁上。

阿米巴性肝脓肿常为单个,有时可多个,大小不等,大者达15cm。80%~90%位于肝右叶,尤以右肝顶叶最为常见。这与右半结肠的血液回流经过门静脉进入肝右叶有关。肝脓肿的病理特点可能与此有关,但具体机制仍然不很清楚。

(二)临床表现

阿米巴肝脓肿主要见于热带和亚热带。好发生于成年男性,年龄以28~50岁最多,男女之比为4:1左右,20%~30%的患者有肠阿米巴病史或腹泻病史。

阿米巴肝脓肿一般发生在阿米巴痢疾后30~40天,最早者可与阿米巴痢疾同时发病,慢者可在30年后发病。

阿米巴肝脓肿起病相对较缓慢,表现为发热,通常在38~39℃,呈弛张热或间歇热,午后、夜间出汗后,体温稍有下降。如高热体温达40℃以上、伴寒战,则需考虑并发细菌感染,为脓毒血症的表现。

几乎均有右上腹或肝区疼痛,呈持续性,可因咳嗽、深呼吸及右侧卧位而加剧,可放射至右肩背部。脓肿若位于肝左叶时,可上腹痛,向左肩背部放射。约30%的患者有干咳、食欲缺乏、腹胀、恶心、呕吐;少数患者可有黄疸,但一般较轻。病程较长者可有体重减轻、衰弱无力、消瘦、贫血等。

体格检查发现肝大,肝上界上移,肝区压痛及肝区叩痛;位于左叶者剑突下可触及肿块。

(三)实验室及影像学检查

1.血液化验

(1)血常规:急性期白细胞总数增高,可>15×10⁹/L,病程较长者则白细胞总数接近正常或正常,可有贫血;红细胞沉降率常增快;白细胞明显增高如>20×10⁹/L,核左移或有中毒颗粒者一般提示有继发细菌感染的可能。粪便中约15%的患者可找到阿米巴滋养体或包囊,但留置大便标本要求较严格,一般取流质、半流质或带有脓血的新鲜标本,容器不加消毒药,立即或至少30分钟内送检。引流的脓液一般找不到阿米巴滋养体,一般在抽脓的最后部分近脓腔壁的脓液中找到阿米巴的可能性较大。

(2)血生化:约80%的患者碱性磷酸酶、γ-谷氨酰转肽酶可增高。少数患者可有转氨酶及胆红素的异常。偶见白蛋白低于30g/L。

(3)血清学检查:血清抗阿米巴抗体检测是诊断的重要依据。目前使用的主要方法有间接血凝试验(IHA)、酶联免疫吸附试验(ELISA)等准确率都在90%以上。阿米巴抗体一般在阿米巴感染后1周产生,2~3个月达到高峰,阿米巴病治愈后抗体还可以在体内持续数年,应注意鉴别。

2.影像学检查

(1)X线检查:可以看到右膈肌抬高,活动受限;如有并发胸膜炎、胸腔积液则肋膈角消失;并发肺脓肿、肝支气管胸膜瘘则可以看到肺部阴影,脓肿内可以有液平。

(2)CT检查:可发现肝内有较正常肝组织密度低的占位性病变。CT检查有利于发现肝内多发性小肝脓肿,同时可用于鉴别膈下脓肿等肝外占位性病变。

(3)B超检查:显示单个或多个圆形、椭圆形病灶,无回声或呈低回声。B超检查准确率＞90%。可同时用于脓肿定位和引导脓肿穿刺引流,是目前肝脓肿诊治中的一个重要手段和首选方法。

(四)诊断

(1)流行区旅居史。

(2)过去或现在有痢疾史。

(3)发热、肝区疼痛、肝大、肝区叩痛等。

(4)粪便查到阿米巴滋养体。

(5)影像学检查发现肝内占位性病变。

(6)血清免疫学检查抗阿米巴抗体阳性。

(7)抗阿米巴治疗有效。根据上述诊断标准,阿米巴性肝脓肿诊断不难。

(五)并发症

1.继发性细菌感染

阿米巴性肝脓肿约有20%患者并发细菌感染。常见的病原菌有葡萄球菌、大肠埃希菌、链球菌、枸橼酸杆菌等,其他如铜绿假单胞菌等则少见。继发细菌感染时症状明显加重,毒血症较明显,高热型呈弛张热,体温高达40℃以上,白细胞计数明显升高,核左移,脓液呈黄白色,有恶臭,血培养或脓液培养可以阳性。

2.脓肿

向其他器官或组织破溃引起周围器官脓肿或瘘管形成较常见有脓肿向膈肌破溃引起脓胸,向肺组织破溃形成肝支气管胸膜瘘。如同时向胆囊破溃则可形成胆管支气管胸膜瘘;肝左叶的脓肿也可向腹腔破溃引起腹膜炎,此外还有向胃、十二指肠或结肠等破溃形成瘘管。

(六)治疗

1.药物治疗

阿米巴性肝脓肿除非存在并发症或可能引起并发症外,一般主张非手术治疗。目前常用的抗阿米巴肝脓肿的药物有甲硝唑、替硝唑、磷酸氯喹、依米丁、去氢依米丁、卡巴肿等。首选甲硝唑,因其高效、安全,对肠内、外阿米巴感染均有效,兼有抗厌氧菌作用。依米丁及氯喹疗效虽佳,但因其不良反应大,仅用于甲硝唑疗效不佳者。抗阿米巴药物不宜同时应用,以免增加不良反应,但可轮换使用。

肠内阿米巴是肝内感染的来源,故应进行抗肠内阿米巴治疗,有报道甲硝唑疗程结束后仍有 13%～19% 的患者继续排出包囊,因此,在疗程结束时,尤其在甲硝唑疗效不佳而换用氯喹或依米丁者,应查粪便内溶组织阿米巴包囊,如阳性,则给予抗肠内阿米巴药物 1 个疗程。

(1)甲硝唑:首选,对肠阿米巴及肠外阿米巴都有良效,口服吸收快,血中有效浓度持续 12 小时。常规用法:成人每天 3 次,每次 0.4～0.8g,疗程 5～10 天;对疑有并发症者,可静脉滴注,每天 1.5～2.0g,大多在治疗后 48 小时临床症状好转,体温于 1 周左右恢复正常。少数疗效不佳,可能由于药物剂量过低;脓液过多未及时穿刺排脓;延误诊治引起了脓肿穿破至邻近器官或继发细菌感染未及时控制等。如排除上述因素疗效仍不佳者,可能由于原虫耐药(临床上往往难以证实),可换用氯喹或依米丁。用药期间偶有食欲缺乏、恶心、呕吐、上腹不适、头晕等。少数有因不良反应而终止治疗者。哺乳期妇女、妊娠 3 个月内孕妇及中枢神经系统疾病者禁用。

(2)替硝唑:对肠道及阿米巴病、厌氧菌感染等也有良效,口服吸收好,药物能进入各种体液。抗阿米巴可用 0.5g,每天 4 次,疗程一般 10 天,重者可用 0.4～0.8g/d,静脉滴注。治疗剂量内少有不良反应,偶有一时性白细胞减少和头晕、眩晕、共济失调等神经系统障碍。妊娠(尤其初 3 个月)、哺乳期以及有血液病史和神经系统疾病者禁用。

(3)氯喹:口服后几乎全部在小肠吸收,血中浓度较高在肝、肺、肾等组织内浓度高于血液 200～700 倍,适用于肝脓肿等肠外阿米巴病,而对大肠内阿米巴无效。用法:成人第 1、第 2 天每天 1g,第 3 天以后每天 0.5g,疗程 2～3 周。氯喹的常见不良反应有食欲缺乏、恶心、呕吐、腹泻、皮肤瘙痒等,偶有心肌损害。使用氯喹治疗阿米巴性肝脓肿时应加用卡巴胂等药物来杀灭肠内阿米巴以防止复发。

(4)依米丁:能直接杀死阿米巴滋养体,用于治疗肠外阿米巴病及控制痢疾,对阿米巴性肝脓肿疗效肯定、迅速,对包囊无效。用法:剂量为每天 1mg/kg,每天最大剂量 60mg,分2 次肌内注射,疗程 6 天。重症者再以每天 30mg,连续 6 天,共 12 天。药物有蓄积作用,其剂量和中毒剂量相近,易引起心肌损害、血压下降、周围神经炎、严重恶心、呕吐、腹痛、腹泻等不良反应。使用前后 2 小时需卧床观察,注意观察血压、脉搏、经常检查心电图。如有明显改变,应减量或停药。由于依米丁毒性太大,只有在其他药物治疗无效时才考虑使用。孕妇及心、肾疾病者忌用。手术一般在停药后 6 周方可进行。

(5)去氢依米丁:是合成依米丁衍生物,其生物半衰期较依米丁短,剂量为每天 1～1.5mg/kg,疗程 3～10 天,总量不超过 90mg/kg。其用药指征及注意事项同依米丁。

2.穿刺引流

近年来由于影像学发展,在 B 超,CT 或 X 线引导下进行经皮穿刺定位准确、危险性小,有利于明确诊断,清除脓液,促进愈合,预防肝脓肿向邻近器官破溃。但并非所有阿米巴性肝脓肿的治疗都需要引流。一般认为下列情况需要引流:①抗阿米巴治疗 2～3 天临床症状未改善者;②高热及右上腹疼痛剧烈者;③脓肿直径 >10cm 者;④血清抗阿米巴抗体阴性者;⑤右膈明显抬高者;⑥位于肝左叶的肝脓肿;⑦怀疑有继发细菌感染者。

3.手术切开引流

抗阿米巴药物治疗疗效较好,加之经皮肝穿刺引流损伤小效果好,病死率低;而外科切开引流损伤大容易并发细菌感染。因此,目前多不主张使用外科手术切开引流。但部分学者主张下列情况应列为外科手术切开引流的适应证:①即将破溃的肝脓肿,经皮肝穿刺不能达到引流减压目的者;②经皮肝穿刺引流时有脓液外漏者;③有脓肿破溃或其他并发症者。

(七)常见的护理诊断/问题

1.体温过高

与肝脓肿及其产生的毒素吸收有关。

2.营养失调:低于机体需要量

与进食减少、感染引起分解代谢增加有关。

3.潜在并发症

腹膜炎、膈下脓肿、胸腔感染、休克等。

(八)护理目标

(1)患者的体温得到控制,生命体征平稳。

(2)患者能主动进食富含蛋白、能量、维生素等营养均衡的食物或接受营养支持治疗。

(3)患者未发生并发症或并发症能被及时发现与处理。

(九)护理措施

1.饮食护理

鼓励患者进食营养丰富的食物,多饮水。

2.用药护理

遵医嘱使用抗阿米巴药物,注意观察患者药物不良反应。高热物理降温不能控制体温者,遵医嘱予以药物降温。

3.病情观察

密切观察病情变化,及时发现继发细菌感染征象。

4.引流管的护理

做好脓腔引流的护理,严格无菌操作,防止继发细菌感染。

(利桂侠)

第四节　肝破裂

肝脏是人体腹腔内最大的实质性器官,质地脆弱,血管丰富,容易受到外界挫伤或刺伤发生破裂出血,在比较严重的情况下会导致失血性休克,肝脏损伤占腹腔脏器损伤的 15% ～20%,创伤性肝破裂分为开放性肝损伤和闭合性肝损伤两大类。

一、病因和病理

开放性肝损伤常见于刀刺伤、子弹穿透伤。其主要危险是刺破大血管引起内出血,病死率约为 1%。闭合性肝损伤常见于车祸撞击伤、坠落伤。右肝的后上段较厚、呈凸面、固定,易发生严重的星状损伤,常伴有较大范围的肝组织挫伤,尤其伤及大血管(肝主静脉及肝后下腔静脉)者,失血性休克是主要的死亡原因,同时,肝破裂后会引起胆汁渗漏而造成腹腔内患者感染,引起腹膜炎,导致严重后果。

二、临床表现

1.症状

(1)失血性表现:肝破裂后,以腹腔内或肝脏包膜下出血为主要症状,患者表现为面色苍白,脉率加快,严重时脉搏微弱、血压不稳、尿量减少,甚至出现休克。

(2)腹痛:多呈持续性,一般不剧烈,肩部放射痛常提示肝(右)或脾(左)损伤,在头低位数分钟后尤为明显。

2.体征

(1)腹膜刺激征:不严重,但当肝受损导致胆管、胰管断裂,胆汁或胰液漏入腹腔时,可出现明显的腹痛和腹膜刺激征。

(2)移动性浊音阳性:是腹腔内出血的晚期体征,对早期诊断帮助不大。

(3)腹部肿块:肝包膜下破裂出血时,腹部触诊可扪及腹部肿块。

三、辅助检查

1.实验室检查

肝破裂出血时可出现血红细胞计数、血红蛋白、血细胞比容等数值下降,白细胞计数略有增高。

2.影像学检查

(1)超声检查:主要用于诊断肝损伤,能提示肝是否有损伤,以及损伤的部位和程度,肝周围积血、积液情况。

(2)CT检查:比超声更准确,能清晰地显示肝的被膜是否完整、大小及形态结构是否正常,也能清晰显示损伤的部位及范围,因此对肝损伤有重要的诊断意义,但对空腔脏器如肠管损伤的诊断价值不大。

(3)其他影像学检查:选择性血管造影适用于经上述方法未能证实,但仍怀疑有肝损伤者。

3.诊断性腹腔穿刺术和腹腔灌洗术

诊断阳性率可达90%以上,对判断有无肝损伤有重要的意义。

(1)禁忌证:①严重腹腔内胀气;②妊娠中、晚期;③既往腹部手术或炎症史;④躁动不能合作者。

(2)穿刺点选择:通常选择脐和髂前上棘连线的中、外1/3交界处或经脐水平线与腋前线相交处。腹腔穿刺抽出不凝血,提示为实质性脏器或大血管破裂所致的腹腔出血。即使抽不到液体也不能完全排除脏器损伤的可能,应持续密切观察病情。

四、治疗

1.非手术治疗

(1)防治休克:是治疗的重要环节。已发生休克的内出血患者要积极救治,力争将收缩压维持在90mmHg以上,为手术做好准备。若经积极的抗休克治疗仍无改善,提示腹腔内有进行性大出血,应在抗休克的同时尽快剖腹探查并止血。

（2）抗感染：应用广谱抗生素，预防或治疗可能存在的腹腔内感染。

（3）禁饮、禁食与胃肠减压：疑有空腔脏器破裂或明显腹胀时，立即行胃肠减压，并禁饮、禁食。

（4）镇静、镇痛：诊断明确者可给予镇静药或镇痛药。

2.手术治疗

根据病情而定，裂口浅的可进行简单的褥式缝合；若有大量出血或胆管瘘，需先缝扎、清除坏死组织后修补缝合；若肝损伤严重，可进行肝部分切除、肝段切除、半肝切除或肝三叶切除。

五、护理

（一）护理评估

1.术前评估

（1）健康史：了解患者腹部损伤的时间、地点以及伤源、伤情、就诊前的急救措施、受伤至就诊之间的病情变化。如果患者意识不清，应询问目击人员。患者一般有上腹部火器伤、锐器伤或交通事故、工伤等外伤史或病理性（肝癌、肝硬化、巨大肝囊肿）的肝脏疾病病史。

（2）身体状况：包括腹部及全身情况评估。①腹部情况：评估患者腹壁有无伤口及其部位、大小、自腹壁伤口有无脏器脱出；有无腹部压痛、肌紧张和反跳痛，其程度和范围，腹部有无移动性浊音，肝浊音界是否缩小或消失；肠蠕动是否减弱或消失，直肠指诊有无阳性发现。②全身情况：评估患者生命体征的变化，有无面色苍白、出冷汗、脉搏细数、血压不稳等休克的早期征象；有无很快出现体温升高、脉搏增快等全身中毒症状；是否合并胸部、颅脑、四肢及其他部位损伤。

（3）心理－社会状况：评估患者及其家属对突发的腹部损伤以及伤口出血、内脏脱出这些视觉刺激心理承受能力和对预后的担心程度；评估经济承受能力和对本次损伤相关知识的了解程度。

2.术后评估

导致肝破裂的原因多与既往肝脏疾病及外伤有关，患者痛苦大、病情重，且在创伤、失血之后，处于紧张状态，患者常有恐惧、急躁、焦虑，甚至绝望，又担心手术是否成功，对手术产生恐惧心理。

（二）常见的护理诊断/问题

1.体液不足

与损伤致腹腔内出血，严重腹膜炎、呕吐、禁食有关。

2.组织灌注量减少

与导致休克的因素依然存在有关。

3.疼痛

与肝破裂、腹腔内积血有关。

4.焦虑或恐惧

与意外创伤的刺激、出血及担心预后有关。

(三)护理措施

1.急救护理

腹部损伤可合并多发性损伤,在急救时应分清轻重缓急。首先处理危及生命的情况。根据患者的具体情况,可行以下措施:①心肺复苏,注意保持呼吸道通畅;②合并张力性气胸,配合医师行胸腔穿刺排气;③止血,行静脉采血行血型及交叉配血试验;④迅速建立两条以上有效的静脉通路,根据医嘱及时输液,必要时输血;⑤密切观察病情变化;⑥对有开放性腹部损伤者,妥善处理伤口,如伴有腹腔脏器或组织自腹壁切口突出,可用消毒碗覆盖保护,切勿在毫无准备的情况下强行回纳。

2.非手术治疗护理/术前护理

(1)休息与体位:绝对卧床休息,若病情稳定,可取半卧位。观察期间不随意搬动患者,以免加重病情。

(2)补充血容量:建立两条静脉通路,快速输入平衡盐溶液及血浆或代用品,扩充血容量,维持水电解质平衡,改善休克状态。

(3)病情观察:①每15~30分钟测定1次脉搏、呼吸、血压;②每30分钟检查1次腹部体征,注意腹膜刺激征的程度和范围变化;③动态了解红细胞计数、血红蛋白和血细胞比容的变化,以判断腹腔内有无活动性出血;④观察每小时尿量变化,监测中心静脉压,准确记录24小时的输液量、呕吐量,胃肠减压量等;⑤必要时可重复B超检查,协助医师行诊断性腹腔穿刺术。

(4)禁食,禁灌肠:因腹部损伤患者可能有胃肠道穿孔或肠麻痹,故诊断未明确之前应绝对禁食、禁饮和禁灌肠,防止肠内容物进一步漏出,造成腹腔感染和加重病情。

(5)胃肠减压:对怀疑有空腔脏器损伤的患者,尽早行胃肠减压,以减少胃肠内容物漏出,减轻腹痛。在胃肠减压期间做好口腔护理,观察并记录引流情况。

(6)维持体液平衡和预防感染:遵医嘱合理使用抗生素。补充足量的平衡盐溶液、电解质等,防止水电解质及酸碱平衡失调,维持有效的循环血量,使收缩压升至90mmHg以上。

(7)镇静、镇痛:全身损伤情况未明时,禁用镇痛药,但可通过分散患者的注意力、改变体位等来缓解疼痛;空腔脏器损伤者行胃肠减压可缓解疼痛。诊断明确者,可根据病情遵医嘱给予镇静、解痉或镇痛药。

(8)心理护理:关心患者,加强交流,向患者解释腹部损伤后的病情变化,之后可能出现的症状和体征及预后,使患者能正确认识疾病的发展过程。告知相关的各项检查、治疗和护理目的、注意事项及手术治疗的必要性,使患者能积极配合各项检查、治疗和护理。避免在患者面前谈论病情的严重程度,鼓励其说出内心的感受,并加以疏导。

(9)完善术前准备:一旦决定手术,应争取时间尽快地进行必要的术前准备,除上述护理措施外,其他主要措施有:①必要时导尿;②协助做好各项检查、皮肤准备、药物过敏试验;③通知血库备血;④给予术前用药。

3.术后护理

(1)体位:全身麻醉未清醒者置平卧位,头偏向一侧。待全身麻醉清醒或硬膜外麻醉平卧6小时后,血压平稳者改为半卧位,以利于腹腔引流,减轻腹痛,改善呼吸循环功能。

（2）观察病情变化：严密监测生命体征变化，危重患者加强呼吸、循环和肾功能的监测和维护。注意腹部体征的变化，及早发现腹腔脓肿等并发症。

（3）禁食、胃肠减压：做好胃肠减压的护理。待肠蠕动恢复、肛门排气后停止胃肠减压，若无腹胀不适可拔除胃管。从进少量流质开始，根据病情逐渐过渡到半流质饮食，再过渡到普食。

（4）静脉输液与用药：禁食期间静脉输液，维持水、电解质和酸碱平衡。必要时给予完全胃肠外营养，以满足机体高代谢和修复的需要，并提高机体抵抗力。术后继续使用有效的抗生素，控制腹腔内感染。

（5）鼓励患者早期活动：术后患者多翻身，及早下床活动，促进肠蠕动恢复，预防肠粘连。

（6）腹腔引流护理：术后应正确连接引流装置，引流管应贴标签注明其名称、引流部位，妥善固定，保持引流通畅。普通引流袋每天更换1次，抗反流型引流袋可2～3天更换1次，更换时严格无菌原则。引流管不能高于腹腔引流出口，以免引起逆行性感染。观察并记录引流液的性质和量，若发现引流液突然减少，患者伴有腹胀、发热，应及时检查管腔有无堵塞或引流管是否滑脱。

（7）受损器官再出血的观察与护理：①多取平卧位，禁止随意搬动患者，以免诱发或加重出血；②密切观察和记录生命体征及面色、意识、末梢循环情况，观察腹痛的性质、持续时间和辅助检查结果的变化，若患者腹痛缓解后又突然加剧，同时出现烦躁、面色苍白、肢端温度下降、呼吸及脉搏增快、血压不稳或下降等表现，腹腔引流管间断或持续引出鲜红血液，血红蛋白和血细胞比容降低，常提示腹腔内有活动性出血，一旦出现以上情况，通知医师并协助处理；③建立静脉通路，快速补液、输血等，以迅速扩充血容量，积极抗休克，同时做好急诊手术的准备。

（8）腹腔脓肿的观察与护理：剖腹探查术后数天，患者体温持续不退或下降后又升高，伴有腹胀、腹痛、呃逆、直肠或膀胱刺激症状，辅助检查血白细胞计数和中性粒细胞比例明显升高，多提示腹腔脓肿形成。伴有腹腔感染者可见腹腔引流管引流出较多浑浊液体，或有异味。主要护理措施有合理使用抗生素，较大脓肿多采用经皮穿刺置管引流或手术切开引流，盆腔脓肿较小或未形成时应用40～43℃水温保留灌肠或采用物理透热等疗法，给予患者高蛋白、高热量、高维生素饮食或肠外营养治疗。

（四）健康教育

1.复诊指导

患者住院2～3周出院，出院时复查CT或B超，嘱患者每3个月复查1次查肝功能，如有不适症状随时就诊。

2.生活指导

嘱咐出院后要规律生活，避免过度劳累和精神刺激，饮食上给予高蛋白高热量、高维生素饮食，遵医嘱按时服药。

3.继续注意休息，避免体力劳动

避免剧烈运动，如弯腰、下蹲、骑摩托车等。注意保护腹部，避免外力冲撞。

（杜新玲）

第五节　胆管结石

肝管结石是指发生在肝内、肝外胆管的结石。根据病因不同,可分为原发性和继发性胆管结石。在胆管内形成的结石,称为原发性胆管结石,其形成与肝内感染、胆汁淤积、胆道蛔虫有密切关系,以胆色素结石或混合性结石为主。胆管内结石来自胆囊者,称为继发性胆囊结石,以胆固醇结石多见。根据结石所在部位,分为肝外胆管结石和肝内胆管结石。胆管结石所致的病理生理改变与结石的部位、大小及病史长短有关。结石主要可导致肝胆管梗阻、胆管炎、胆源性胰腺炎及肝胆管癌等。

一、临床表现

(一)肝外胆管结石

平时无症状或仅有上腹不适,当结石阻塞胆道并继发感染时,可表现为典型的沙尔科(Charcot)三联征,即上腹痛,寒战与高热,黄疸。

1.上腹痛

发生在剑突下或右上腹,呈阵发性绞痛或持续性疼痛阵发性加剧,疼痛可向右肩背部放射,常伴恶心、呕吐。系结石嵌顿于胆总管下端或壶腹部刺激胆管平滑肌或奥狄括约肌痉挛所致。

2.寒战与高热

胆管梗阻并继发感染后引起全身中毒症状,多发生于剧烈腹痛后,体温可高达 39～40℃,呈弛张热。

3.黄疸

胆管梗阻后胆红素逆流入血所致黄疸的程度取决于梗阻的程度、部位和是否继发感染。部分梗阻时黄疸较轻,完全性梗阻时黄疸较重;合并胆管炎时,胆管黏膜与结石的间隙随炎症的发作及控制而变化,黄疸呈现间歇性和波动性。出现黄疸时,患者可有尿色变黄、大便颜色变浅和皮肤瘙痒等症状。

(二)肝内胆管结石

可多年无症状或仅有上腹部和胸背部胀痛不适。绝大多数患者因寒战、高热和腹痛就诊。梗阻和感染仅发生在某肝叶、肝段胆管时,患者可无黄疸;结石位于肝管汇合处时可出现黄疸。体格检查可有肝大、肝区压痛和叩击痛等体征。并发肝脓肿、肝硬化、肝胆管癌时则出现相应的症状和体征。

二、辅助检查

1.实验室检查

血常规检查白细胞计数及中性粒细胞比例明显升高;血清胆红素升高,其中直接胆红素升高明显,转氨酶、碱性磷酸酶升高。尿胆红素升高,尿胆原降低或消失。糖链抗原(CA19-9)明显升高时需进一步检查排除胆管癌的可能。

2.影像学检查

B超可发现结石并明确其大小和部位,作为首选检查。CT、MRI或MRCP等可显示梗阻部位、程度及结石大小、数量等,并能发现胆管癌。PTC、ERCP为有创性检查,仅用于诊断困难及准备手术的患者。

三、治疗

胆管结石以手术治疗为主。原则为尽量取尽结石,解除胆道梗阻,去除感染病灶,通畅引流胆汁,预防结石复发。

(一)肝外胆管结石的治疗

肝外胆管结石应积极外科手术治疗。

1.胆总管切开取石、T管引流术

此为首选方法,此法可保留正常的奥狄括约肌功能。术中尽量取尽结石,必要时用胆道镜探查取石,防止结石残留。胆总管下端通畅者取石后放置T管,其目的为:①引流胆汁和减压,防止胆汁排出受阻,导致胆总管内压力增高、胆汁外漏引起腹膜炎;②引流残余结石,使胆道内残余结石,尤其是泥沙样结石通过T管排出体外;亦可经T管行造影或胆道镜检查、取石;③支撑胆道,防止胆总管切开处粘连、瘢痕狭窄等导致管腔变小。

2.胆肠吻合术

胆肠吻合术又称胆肠内引流术,该术式因消除了奥狄括约肌功能,使用逐渐减少。胆总管下端严重的良性狭窄或梗阻,狭窄段超过2cm,无法用手术方法在局部解除梗阻者,应行胆总管空肠Roux-en-Y吻合术,同时切除胆囊。

3.奥狄括约肌切开成形术

适用于胆总管结石合并胆总管下端短段(<1.5cm)狭窄或胆总管下端嵌顿结石的患者。

4.微创外科治疗

ERCP检查的同时行内镜括约肌切开,然后向胆总管送入取石篮取石。合并胆道感染时,可临时在内镜下安置鼻胆管引流或支撑管,此法操作简便,创伤小,尤其适用于结石数量不多、高龄或伴有重要脏器疾病不能耐受手术者。残余结石可在手术6周后用胆道镜取石。

(二)肝内胆管结石

反复发作胆管炎的肝内胆管结石主要采用手术治疗。无症状、无局限性胆管扩张的3级胆管以上的结石,一般可不做治疗。

1.肝切除术

肝切除术是常用的、最有效的手术方法。手术切除范围包括结石所在部位、狭窄的胆管、远端扩张的胆管。因肝内胆管结石最多见于左肝外叶,左肝外叶切除术是最多采用的方法。

2.胆管切开取石术

肝内胆管结石行单纯胆管切开取石术很难完全取尽结石,该术式仅对肝内胆管无扩张、未合并狭窄、结石在较大胆管或并发急性胆管炎,做胆道减压和引流时采用。

3.胆肠吻合术

胆肠吻合术是治疗肝内胆管结石合并胆管狭窄、恢复胆汁通畅的有效手段。多行肝管空肠 Roux-en-Y 吻合。奥狄括约肌有功能时,尽量避免行胆肠吻合术。

4.肝移植术

适用于全肝胆管充满结石无法取尽,且肝功能损害威胁患者生命时。肝内胆管结石合并全肝胆管硬化性胆管炎、囊性扩张症、肝硬化及门静脉高压,仅治疗肝内结石难以纠正全肝病理改变时,也应考虑行肝移植术。

四、护理

(一)护理评估

1.健康史

评估患者有无上腹隐胀不适、呃逆、嗳气或因此而引起腹痛发作史,有无蛔虫病史。

2.身体状况

(1)局部情况:评估患者有无右上腹疼痛,以及其诱因、部位、性质及有无放射痛。

(2)全身情况:评估患者有无食欲减退、恶心、呕吐、寒战高热、黄疸等症状。

3.心理一社会状况

评估患者对本次发病的心理状态及对疾病的认识。

(二)常见的护理诊断/问题

1.急性疼痛

与结石嵌顿致胆道梗阻、感染及奥狄括约肌痉挛有关。

2.体温过高

与胆管结石梗阻导致急性胆管炎有关。

3.营养失调:低于机体需要量

与疾病消耗、摄入不足及手术创伤等有关。

4.有皮肤完整性受损的危险

与胆汁酸盐淤积于皮下,刺激感觉神经末梢导致皮肤瘙痒有关。

5.潜在并发症

出血、胆瘘、感染等。

(三)护理措施

1.非手术治疗及术前准备

(1)心理护理:观察了解患者及其家属对手术的心理反应,有无烦躁不安、焦虑、恐惧的心理。耐心倾听患者及其家属的诉说。根据具体情况给予详细解释,说明手术的重要性、疾病的转归,帮助其消除顾虑,使其积极配合手术。

(2)饮食护理:入院后即准备手术者,禁食、休息、补充液体和电解质,以维持水、电解质、酸碱平衡。非手术治疗者根据病情决定饮食种类。鼓励患者进高蛋白、高碳水化合物、高维生素、低脂的普通饮食或半流饮食,改善全身营养状况。

(3)病情观察:密切观察患者病情变化,若出现寒战、高热、腹痛加重、腹痛范围扩大等,应考虑病情加重,及时报告医师,积极进行处理。

(4)缓解疼痛:针对患者疼痛的部位、性质、程度、诱因、缓解和加重的因素,有针对性地采取措施以缓解疼痛,但在疼痛原因不明确或腹部症状观察期间禁用镇痛药。

(5)保护皮肤完整性:指导患者修剪指甲,不可用手抓挠皮肤,防止破损。保持皮肤清洁,用温水擦浴,穿棉质衣裤。瘙痒剧烈者,遵医嘱使用外用药物和(或)其他药物治疗。

(6)并发症的预防:①拟行胆肠吻合术者,术前 3 天口服甲硝唑等肠道抑菌药,术前一晚行清洁灌肠;②注射维生素 K 140mg,每天 2 次,纠正凝血功能障碍。

2.术后护理

(1)体位护理:术后平卧 6 小时,血压平稳后取半卧位。

(2)病情观察:观察生命体征、腹部体征及引流情况,评估有无出血及胆汁渗漏。对术前有黄疸的患者,观察和记录大便颜色,并监测血清胆红素变化。

(3)T 形管引流的护理:胆总管探查或切开取石术后,在胆总管切开处放置 T 形管引流,其目的是引流胆汁、引流残余结石、支撑胆道,便于今后胆道镜治疗。

1)妥善固定:术后除用缝线将 T 形管固定于腹壁外,还应用胶布将其固定于腹壁皮肤,但不可固定于床上,以防因翻身、活动搬动时牵拉而脱出。对躁动不安的患者,应有专人守护或适当加以约束,避免将 T 形管脱出,一旦 T 形管脱出应立即报告医师及时处理。

2)保持有效引流:T 形管不可受压、扭曲、折叠,平卧时引流管的高度不能高于腋中线,站立或活动时应低于腹部切口,以防胆汁逆流引起感染。引流管应经常予以挤压,保持引流通畅,若术后 1 周内发现阻塞,用细硅胶管插入管内行负压吸引 1 周后,用生理盐水加庆大霉素 8 万 U 低压冲洗。

3)观察并记录引流液的量、色和性质:正常胆汁色泽呈黄或黄绿色,清亮无沉渣。术后引流量由多到少,恢复饮食后,可增至每天 600～700mL,以后逐渐减少至每天 200mL 左右。术后 1～2 天胆汁呈混浊的淡黄色,以后逐渐加深,清亮呈黄色。若胆汁突然减少甚至无胆汁流出,则可能有受压、扭曲、折叠、阻塞或脱出,应立即检查,并通知医师及时处理。若引流量多,提示胆道下端有梗阻的可能。

4)预防感染:严格无菌操作,定期更换无菌引流袋。长期带 T 形管者,应定期冲洗。行 T 形管造影后,应立即接好引流管进行引流,以减少造影后反应和继发感染。

5)拔管:一般术后 2 周,患者无腹痛、发热,黄疸消退,血常规、血清黄疸指数正常,胆汁引流量减少至 200mL,清亮,胆管造影或胆道镜证实胆管无狭窄、无结石、无异物、胆道通畅,夹管试验无不适时,可考虑拔管。拔管前引流管应开放 2～3 天,使造影剂完全排出。

(4)并发症的观察和处理。

1)出血:可能发生在腹腔或胆管内。腹腔内出血,多发生于术后 24～48 小时内,可能与术中血管结扎线脱落、肝断面渗血及凝血功能障碍有关。胆管内出血,术后早期或后期均可发生,多为结石、炎症引起血管壁糜烂、溃疡或术中操作不慎引起。胆肠吻合口术后早期可发生吻合口出血,与胆管内出血的临床表现相似。护理措施如下。①严密观察生命体征及腹部体征:腹腔引流管引流大量血性液体超过 100mL/h,持续 3 小时以上并伴有心率增快、血压波动时,提示腹腔内出血;胆管内出血表现为 T 管引流出血性胆汁或鲜血,粪便呈柏油样,可伴有心率增快、血压下降等休克表现。及时报告医师,防止发生低血容量性休克。②改善和纠正凝血功能:遵医嘱予以维生素 K_1 10mg 肌内注射,每天 2 次。

2）胆瘘：胆管损伤、胆总管下端梗阻、T管脱出所致。患者若出现发热、腹胀和腹痛等腹膜炎表现或腹腔引流液呈黄绿色胆汁样,常提示发生胆瘘。护理措施如下。①引流胆汁：将漏出的胆汁充分引流至体外是治疗胆瘘最重要的原则。②维持水、电解质平衡：长期大量胆瘘者应补液并维持水、电解质平衡。③防止胆汁刺激和损伤皮肤：及时更换引流管周围被胆汁浸湿的敷料,给予氧化锌软膏涂敷局部皮肤。

（5）饮食护理：肠蠕动恢复以后,应补充热量和维生素,能进食者,鼓励进低脂、高蛋白、高维生素饮食,少量多餐。

（6）心理护理：鼓励患者保持乐观情绪,生活上给予关心照顾,鼓励其主动配合治疗,提高生活质量。

（四）健康教育

1.饮食指导

注意饮食卫生,进低脂、高碳水化合物、高蛋白、高维生素、易消化的饮食,忌油腻食物及饱餐。

2.休息

养成良好的工作、休息和饮食规律,避免劳累及精神高度紧张。

3.定期复查

非手术治疗的患者遵医嘱坚持治疗,按时服药,定期复查。若出现腹痛、黄疸、发热、厌油腻等症状,应立即到医院就诊。出现腹痛、黄疸、发热、厌油等症状时,及时就诊。

4.T形管家庭护理

向带T形管出院的患者解释T形管的重要性,做好家庭护理,告知出院后的注意事项。尽量穿宽松柔软的衣服,以防引流管受压。沐浴时采用淋浴,用塑料薄膜覆盖引流管处,以减少感染的机会。日常生活中避免提举重物或过度活动,以免牵拉T形管而致其脱出。在T形管上标明记号,以便观察其是否脱出。定时更换引流袋,并记录引流液的量、色和性质。观察夹管后的反应。若发现引流液异常或身体不适,肝区胀痛等,应及时就医。

（杜新玲）

第六节 胆道损伤

胆道损伤是由于创伤或腹部手术误伤引起的肝内、外胆管损伤,分为创伤性和医源性胆道损伤两类,后者占绝大多数。

在创伤性胆道损伤中,创伤性胆管损伤很少见,常发生于交通事故、高处坠落、挤压伤、利器刺伤等情况,多合并上腹部其他器官或组织的复合伤,如肝内胆管损伤多伴有肝外伤,肝外胆管损伤多伴有十二指肠、胰腺损伤等。

医源性胆道损伤是指在上腹部手术过程中造成的肝外胆管的意外损伤,可分为胆管横断伤和部分损伤(胆管狭窄)。90％以上发生于胆囊切除术中。其中,最常见的是腹腔镜胆囊切除术中,其次是开腹胆囊切除术、胆总管探查术、胃大部切除术、肝叶切除术。最常见的损伤部位是右肝管和肝总管(占 70%),胆总管下端的损伤常不被察觉,易忽视和遗漏。

一、病因

1.创伤性胆道损伤

创伤性胆道损伤很少见,常合并于上腹部的复合外伤中。

2.医源性胆道损伤

造成术中胆道损伤的因素是多方面的,如患者肥胖;对胆道和血管的解剖变异缺乏认识;再次或多次胆道手术,局部粘连严重,瘢痕形成;手术技术不规范等。

二、诊断

1.临床表现

(1)手术中发现胆汁漏出。

(2)胆囊切除标本剖开后,胆囊管处出现 2 个开口。

(3)手术中胆道造影胆管显影中断、狭窄或造影剂外溢。

(4)胆管狭窄:因胆流不畅、胆管梗阻,胆管内压力增高,继发化脓性胆管炎;术后远期反复发作胆管炎,形成结石,合并梗阻性黄疸、胆汁性肝硬化、门静脉高压、上消化道出血、肝衰竭等。

(5)胆道术后发生胆汁性腹膜炎,出现高热、黄疸、腹胀,腹腔引流管引流出胆汁样液体。

2.辅助检查

B 超、MRCP、ERCP、实验室检查(白细胞增多、核左移、肝肾衰竭)等。

三、治疗

医源性胆道损伤及时发现、及时处理非常重要。处理方法应根据发现的时间、损伤的程度、损伤胆管及周围组织的炎症情况、患者的肝功能及全身情况采取不同的治疗方法和手术方式。胆道的再次手术,不仅增加患者的身心痛苦和经济负担,也可因处理方法不当而造成胆道的严重感染、胆道出血、肝衰竭等严重的并发症。

1.非手术治疗

对损失不重,引流量不多或逐渐减少,局部症状在逐步减轻或消失的,给予禁食、补液、抗感染、保肝支持治疗,保持腹腔引流管的通畅,有效的胃肠减压,密切观察生命体征、腹部体征和引流液的情况,并为需要再次手术者做好术前准备。

2.手术治疗

(1)术中发现胆管损伤:小裂伤(<3mm)一般可用 5-0 可吸收线或 6-0 无损伤线直接缝合修补,可不必放置内支撑管;较大裂伤或横断伤,胆管壁缺损长度<2cm,应争取施行胆管对端吻合术,并通过吻合口放置内支撑管 6 个月;胆管损伤范围大、缺损长度>2cm、对端吻合张力大或组织缺血等,要进行肝门部胆管与空肠 Roux-en-Y 吻合,并放置吻合口内支撑管 6 个月以上。

(2)术后几小时或稍长时间发现胆汁外漏或胆漏,48 小时内腹腔引流量增加,出现胆汁性腹膜炎的症状、体征,并有加重的趋势,应急诊手术探查,引流腹腔、引流胆管。

(3)手术中没有发现的肝外胆管横断伤或结扎,术后出现梗阻性黄疸,除合并胆汁性腹膜炎、腹痛、高热时需要急诊手术外,原则上应早期手术。在明确诊断,并做好了再次手术的准备,应于术后 7～10 天后再次手术,一般行肝总管与空肠 Roux-en-Y 吻合术。

(4)肝外胆管损伤所致的胆管狭窄:需要进行手术处理。处理原则是解除狭窄、重建或恢复通畅的胆肠引流。建立大口、无张力的胆管空肠吻合术。

四、预防

医源性胆道损伤是最常见的胆管损伤原因,也是胆管狭窄和梗阻性黄疸的常见原因,可以导致极为严重和难以恢复的后果,如反复发作的胆道感染、胆汁性肝硬化、肝衰竭等,甚至死亡。因此,积极预防医源性胆道损伤极其重要。在行胆囊切除手术时,需加强对胆管系统的解剖变异和局部病理因素的警惕性。

(1)术中要保持术野的良好显露,结扎切断胆囊管前要确认胆囊管、肝总管和胆总管之间的解剖关系。

(2)结扎胆囊管时,应保持胆囊管处于无张力状况,结扎线距胆总管壁应稍长于 0.5cm。

(3)遇有胆囊动脉异常出血时,可将左手示指和拇指分别置于小网膜孔和肝十二指肠韧带前方,压迫肝动脉以止血,待积血吸净后,放松指压,直视下看清出血点后再行钳夹结扎或缝扎止血,切忌在"血池"中盲目钳夹。

(4)如顺行法切除胆囊困难,可改用逆行胆囊切除。

(5)接近胆管处禁用电刀做电凝止血或组织分离,以防止胆管热源性损伤。

(6)避免过多剥离胆管周围组织,注意保护胆管周围血管丛,以防止胆管缺血性损伤。

(7)腹腔镜胆囊切除有困难时,应及时转开腹手术。

五、护理

(一)常见的护理诊断/问题

1.焦虑/恐惧

与患者对疾病的发生发展的焦虑和恐惧、担心预后有关。

2.舒适的改变

与疼痛、腹胀、各种管道刺激等有关。

3.体液不足

与摄入不足或丧失过多有关。

4.营养失调:低于机体需要量

与丢失、摄入不足、严重感染所致的消耗增加有关。

5.体温异常

与胆道感染有关。

6.潜在并发症

胆漏及胆汁性腹膜炎,黄疸,感染性休克,水、电解质平衡紊乱,多器官功能衰竭。

7.清理呼吸道低效

与术后伤口疼痛及全身麻醉术后呼吸道分泌物增加有关。

8.有皮肤完整性受损的危险

与胆汁渗漏、长期卧床等有关。

9.生活自理能力下降

与疾病和手术创伤有关。

10.有引流管引流异常的危险

与引流管脱出、引流阻塞、逆行感染等有关。

(二)护理目标

(1)患者的焦虑/恐惧心理降低至最低程度,配合治疗及护理。

(2)减轻患者痛苦,使不适消失或降至最低限度。

(3)恰当补充体液,纠正体液不足。

(4)营养能及时得到补充,营养状况得到改善或维持。

(5)体温维持在正常范围。

(6)术后未发生相关并发症或并发症发生后能得到及时治疗与处理。

(7)有效的清理呼吸道分泌物,保持呼吸道通畅,无肺部并发症发生。

(8)保持皮肤的完整性。

(9)自我护理能力增强,促进机体康复。

(10)保证各引流管畅通引流,以促进疾病康复和病情的观察判断。

(三)护理措施

1.术前护理措施

(1)心理护理。

1)患者因疾病出现异常变化和因此异常带来的疼痛、腹胀、发热甚至休克等不适,会出现紧张、焦虑甚至恐惧等心理,此时,应该在多安慰患者,解释出现的异常,并积极处理,以增强患者的信心和稳定其情绪。

2)向患者解释治疗处理的方法、重要性及配合的注意事项。

3)教会患者自我放松的方法。

4)针对个体情况进行针对性心理护理。

5)鼓励患者家属和朋友给予患者关心和支持。

(2)饮食及营养。

1)胆道损伤比较重,出现胆汁性腹膜炎、感染症状重、梗阻性黄疸时应禁饮、禁食,待病情稳定、瘘口缩小后,逐渐进食流质、半流质饮食,并注意观察进食后的反应。

2)营养支持治疗,纠正水、电解质、酸碱失衡。

(3)病情观察及护理。

1)密切观察患者的生命体征、意识、黄疸、尿量的变化,腹水及腹胀的情况。

2)关注患者的主诉,腹痛的性质、持续时间、严重程度,腹部体征的变化,并做好记录。

3)保持各种引流管的通畅和有效引流,注意引流液的颜色、性状和量。

4)保持有效的补液,纠正水、电解质、酸碱失衡,进行营养支持,准确使用抗生素,并注意用药后的效果和反应。

5)关注患者及其家属的情绪变化及心理状态。

6)了解各种辅助检查的结果。

7)准确记录 24 小时出入量。

(4)卧位及休息:取半坐卧位,以利于漏出液的引流和流到盆腔,减少膈下脓肿的形成概率;由于患者病情变化、疼痛、腹水、腹胀等导致睡眠质量差、精神差,应嘱患者卧床多休息。在卧床休息期间要注意预防压疮。

(5)对症护理。

1)疼痛的护理:教会患者放松方法,分散其注意力,必要时按医嘱给予止痛药,以保证患者的休息。

2)高热的护理:观察体温变化情况,及时补充体液,进行物理降温。

3)黄疸和凝血机制障碍的患者应注射维生素 K。

4)腹水患者:严格遵医嘱使用利尿药,关注患者主诉腹胀的情况,观察腹围、尿量、肝肾功能的变化。

5)胆漏及皮肤护理:保持引流通畅,保护瘘口周围皮肤,胆漏时要及时清洗并涂擦氧化锌油膏加以保护。

2.术后护理措施

(1)外科术后护理常规:按胆道损伤的一般外科护理常规护理即可。

(2)饮食护理。

1)胆肠吻合术、腹膜炎症状不明显的患者:术后 1～2 天,根据患者有无腹胀、腹痛及肠道功能恢复情况,拔除胃管后,指导患者从进食术后流质、半流质到软食、低脂饮食过渡。进食早期注意避免进食产气的食物,如牛奶、豆浆、糖及含糖的水果等。

2)胆管引流和腹腔引流术患者:在腹膜炎控制前应禁食,给予胃肠外营养;在腹膜炎得到控制、腹部体征基本消失后,通过空肠造瘘管进行肠内营养或经口进食流质饮食,给予高热量、高蛋白、高维生素、低脂、易消化流质饮食,少量多餐。如无异常,逐渐过渡到半流质、软质饮食。

3.健康教育

(1)饮食指导:指导患者选择低脂、高热量、高蛋白、高维生素易消化饮食,忌油腻食物及饱餐。

(2)活动:根据患者自身的情况,循序渐进,逐步过渡到正常活动,避免劳累及精神过度紧张。

(3)指导肿瘤患者保持良好乐观向上的心态,教导自我调节情绪的方法。

(4)带 T 形管/支撑管出院者,指导其学会自我护理:①妥善固定引流管,保持其引流通畅,活动时注意防折叠、扭曲及脱落,每周更换引流袋 1～2 次,并注意无菌操作;②注意引流管周围皮肤的护理,并告知伤口感染征象;③若发现胆汁引流量减少或增多,引流物浑浊或血性伴有腹痛,应及时就医;④术后 1 个月复查,若出现黄疸、发热、腹痛等症状,应及时就诊。

(王瑞昕)

第五章　普外科其他疾病

第一节　直肠肛管良性疾病

一、痔

痔是最常见的肛肠疾病,可发生于任何年龄,且发病率随年龄增长而增高。

(一)病因和发病机制

痔的发生与多种因素有关,目前得到广泛认可的学说如下。

1.肛垫下移学说

肛垫位于肛管的黏膜下,由静脉、平滑肌、弹性组织和结缔组织组成,起着肛门垫圈的作用,协助括约肌完全封闭肛门。正常情况下,肛垫在排便时被推挤下移,排便后可自行回缩至原位;若反复便秘、妊娠等引起腹内压增高,肛垫内正常纤维弹力结构破坏伴有肛垫内静脉的曲张和慢性炎症纤维化,肛垫出现病理性肥大并向远侧移位后形成痔。

2.静脉曲张学说

该学说认为痔的形成与静脉扩张淤血相关。门静脉系统及其分支直肠静脉都无静脉瓣、直肠上下静脉丛管壁薄且位置浅、末端直肠黏膜下组织松弛,都容易出现血液淤积和静脉扩张。直肠肛管位于腹腔最下部,任何引起腹内压增高的因素如久坐久立、便秘、妊娠、腹水及盆腔巨大肿瘤等均可阻碍直肠静脉回流,导致痔的形成。此外,长期饮酒和进食大量刺激性食物可使局部充血,肛周感染可引起静脉周围炎使肛垫肥厚,营养不良可使局部组织萎缩无力,这些因素都可诱发痔的发生。

(二)病理和分类

根据痔所在部位的不同分为内痔、外痔及混合痔。

1.内痔

内痔是肥大、移位的肛垫而不是曲张的直肠上静脉终末支。肛垫内正常纤维弹力结构破坏伴有肛垫内静脉的曲张和慢性炎症纤维化,肛垫出现病理性肥大并向远侧移位后形成痔,表面覆盖直肠黏膜。内痔好发部位为截石位3点、7点、11点。

2.外痔

外痔由齿状线下方的直肠下静脉丛形成,表面覆盖肛管皮肤,分为血栓性外痔、结缔组织性外痔(皮赘)、静脉曲张性外痔,其中血栓性外痔最常见。

3.混合痔

由内痔通过静脉丛和相应部位外痔静脉丛互相吻合并扩张而成。位于齿状线上、下,表面被直肠黏膜和肛管皮肤覆盖。内痔发展到Ⅲ度以上时多形成混合痔。

(三)临床表现

1.内痔

内痔主要表现是便血及痔脱出。其便血的特点是无痛性间歇性便后出鲜血。若发生血栓、感染及嵌顿,可伴有肛门剧痛。内痔的分度:Ⅰ度,便时带血、滴血或喷射状出血,便后出血可自行停止,无痔脱出,肛门镜检查可见齿状线以上直肠柱结节状突出;Ⅱ度,便血常见,排便时痔脱出,便后可自行回纳;Ⅲ度,偶有便血,劳累、步行过久、负重、咳嗽或排便时痔脱出,需用手回纳;Ⅳ度,偶有便血,痔长期脱出于肛门外,无法回纳或回纳后又立即脱出。

2.外痔

外痔主要表现是肛门不适感,常有黏液分泌物流出,有时伴局部瘙痒。若发生血栓性外痔,疼痛剧烈,咳嗽或排便时加剧,数天后可减轻,可在肛周看见暗紫色椭圆形肿物,表面皮肤水肿、质硬、压痛明显。

3.混合痔

混合痔兼有内痔及外痔的临床表现。严重时呈环状脱出肛门外,在肛周呈梅花状,称为环状痔。痔脱出时若发生嵌顿,可引起充血、水肿,甚至坏死。

(四)辅助检查

肛门镜检查可确诊,不仅可见到痔的情况,还可观察到直肠黏膜有无充血、水肿、溃疡、肿块等,以及排除其他直肠疾患。

(五)治疗

痔的治疗遵循三个原则:①无症状痔无须治疗;②有症状的痔重在减轻及消除症状,而非根治;③首选保守治疗,失败或不宜保守治疗时才考虑手术治疗。

1.非手术治疗

(1)一般治疗:适用于痔初期及无症状静止期的痔。主要措施包括:增加膳食纤维的摄入,改变不良排便习惯;热水坐浴以改善局部血液循环;肛管内注入抗生素油膏或栓剂,以润滑肛管、促进炎症吸收、减轻疼痛;血栓性外痔有时经局部热敷,外敷抗炎止痛药物,疼痛可缓解而不需行手术;嵌顿痔初期,也可采用一般治疗,用手轻轻将脱出的痔块推回肛内,阻止其脱出。

(2)注射疗法:用于治疗Ⅱ度、Ⅲ度出血性内痔的效果较好。方法是在痔核上方的黏膜下层注入硬化剂使痔及其周围产生无菌性炎症反应,黏膜下组织发生纤维增生,小血管闭塞,痔块硬化、萎缩。

(3)胶圈套扎疗法:可用于治疗Ⅱ度、Ⅲ度内痔。应用器械在内痔根部套入一特制胶圈,利用胶圈的弹性回缩力将痔的血供阻断,使痔缺血、坏死、脱落而治愈。

(4)红外线凝固疗法:适用于Ⅰ度、Ⅱ度内痔。通过红外线直接照射痔块基底部,引起蛋白凝固、纤维增生,痔块硬化萎缩脱落。术后常有少量出血,且复发率高,临床少用。

(5)多普勒超声引导下痔动脉结扎术:适用于Ⅱ～Ⅳ度内痔。采用带有多普勒超声探头的直肠镜,于齿状线上方探测痔上方的动脉并结扎,通过阻断痔的血液供应以达到缓解症状的目的。

（6）其他：包括冷冻疗法、枯痔钉疗法等，原理类似红外线凝固疗法。

2.手术治疗

当保守治疗效果不满意、痔脱出严重、套扎治疗失败时，手术切除痔是最好的方法。手术方法包括：①痔切除术，主要用于Ⅱ～Ⅳ度内痔和混合痔的治疗；②吻合器痔上黏膜环行切除术，主要适用于Ⅲ～Ⅳ度内痔、环形痔和部分Ⅱ度大出血内痔；③激光切除痔核；④血栓性外痔剥离术，用于治疗血栓性外痔。

（六）护理

1.非手术治疗护理/术前护理

（1）饮食与活动：嘱患者多饮水，多吃新鲜水果蔬菜，多吃粗粮，少饮酒，少吃辛辣刺激食物。养成良好生活习惯，养成定时排便的习惯。适当增加运动量，促进肠蠕动，切忌久站、久坐、久蹲。

（2）热水坐浴：便后及时清洗，保持局部清洁舒适，必要时用 1∶5 000 高锰酸钾溶液3 000mL坐浴，温度控制在 43～46℃，每天 2～3 次，每次 20～30 分钟，以预防病情进展及并发症。

（3）痔块回纳：痔块脱出时应及时回纳，嵌顿性痔应尽早行手法复位，注意动作轻柔，避免损伤；血栓性外痔者，局部应用抗生素软膏。

（4）术前准备：缓解患者的紧张情绪，指导患者进少渣食物，术前排空大便，必要时灌肠，做好会阴部备皮及药敏试验，贫血患者应及时纠正。

2.术后护理

（1）饮食与活动：术后 1～2 天应以无渣或少渣流质、半流质为主。术后 24 小时内可在床上适当活动四肢、翻身等，24 小时后可适当下床活动，逐渐延长活动时间，并指导患者进行轻体力活动。切口愈合后可以恢复正常工作、学习和劳动，但要避免久站或久坐。

（2）控制排便：术后早期患者会存在肛门下坠感或便意，告知其是敷料刺激所致；术后 3 天尽量避免解大便，促进切口愈合，可于术后 48 小时内口服阿片酊以减少肠蠕动，控制排便。之后应保持大便通畅，防止用力排便而崩裂切口。如有便秘，可口服液状石蜡或其他缓泻药，但切忌灌肠。

（3）疼痛护理：大多数肛肠术后患者创面疼痛剧烈，是由于肛周末梢神经丰富或括约肌痉挛、排便时粪便对创面的刺激、敷料堵塞过多等导致。判断疼痛原因，给予相应处理，如使用镇痛药、去除多余敷料等。

（4）并发症的观察与护理。

1）尿潴留：术后 24 小时内，每 4～6 小时嘱患者排尿 1 次。避免因手术、麻醉刺激、疼痛等原因造成术后尿潴留。若术后 8 小时仍未排尿且感下腹胀痛、隆起，可行诱导排尿、针刺或导尿等。

2）创面出血：由于肛管直肠的静脉丛丰富，术后容易因为止血不彻底、用力排便等导致创面出血。通常术后 7 天内粪便表面会有少量出血，如患者出现恶心、呕吐、心悸、出冷汗、面色苍白等并伴肛门坠胀感和急迫排便感进行性加重，敷料渗血较多，应及时通知医师行相应处理。

3）切口感染：直肠肛管部位由于易受粪便、尿液等的污染，术后易发生切口感染。应注意术前改善全身营养状况；术后 2 天内控制好排便；保持肛门周围皮肤清洁，便后用 1：5 000 高锰酸钾溶液坐浴；切口定时换药，充分引流。

4）肛门狭窄：术后观察患者有无排便困难及大便变细，以排除肛门狭窄。如发生狭窄，及早行扩肛治疗。

二、肛 裂

肛裂是指齿状线以下肛管皮肤层裂伤后形成的经久不愈的缺血性溃疡，多见于中青年人。

（一）病因和发病机制

病因尚不清楚，可能与多种因素有关，但直接原因大多是因长期便秘、粪便干结致排便时损伤肛管及其皮肤层。

（二）临床表现

1.症状

肛裂患者多有长期便秘史，典型的临床表现为疼痛、便秘、出血。

（1）疼痛：为主要症状，一般较剧烈，有典型的周期性。由于排便时干硬粪便刺激裂口内神经末梢，肛门出现烧灼样或刀割样疼痛；便后数分钟可缓解；随后因肛门括约肌反射性痉挛，再次发生疼痛，时间较长，常持续半小时至数小时，直到括约肌疲劳、松弛后，疼痛缓解，以上称为肛裂疼痛周期。

（2）便秘：肛裂形成后患者往往因惧怕疼痛而不愿排便，故而加重便秘，粪便更加干结，便秘又加重肛裂，形成恶性循环。

（3）出血：由于排便时粪便擦伤溃疡面或撑开肛管撕拉裂口，创面常有少量出血。鲜血可见于粪便表面、便纸上或排便过程中滴出，大量出血少见。

2.体征

典型体征是肛裂"三联症"，若在肛门检查时发现此体征，即可明确诊断。肛裂患者行肛门检查时，常会引起剧烈疼痛，有时需在局部麻醉下进行。

（三）辅助检查

已确诊者，一般不宜行直肠指诊或肛门镜检查，避免增加患者痛苦。可以取活组织做病理检查，以明确诊断。

（四）治疗

软化大便，保持大便通畅；解除肛门括约肌痉挛，缓解疼痛，中断恶性循环，促进局部创面愈合。

1.非手术治疗

具体措施有服用通便药物、局部坐浴及扩肛疗法。扩肛疗法时患者侧卧位，局部麻醉后，用示指和中指循序渐进、持续地扩张肛管，使括约肌松弛，疼痛消失，创面扩大，促进溃疡愈合。

2.手术治疗

适用于经久不愈、非手术治疗无效且症状较重的陈旧性肛裂。手术方法有肛裂切除术和肛管内括约肌切断术,现在前者已较少使用。

(五)护理

1.心理支持

向患者详细讲解肛裂的相关知识,鼓励患者克服因惧怕疼痛而不敢排便的情绪,配合治疗。

2.保持大便通畅

长期便秘是引起肛裂的主要病因。指导患者养成每天定时排便的习惯,进行适当的户外锻炼,必要时可服缓泻药或液状石蜡等,也可选用蜂蜜、番泻叶等泡茶饮用,以润滑、松软大便,利于排便。

3.调理饮食

增加膳食中新鲜蔬菜、水果及其他粗纤维食物的摄入,少食或忌食辛辣和刺激食物,多饮水,以促进胃肠蠕动,防止便秘。

4.术后常见并发症的预防和护理

(1)切口出血:多发生于术后1～7天,常见原因多为术后便秘、剧烈咳嗽等导致创面裂开、出血。预防措施包括:保持大便通畅,防止便秘;预防感冒;避免腹内压增高的因素如剧烈咳嗽、用力排便等。密切观察创面的变化,一旦出现切口大量渗血,紧急压迫止血,并报告医师处理。

(2)排便失禁:多由于术中不慎切断肛管直肠环所致。询问患者排便前有无便意,每日的排便次数、量及性状。若仅为肛门括约肌松弛,可于术后3天开始指导患者进行提肛运动;若发现患者会阴部皮肤常有黏液及粪便沾染或无法随意控制排便时,立即报告医师,及时处理。

三、肛瘘

肛瘘是指肛管或直肠与肛周皮肤相通的肉芽肿性管道,是常见的直肠肛管疾病之一,多见于青壮年男性。

(一)病因和病理

大多数肛瘘由直肠肛管周围脓肿发展而来。肛瘘由内口、瘘管及外口组成。内口常位于肛窦,外口为脓肿破溃处或手术切开的肛周皮肤上,内、外口之间是脓腔周围增生的纤维组织包绕的管道即瘘管,近管腔处为炎性肉芽组织。由于致病菌不断由内口进入,而瘘管迂曲,少数存在分支,常引流不畅,且外口皮肤生长速度较快,常发生假性愈合并形成脓肿。脓肿可从原外口破溃,也可从他处穿出形成新的外口,反复发作,发展为有多个瘘管和外口的复杂性肛瘘。

(二)分类

1.根据瘘口与瘘管的数目

分为:①单纯性肛瘘,只存在单一瘘管;②复杂性肛瘘,存在多个瘘口和瘘管,甚至有分支。

2.根据瘘管所在的位置

分为:①低位肛瘘,瘘管位于外括约肌深部以下,包括低位单纯性肛瘘和低位复杂性肛瘘;②高位肛瘘,瘘管位于外括约肌深部以上,包括高位单纯性肛瘘和高位复杂性肛瘘。

3.根据瘘管与括约肌的关系

分为:①肛管括约肌间型;②经肛管括约肌型;③肛管括约肌上型;④肛管括约肌外型。

(三)临床表现

1.症状

患者常有肛周脓肿的病史,肛门周围可见一个或数个外口,排出少量脓性、血性或黏液性分泌物,可刺激肛门周围皮肤引起肛门部潮湿、瘙痒,甚至出现湿疹。较大的高位肛瘘外口可排出粪便及气体。当外口因假性愈合而暂时封闭时,脓液积存,再次形成脓肿,可出现直肠肛管周围脓肿症状,脓肿破溃或切开引流后脓液排出,症状缓解。上述症状反复发作是肛瘘的特点。

2.体征

在肛周皮肤可见单个或多个外口,呈红色乳头状隆起,挤压可排出少量脓性或脓血性分泌物。直肠指诊在内口处有轻压痛,瘘管位置表浅时可触及硬结样内口及条索样瘘管。

(四)辅助检查

确定内口位置对明确肛瘘诊断非常重要。常用的辅助检查有4种。

1.内镜检查

肛门镜检查有时可发现内口。

2.特殊检查

若无法判断内口位置,可将白色湿纱布条填入肛管及直肠下端,并从外口注入亚甲蓝溶液1~2mL,根据纱条染色部位确定内口。

3.实验室检查

当发生直肠肛管周围脓肿时,患者血常规检查可出现白细胞计数及中性粒细胞比值增高。

4.影像学检查

碘油瘘管造影是临床常规检查方法,MRI检查可清晰显示瘘管位置及与括约肌之间的关系。

(五)治疗

由于肛瘘无法自愈,必须及时治疗以避免反复发作。

1.非手术治疗

(1)堵塞法:瘘管用0.5%甲硝唑、生理盐水冲洗后,自外口注入生物蛋白胶。该方法适用于单纯性肛瘘,但治愈率较低。

(2)挂线疗法:是利用橡皮筋或有腐蚀作用的药线的机械性压迫作用,使结扎处组织发生血运障碍坏死,以缓慢切开肛瘘,炎症反应引起的纤维化使切断的肌肉与周围组织粘连而逐渐愈合,还可防止大便失禁。适用于距肛门3~5cm内,有内、外口的低位单纯性肛瘘、高位单纯性肛瘘或作为复杂性肛瘘切开、切除的辅助治疗。

2.手术治疗

原则是将瘘管切开或切除以形成敞开的创面来促进愈合。关键是避免损伤肛门括约肌,以防大便失禁,同时避免肛瘘复发。

(1)瘘管切开术:将瘘管全部切开,靠肉芽组织生长使切口愈合。适用于低位肛瘘,术后不会出现大便失禁。

（2）肛瘘切除术：切除全部瘘管壁直至健康组织，创面敞开，使其逐渐愈合。适用于低位单纯性肛瘘。

（六）护理

1.皮肤护理

保持肛周皮肤清洁，嘱患者局部皮肤瘙痒时不可用指甲抓，避免皮肤损伤感染；术后创面换药至药线脱落后1周。

2.饮食护理

术前一晚进半流质饮食，术晨可进流质饮食；术后宜进清淡、易消化食物，保持大便通畅。

3.温水坐浴

术后第2天开始每天早、晚及便后用1∶5 000高锰酸钾溶液温水坐浴或中药坐浴，既可缓解局部疼痛，又有利于局部炎症的消散、吸收。

4.健康教育

（1）收紧药线：嘱患者每5～7天至门诊收紧药线，直到药线脱落。脱线后局部可涂生肌散或抗生素软膏，以促进创面愈合。

（2）扩肛或提肛运动：为防止肛门狭窄，术后5～10天内可用示指扩肛，每天1次。肛门括约肌松弛者，术后3天起可指导患者进行提肛运动。

四、直肠肛管周围脓肿

直肠肛管周围脓肿是直肠肛管周围间隙内或其周围软组织内的急性化脓性感染，并发展成为脓肿。

（一）病因和发病机制

绝大多数直肠肛管周围脓肿源于肛腺感染，少数可继发于外伤、肛裂或痔疮药物注射治疗等。肛腺开口于肛窦底部，由于肛窦呈袋状开口向上，可因粪便损伤或者嵌入发生感染而累及肛腺。肛腺形成脓肿后可蔓延至直肠肛管周围间隙，其间所含的疏松脂肪结缔组织使感染极易扩散，从而形成不同部位的脓肿。多数脓肿可穿破皮肤或在手术切开后形成肛瘘。在直肠肛管周围炎症病理过程中的急性期表现为脓肿，慢性期则表现为肛瘘。

（二）临床表现

1.肛门周围脓肿

以肛门周围皮下脓肿最为常见，占40%～48%，位置多表浅，以局部症状为主。疼痛、肿胀和局部压痛为主要表现。疼痛为持续跳动性，可因排便、局部受压、摩擦或咳嗽而疼痛加剧，坐立不安，行动不便。早期局部红肿、发硬，压痛明显，脓肿形成后则波动明显，若自行穿破皮肤，则脓液排出。全身感染症状不明显。

2.坐骨肛管间隙脓肿（坐骨直肠窝脓肿）

较为多见，占20%～25%，该间隙空间较大，因此形成的脓肿较大且深，全身感染症状明显。患者在发病初期就可出现寒战、发热、乏力、食欲缺乏、恶心等全身表现。早期局部症状不明显，之后出现持续性胀痛并逐渐发展为明显持续性跳痛，排便或行走时疼痛加剧。有的患者可出现排尿困难,里急后重。感染初期无明显局部体征,以后出现患处红肿,双臀不对称。局部触诊或直肠指诊时患侧有深压痛,甚至波动感,有时可扪及局部隆起。

3.骨盆直肠间隙脓肿(骨盆直肠窝脓肿)

较前两者少见。此处位置深、空间大,因此全身感染症状严重而无明显局部表现。早期即出现持续高热、寒战、头痛、疲倦等全身症状。局部症状为直肠坠胀感、便意不尽等,常伴排尿困难。会阴部多无异常体征,直肠指诊可在直肠壁上触及肿块隆起,有深压痛和波动感。

4.其他

肛管括约肌间隙脓肿、直肠后间隙脓肿、高位肌间脓肿、直肠壁内脓肿(黏膜下脓肿)。由于位置较深,局部症状多不明显,主要表现为会阴、直肠坠胀感,排便时疼痛加重,患者同时有不同程度的全身感染症状。直肠触诊可扪及疼痛性肿块。

(三)辅助检查

1.局部穿刺抽脓

有确诊价值,且可将抽出的脓液行细菌培养检查。

2.实验室检查

有全身感染症状的患者血常规可见白细胞计数和中性粒细胞比例增高,严重者可出现核左移及中毒颗粒。

3.直肠超声、MRI 检查

直肠超声可协助诊断。MRI 检查对肛周脓肿的诊断很有价值,可明确与括约肌的关系及有无多发脓肿,部分患者可观察到内口。

(四)治疗

1.非手术治疗

脓肿未形成时可应用抗生素治疗,控制感染;温水坐浴;局部理疗;为缓解患者排便时疼痛,可口服缓泻药或液状石蜡促进排便。

2.手术治疗

脓肿形成后及早行手术切开引流。有学者采取脓肿切开引流并挂线术,取得良好的临床效果。

(五)护理

1.非手术治疗/术前护理

(1)饮食护理:多食新鲜蔬菜、水果,多饮水,少吃辛辣食物,避免饮酒。

(2)体位护理:避免坐位,高热及病情较重者应卧床休息,宜取侧卧位。

(3)卫生管理:脓肿初期未破溃时,应加强肛周保护及清洁护理,定时用药液或温开水坐浴。内裤宜柔软、透气、干燥。

(4)病情观察:密切观察局部皮肤红肿范围、温度、疼痛程度,有无波动感。观察体温变化及精神、体力、大小便情况。

(5)高热的护理。

1)观察患者体温变化,每天测量 4～6 次,必要时随时测量。

2)观察伴随的症状、体征和白细胞数的变化。

3)调节室内温度、湿度,使患者舒适。

4)体温超过 39℃,给予物理降温,如酒精浴、冷敷等,并观察降温效果,30 分钟后复测体温。

5)遵医嘱合理使用药物降温,应注意患者出汗情况,及时更换汗湿的衣物、被服,防止虚脱、受凉。

6)鼓励患者多饮水,必要时遵医嘱静脉输液。

7)卧床休息,寒战时注意保暖。

2.术后护理

(1)饮食护理:饮食宜清淡、富营养,忌辛辣刺激食物。为减少排便对局部的刺激可予少渣流质或半流质。

(2)体位护理:体位多采取平卧位或侧卧位,病情许可也可根据患者自己的喜爱选择体位,以不引起疼痛和出血为原则。

(3)疼痛的护理:大肠肛门疾病手术后的疼痛多是急性疼痛,引起的病理生理改变可影响术后体力恢复,可发生呼吸、心血管系统的各种并发症。因此,应尽量避免和减轻术后疼痛或尽早给予处理。①一般处理:肛门部手术的可给予局部理疗,如热敷、红外线照射等;避免粪便干结,口服缓泻药或开塞露塞肛以协助排便;如无出血早期拔除肛管填塞物。②镇痛治疗:肌内注射哌替啶 50~100mg,硬膜外镇痛或患者自控镇痛。

(4)坐浴护理:切开排脓 48 小时后坐浴,每天 2 次,坐浴后更换敷料,坐浴溶液用 1∶500 高锰酸钾,每次便后亦需坐浴。

(5)病情观察:切开排脓术后观察伤口情况,引流物的色、量、气味,有无出血或渗血。若发现渗血不止、出血或引流物稀薄、脓臭等应及时报告医师。

五、直肠脱垂

直肠脱垂是指肛管、直肠甚至部分下端乙状结肠向下移位脱出至肛门外。通常所指为直肠全层的脱出,而仅有直肠黏膜层的脱出则称为直肠黏膜脱垂或见于直肠的不完全脱出。

(一)病因和发病机制

直肠脱垂的病因尚不完全明了,认为与多种因素有关。

1.解剖因素

发育不良幼儿、营养不良患者、年老衰弱者,易出现肛提肌和盆底筋膜薄弱无力;小儿骶骨弯曲度小、过直;手术、外伤损伤肛门直肠周围肌或神经等因素都可减弱直肠周围组织对直肠的固定、支持作用,直肠易于脱出。

2.腹压增加

便秘、腹泻、前列腺增生症、慢性咳嗽、排尿困难、多次分娩等,经常致使腹压升高,推动直肠向下脱出。

3.其他

内痔、直肠息肉经常脱出,向下牵拉直肠黏膜,诱发黏膜脱垂。

(二)临床表现

1.直肠黏膜或直肠全层脱出

这是直肠脱垂的主要症状,早期排便时直肠黏膜脱出,便后自行复位;随着病情的发展,直肠全层甚至部分乙状结肠脱出,甚至咳嗽、负重、行路、下蹲时也会脱出。而且不易复位,需要用手推回复位。

2.出血

一般无出血症状,偶尔大便干燥时,擦伤黏膜有滴血,粪便带血或手纸擦拭时有血,但出血量较少。

3.潮湿

由于直肠脱出没有及时复位或反复脱出导致的肛门括约肌松弛,黏液自肛内溢出刺激肛周皮肤而引起,并导致瘙痒。

4.坠胀

由于黏膜下脱,引起直肠或结肠套叠,压迫肛门部,产生坠胀,有的还感觉股部和腰骶部坠胀。

5.嵌顿

直肠脱出未能及时复位,局部静脉回流受阻,肠黏膜和肠壁炎症肿胀可导致嵌顿。嵌顿后黏膜逐渐变成暗红色,甚至出现表浅黏膜糜烂、坏死或脱垂肠段因肛门括约肌收缩而绞窄坏死。患者疼痛、坠胀、出血等症状加剧,发生肠梗阻症状。

(三)辅助检查

1.视诊

排便时肿物脱出肛门外,令患者蹲位做排便动作时,可见"同心环状"皱襞,黏膜表面充血、水肿、溃疡等。

2.直肠指诊

直肠指诊感括约肌松弛无力,直肠壶腹可触及折叠黏膜,柔软且上下活动。

3.直肠镜检查

直肠内有折叠黏膜。

(四)治疗

1.保守治疗

(1)适应证:儿童的直肠脱垂,成人直肠脱垂的辅助治疗。

(2)注意要点:①排便后立即将脱出的直肠复位,取俯卧位,用胶布固定双臀;②积极治疗咳嗽、便秘、排尿困难等增加腹压的疾病;③多做收缩肛门的运动,以增强盆底肌群的力量。

2.硬化剂注射治疗

(1)适应证:成人的直肠部分脱垂,保守治疗无效的儿童直肠脱垂。

(2)注意要点:①将硬化剂注射到脱垂部位的黏膜下层;②一般使用5%石炭酸植物油和5%盐酸奎宁尿素水溶液;③对儿童和老年患者效果好,青壮年患者易复发。

3.手术治疗

(1)适应证:成人的直肠完全脱垂。

（2）禁忌证：高龄、内科合并症多、心肺储备功能差、恶病质等不适合手术治疗者。

（3）术前准备。

1）饮食：术前 1 天流食，术晨禁食、禁水。

2）导泻：术前 1 天口服 10％甘露醇 500mL。

3）抗生素：术前 3 天每天口服肠道抗菌药。

4）清洁肠道：术前晚及术晨清洁灌肠。

（4）手术入路：①直肠悬吊固定术；②吻合器痔上黏膜环切术（PPH）；③肛门紧缩术。

（5）注意要点：①直肠脱垂有很多治疗方法，应按年龄、脱垂种类和全身情况选择不同治疗；②每一种手术均有其优缺点及复发率，没有任何一种手术方法可用于所有患者；③有时对同一患者需同时用几种手术方法。

（五）护理

1.非手术治疗及术前护理

（1）饮食护理：多食新鲜蔬菜、水果，多饮水，少吃辛辣食物，避免饮酒。

（2）体位护理：脱垂嵌顿者应卧床休息。

（3）肠道准备：术前 3 天进食少渣饮食，并口服缓泻药、液状石蜡及肠道杀菌药甲硝唑、庆大霉素等，以预防感染。术前 1 天进食全流食，泡服中药大黄 30g、芒硝 30g、甘草 10g 或术前晚清洁灌肠。

（4）保持大便通畅：养成定时排便习惯，便秘者可口服缓泻药，大便时不宜采用蹲位，采用坐姿，每天做提肛运动。

（5）脱垂后处理：一经发现，指导患者及时复位，取侧卧位托住脱出物，轻轻还纳，并用"井"字敷料和"丁"字带压迫固定。如脱垂后嵌顿水肿，需报告医师处理。

（6）减轻肛周瘙痒不适：①嘱患者选用宽松、柔软的内裤，勤洗勤换，便纸应选用清洁、柔软、吸水的卫生纸，以减轻摩擦刺激；②剪短患者指甲，嘱患者不要用手搔抓肛周皮肤，以免破溃后并发出血、感染；③观察患者睡眠情况，如瘙痒导致精神紧张、神经衰弱而影响睡眠时，可遵医嘱予以镇静催眠药，保证睡眠。

2.术后护理

（1）饮食护理：术后禁食，第 2 天进食流质，第 3 天进食半流质，1 周后进食无渣软食，避免食用产气和刺激性食物。

（2）体位护理：术后平卧位，病情许可、血压平稳后改半坐卧位，术后当天可在床上坐起，第 1 天可下床活动。行直肠硬化剂注射治疗者，术后俯卧 6 小时后仍需卧床休息。

（3）疼痛护理：大肠肛门疾病手术后的疼痛多是急性疼痛，引起的病理生理改变可影响术后体力恢复，可发生呼吸、心血管系统的各种并发症。因此，应尽量避免和减轻术后疼痛或尽早给予处理。

1）一般处理：肛门部手术的可给予局部理疗，如热敷、红外线照射等；避免粪便干结，口服缓泻药或开塞露塞肛以协助排便；如无出血，早期拔除肛管填塞物。

2）镇痛治疗：肌内注射哌替啶 50～100mg，硬膜外镇痛或患者自控镇痛。

（4）熏洗坐浴：坐浴是肛门直肠手术后必不可少的一项治疗方法。通过对肛门局部的坐浴和热敷,利用蒸气和水温对肛门进行加热,缓解括约肌痉挛,减轻疼痛,减少渗出,促进血液循环和炎症的吸收,加速切口愈合。水温高时,蒸气熏浴,水温降至适度时坐浴。将肛门切口浸泡在药液中,坐浴水温以 43～46℃ 为宜,时间为 5～15 分钟。坐浴盆应较大而深,能盛放3 000mL溶液,并配备高度适宜的坐浴凳,方便患者坐浴。常用方法有:在沸水中加入适量的高锰酸钾,浓度不超过 1:5 000;在沸水中加入少许食盐和花椒;或使用中药祛毒汤坐浴。熏洗坐浴在排便后进行,若治疗需要,每天可坐浴 2～3 次。

(5)控制排便:控制排便可服用复方苯乙哌啶 1～2 片,每天 2～3 次。尽量避免术后 3 天内解大便,有利于手术切口愈合。若有便秘,可口服缓泻药,但禁忌灌肠。

(6)病情观察:观察患者全身与局部情况,注意创面疼痛,肛缘水肿与渗血。渗血者可加压包扎,出血不止者通知医师及时处理。

(7)尿潴留的观察及处理:尿潴留是盆腔直肠手术后常见的并发症。主要表现为拔除尿管后仍不能自行排尿,当尿潴留膀胱极度充盈时,感到腹胀,伴充盈性尿失禁。

1)一般处理:病情许可改立位排尿,排尿时用力收缩腹壁肌肉或于耻骨上方适度加压。也可用下腹部热敷和针刺疗法。

2)药物疗法:给予提高膀胱逼尿肌收缩力的药物,如新斯的明;提高膀胱逼尿肌紧张力的药物,如溴化双吡己胺;提高膀胱颈和后尿道平滑肌紧张度的药物,如麻黄碱,用于治疗尿失禁。

3)神经损伤所致的尿潴留需重新留置导尿管,控制感染以等待自行恢复。

(8)肛门失禁的观察及处理:可先行保守治疗,做好基础护理及解释工作,给予减少肠管蠕动的药物,如复方苯乙哌啶或给予收敛药,如碳酸铋,使大便干燥,随着时间的推移可能逐渐恢复。

(刘诗琳)

第二节　急性阑尾炎

急性阑尾炎是外科急腹症中最常见的疾病。在不少病例中,临床表现并不典型或不明确,容易误诊。早期诊断和早期手术在降低病死率方面至关重要。其可发病于任何年龄。急性阑尾炎病理类型分为单纯性、化脓性和坏疽穿孔性三种。

一、病因和发病机制

1.梗阻

阑尾为一细长的管道,仅一端与盲肠相通,一旦梗阻可使管腔内分泌物积存、内压增高,压迫阑尾壁,阻碍远端血运。在此基础上管腔内细菌侵入受损黏膜,易致感染。梗阻为急性阑尾炎发病常见的基本因素。

2.感染

其主要因素为阑尾腔内细菌所致的直接感染。阑尾腔因与盲肠相通,因此具有与盲肠腔内相同的以大肠埃希菌和厌氧菌为主的菌种和数量。若阑尾黏膜稍有损伤,细菌侵入管壁,则引起不同程度的感染。

3.其他

被认为与发病有关的其他因素有因腹泻、便秘等胃肠道功能障碍引起内脏神经反射,导致阑尾肌肉和血管痉挛,一旦超过正常强度,可以产生阑尾管腔狭窄、血供障碍、黏膜受损,细菌入侵而致急性炎症。此外,急性阑尾炎发病与饮食习惯、便秘和遗传等因素有关。

二、临床表现

典型的急性阑尾炎开始有脐周疼痛呈阵发性,然后逐渐加重。数小时后腹痛转移并固定于右下腹。据统计,70%～80%的病例有典型的转移性右下腹痛,有些病例可以一开始即表现为右下腹局限性疼痛。恶心、呕吐也是常见症状。一般发热不超过 38℃,高热提示阑尾坏疽穿孔。

1.症状

(1)腹痛:典型的腹痛发作始于上腹,逐渐移向脐部,数小时(6～8 小时)后转移并局限在右下腹。此过程的时间长短取决于病变发展的程度和阑尾位置。70%～80%的患者具有这种典型的转移性腹痛的特点。部分病例发病开始即出现右下腹痛。

(2)胃肠道症状:发病早期可能有厌食,恶心、呕吐也可发生,但程度较轻。有的病例可能发生腹泻。盆腔位阑尾炎,炎症刺激直肠和膀胱,引起排便、里急后重症状。弥散性腹膜炎时可致麻痹性肠梗阻、腹胀、排气排便减少。

(3)全身症状:早期乏力。炎症重时出现中毒症状,心率加快,发热达 38℃左右,阑尾穿孔时体温会更高至 39℃或 40℃。

2.体征

(1)右下腹压痛:是急性阑尾炎最常见的重要体征。压痛点通常位于麦氏点,可随阑尾位置的变异而改变,但压痛点始终在一个固定的位置上。

(2)腹膜刺激征象:压痛、反跳痛,腹肌紧张,肠鸣音减弱或消失等。这是壁层腹膜受炎症刺激出现的防御性反应,提示阑尾炎症加重,出现化脓、坏疽或穿孔等时此征尤为显著。腹膜炎范围扩大,说明局部腹腔内有渗出或阑尾穿孔。但是,在小儿、老年人、孕妇、肥胖、虚弱者或盲肠后位阑尾炎时,腹膜刺激征象可不明显。

(3)右下腹包块:如查体发现右下腹饱满,扪及一压痛性包块,边界不清,固定,应考虑阑尾周围脓肿的诊断。

三、辅助检查

白细胞计数和中性粒细胞比例是临床诊断中的重要依据。腹腔镜对可疑患者可行此法检查,不但对诊断可起决定作用,而且可同时行腹腔镜阑尾切除术。同时可查尿检查和腹部平片常规检查。B超检查在诊断急性阑尾炎中具有一定的价值,同时对鉴别亦有意义。CT 检查与B超检查的效果相似,有助于阑尾周围脓肿的诊断。

四、治疗

1.非手术治疗

急性阑尾炎处于早期单纯性炎症阶段时可考虑非手术治疗。

2.手术治疗

绝大多数急性阑尾炎诊断明确后均应采用手术治疗,手术方式按照阑尾的解剖部位选择顺行或逆行切除。术后继续应用抗生素治疗。

五、护理评估

(一)术前评估

1.健康史

(1)一般情况:了解患者年龄、性别,女性患者月经史、生育史;饮食习惯,有无不洁饮食史、有无经常进食高脂肪、高糖、低纤维食物等。

(2)现病史:询问患者有无腹痛及其伴随症状。评估腹痛的特点、部位、程度、性质、疼痛持续的时间以及腹痛的诱因、有无缓解和加重的因素等。

(3)既往史:了解患者有无急性阑尾炎发作、胃十二指肠溃疡穿孔、右肾与右输尿管结石、急性胆囊炎或妇科病史,有无手术治疗史。老年人需要注意有无心、肺、肾等重要脏器疾病和糖尿病。

2.身体状况

(1)症状和体征。

1)症状:评估有无乏力、发热、恶心、呕吐等症状,有无腹泻、里急后重等。小儿需评估有无缺水和(或)呼吸困难的表现;妊娠中、晚期急性阑尾炎患者可出现流产或早产征兆,注意观察其腹痛的性质有无改变,有无阴道流血。

2)体征:评估腹部压痛的部位,麦氏点有无固定压痛,有无腹膜刺激征;腰大肌试验、结肠充气试验、闭孔内肌试验的结果;直肠指诊有无直肠前壁触痛或触及肿块等。

(2)辅助检查:评估血白细胞计数和中性粒细胞比值,影像学检查有无异常。

3.心理—社会状况

了解患者及其家属对急性腹痛和阑尾炎的认知、心理承受能力及对手术的认知。

(二)术后评估

评估患者麻醉、手术方式和术中情况,如阑尾有无化脓或穿孔,腹腔有无脓液及清除情况;有无放置引流管及其部位,引流是否通畅,评估引流液的颜色、性状及量;评估手术切口情况,切口是否有渗出及渗出液的性质;是否发生并发症等。

六、常见的护理诊断/问题

1.急性疼痛

与阑尾炎症刺激壁腹膜或手术创伤有关。

2.体温过高

与阑尾炎症有关。

3.焦虑

与起病急、担心手术有关。

4.潜在并发症

腹腔脓肿、门静脉炎、出血、切口感染、阑尾残株炎及粘连性肠梗阻等。

七、护理目标

(1)患者疼痛减轻或缓解。

(2)患者体温接近正常,舒适感增加。

(3)患者的情绪平稳,焦虑减轻。

(4)患者未发生并发症或并发症被及时发现并有效处理。

八、护理措施

(一)非手术治疗的护理/术前护理

1.病情观察

严密观察患者的生命体征、腹痛及腹部体征的情况。如体温升高,脉搏、呼吸增快,提示炎症较重或炎症已有扩散;如腹痛加剧,范围扩大,腹膜刺激征更明显,提示病情加重。在非手术治疗期间,出现右下腹痛加剧、发热,血白细胞计数和中性粒细胞比值上升,应做好急诊手术的准备。

2.避免肠内压增高

非手术治疗期间禁食,必要时行胃肠减压,同时给予肠外营养;禁服泻药及灌肠,以免肠蠕动加快,增高肠内压力,导致阑尾穿孔或炎症扩散。

3.控制感染

遵医嘱及时应用有效的抗生素,脓肿形成者可配合医师行脓肿穿刺抽液,高热患者给予物理降温。

4.缓解疼痛

协助患者取舒适体位,如半卧位,可放松腹肌,减轻腹部张力,缓解疼痛。对明确诊断或已决定手术者,疼痛剧烈时,遵医嘱给予镇痛或镇静、解痉药。

5.心理护理

了解患者及其家属的心理反应,适时地给其讲解有关知识,减轻患者对手术的焦虑与恐惧,使其能够积极配合治疗及护理。

6.并发症的护理

(1)腹腔脓肿:是阑尾炎未经有效治疗的结果,可在盆腔、膈下及肠间隙等处形成脓肿,其中以阑尾周围脓肿最常见。典型表现为压痛性肿块,麻痹性肠梗阻所致腹胀,也可出现直肠、膀胱刺激症状和全身中毒症状等。超声和CT检查可协助定位。可采取超声引导下穿刺抽脓、冲洗或置管引流,必要时做好急诊手术的准备。

(2)门静脉炎:较少见。急性阑尾炎时,细菌栓子脱落进入阑尾静脉中,沿肠系膜上静脉至门静脉,可导致门静脉炎。主要表现为寒战、高热、剑突下压痛、肝大、轻度黄疸等。如病情加重会发生感染性休克或脓毒症,治疗不及时可发展为细菌性肝脓肿。一经发现,应立即做好急诊手术的准备,并遵医嘱大剂量应用抗生素治疗。

7.术前准备

拟急诊手术者应紧急做好备皮、配血、输液等术前准备。

(二)术后护理

1.病情观察

监测生命体征并准确记录;加强巡视,注意倾听患者的主诉,观察患者腹部体征的变化,发现异常及时通知医师并配合处理。

2.体位与活动

全身麻醉术后清醒或硬膜外麻醉平卧 6 小时后,生命体征平稳者可取半卧位。鼓励患者术后早期在床上翻身、活动肢体,待麻醉反应消失后即下床活动,以促进肠蠕动恢复,减少肠粘连的发生。

3.饮食

肠蠕动恢复前暂禁食,予以肠外营养。患者肛门排气后,逐步恢复饮食。

4.腹腔引流管的护理

阑尾切除术后一般不留置引流管,只在局部有脓肿、阑尾包埋不满意和处理困难或有肠瘘形成时采用,用于引流脓液和肠内容物。一般 1 周左右拔除。引流管应妥善固定,保持通畅,注意无菌,注意观察引流液的颜色、性状及量,如有异常,及时通知医师并配合处理。

5.并发症的护理

(1)出血:多因阑尾系膜的结扎线松脱,引起系膜血管出血。主要表现为腹痛、腹胀、失血性休克等;一旦发生,应立即遵医嘱输血、补液,并做好紧急手术止血的准备。

(2)切口感染:阑尾切除术后最常见的并发症,多见于化脓性或穿孔性阑尾炎。表现为术后 3 天左右体温升高,切口局部胀痛或跳痛、红肿、压痛,形成脓肿时,局部可出现波动感。应遵医嘱予以抗生素,若出现感染,先行试穿抽出切口脓液或在波动处拆除缝线敞开引流,排出脓液,定期换药,保持敷料清洁、干燥。

(3)粘连性肠梗阻:多与局部炎性渗出、手术损伤、切口异物和术后长期卧床等因素有关。术后应鼓励患者早期下床活动;不完全性肠梗阻者行胃肠减压,完全性肠梗阻者,应协助医师进行术前准备。

(4)阑尾残株炎:阑尾切除时若残端保留过长超过 1cm,术后残株易复发炎症,症状表现同阑尾炎,X 线钡剂检查可明确诊断。症状较重者再行手术切除阑尾残株。

(5)肠瘘/粪瘘:较少见。多因残端结扎线脱落,盲肠原有结核、癌肿等病变,术中因盲肠组织水肿脆弱而损伤等所致。临床表现与阑尾周围脓肿类似,术后数天内可见肠内容物经切口或瘘口溢出。阑尾炎所致的粪瘘一般位置较低,对机体影响较小,通过保持引流通畅、创面清洁、加强营养支持等非手术治疗后,多可自行闭合,仅少数需手术治疗。

九、健康教育

1.预防指导

指导健康人群改变不良的生活习惯,如改变高脂肪、高糖、低膳食纤维的饮食,注意饮食卫生。积极治疗消化性溃疡、慢性结肠炎等。

2.知识指导

向患者介绍阑尾炎护理、治疗知识。告知手术准备及术后康复方面的相关知识及配合要点。

3.复诊指导

出院后如出现腹痛、腹胀等不适及时就诊。阑尾周围脓肿未切除阑尾者，告知患者3个月后再行阑尾切除术。

（刘诗琳）

第三节　急性消化道大出血

消化道出血是常见的、有致命危险的临床急症。消化道是指从食管到肛门的管道，包括食管、胃、十二指肠、空肠、回肠、盲肠、结肠及直肠。上消化道出血部位指屈氏韧带以上的食管、胃、十二指肠、上段空肠以及胰管和胆管的出血。屈氏韧带以下的肠道出血称为下消化道出血。

一、病因

消化道出血可因消化道本身的炎症、机械性损伤、血管病变、肿瘤等因素引起，也可因邻近器官的病变和全身性疾病累及消化道所致。

1.上消化道出血的病因

(1)食管疾病：食管炎（反流性食管炎、食管憩室炎）、食管癌、食管溃疡、食管贲门黏膜撕裂症、器械检查或异物引起损伤、放射性损伤、强酸和强碱引起化学性损伤。

(2)胃、十二指肠疾病：消化性溃疡、急慢性胃炎（包括药物性胃炎）、胃黏膜脱垂、胃癌、急性胃扩张、十二指肠炎、残胃炎、残胃溃疡或癌，还有淋巴瘤、平滑肌瘤、息肉、肉瘤、血管瘤、神经纤维瘤、膈疝、胃扭转、憩室炎、钩虫病等。

(3)胃肠吻合术后的空肠溃疡和吻合口溃疡。

(4)门静脉高压，食管胃底静脉曲张破裂出血、门静脉高压性胃病肝硬化、门静脉炎或血栓形成的门静脉阻塞、肝静脉阻塞（Budd-Chiari综合征）。

(5)上消化道邻近器官或组织的疾病：①胆管出血，胆管或胆囊结石，胆管蛔虫病、胆囊或胆管病、肝癌、肝脓肿或肝血管病变破裂；②胰腺疾病累及十二指肠，胰腺脓肿、胰腺炎、胰腺癌等；③胸或腹主动脉瘤破入消化道；④纵隔肿瘤或脓肿破入食管。

(6)全身性疾病在胃肠道表现出血：①血液病，如白血病、再生障碍性贫血、血友病等；②尿毒症；③结缔组织病，如血管炎；④应激性溃疡，严重感染、手术、创伤、休克、肾上腺糖皮质激素治疗及某些疾病如脑血管意外、肺源性心脏病、重症心力衰竭等引起的应激状态；⑤急性感染性疾病，流行性出血热、钩端螺旋体病。

2.下消化道出血病因

(1)肛管疾病：痔、肛裂、肛瘘。

（2）直肠疾病：直肠的损伤、非特异性直肠炎、结核性直肠炎、直肠肿瘤、直肠类癌、邻近恶性肿瘤或脓肿侵入直肠。

（3）结肠疾病：细菌性痢疾、阿米巴痢疾、慢性非特异性溃疡性结肠炎、憩室、息肉、癌肿和血管畸形。

（4）小肠疾病：急性出血性坏死性肠炎、肠结核、克罗恩病、空肠憩室炎或溃疡、肠套叠、小肠肿瘤、胃肠息肉病、小肠血管瘤及血管畸形。

二、临床表现

消化道出血的临床表现取决于出血的性质、部位、失血量与速度，与患者的年龄、心肾功能等全身情况也有关系。

1.出血方式

急性大量出血多数表现为呕血；慢性小量出血则以粪隐血阳性表现；出血部位在空肠屈氏韧带以上时，临床表现为呕血，如出血后血液在胃内潴留时间较久，因经胃酸作用变成酸性血红蛋白而呈咖啡色。如出血速度快而出血量又多。呕血的颜色是鲜红色。黑便或柏油样便表示出血部位在上消化道，但如十二指肠部位病变的出血速度过快，在肠道停留时间短，粪颜色会变成紫红色。右半结肠出血时，粪颜色为鲜红色。在空肠、回肠及右半结肠病变引起小量渗血时，也可有黑便。

2.失血性周围循环衰竭

上消化道大量出血导致急性周围循环衰竭。失血量大，出血不止或治疗不及时可引起机体的组织血液灌注减少和细胞缺氧。进而可因缺氧、代谢性酸中毒和代谢产物的蓄积，造成周围血管扩张，毛细血管广泛受损，以致大量体液淤滞于腹腔内脏与周围组织，使有效血容量锐减，严重地影响心、脑、肾的血液供应，终于形成不可逆转的休克，导致死亡。

在出血、周围循环衰竭发展过程中，临床上可出现头晕、心悸、恶心、口渴、黑矇或晕厥；皮肤由于血管收缩和血液灌注不足而呈灰白、湿冷；按压甲床后呈现苍白，且经久不见恢复。静脉充盈差，体表静脉往往瘪陷。患者感到疲乏无力，进一步可出现精神萎靡、烦躁不安，甚至反应迟钝、意识模糊。老年人器官储备功能低下，加上老年人常有脑动脉硬化、高血压、冠心病、慢性支气管炎等老年基础病，虽出血量不大，但也会引起多器官衰竭，增加死亡的危险因素。

3.氮质血症

可分为肠源性、肾性和肾前性氮质血症3种。肠源性氮质血症指在大量上消化道出血后，血液蛋白的分解产物在肠道被吸收，以致血中氮质升高。肾前性氮质血症是由于失血性周围循环衰竭造成肾血流暂时性减少，肾小球滤过率和肾排泄功能降低，以致氮质潴留。在纠正低血压、休克后，血中尿素氮可迅速降至正常。肾性氮质血症是由于严重而持久的休克造成肾小管坏死（急性肾衰竭）或失血更加重了原有肾病的肾损害。临床上可出现尿少或无尿。在出血停止的情况下，氮质血症往往持续4天以上，经过补足血容量、纠正休克而血尿素氮不能至正常。

4.发热

大量出血后,多数患者在 24 小时内常出现低热。发热的原因可能是由于血容量减少、贫血、周围循环衰竭、血分解蛋白的吸收等因素导致体温调节中枢的功能障碍。分析发热原因时要注意寻找其他因素,如有无并发肺炎等。

5.出血后的代偿功能

当消化道出血量超过血容量的 1/4 时,心排血量和舒张期血压明显下降。此时体内相应地释放了大量儿茶酚胺,增加周围循环阻力和心率,以维持各个器官血液灌注量。除了心血管反应外,激素分泌、造血系统也相应地代偿。醛固酮和垂体后叶素分泌增加,尽量减少组织间水分的丢失,以恢复和维持血容量。如仍不能代偿就会刺激造血系统,血细胞增殖活跃,红细胞和网织细胞增多。

失血量的估计对进一步处理极为重要。一般每天出血量在 5mL 以上,粪色不变,但隐血试验就可以为阳性,50mL 以上出现黑便。以呕血、便血的数量作为估计失血量的资料,往往不太精确。因为呕血与便血常分别混有胃内容与粪便,另外部分血液尚储留在胃肠道内,仍未排出体外。因此,可以根据血容量减少导致周围循环的改变,作出判断。

(1)一般状况:失血量少,在 400mL 以下,血容量轻度减少,可由组织液及脾储血所补偿,循环血量在 1 小时内即得改善,故可无自觉症状。当出现头晕、心悸、冷汗、乏力、口干等症状时,表示急性失血在 400mL 以上;如果有晕厥、四肢冰凉、尿少、烦躁不安,表示出血量大,失血至少在 1 200mL;若出血仍然继续,除晕厥外,尚有气短、无尿,此时急性失血已达 2 000mL以上。

(2)脉搏:脉搏的改变是失血程度的重要指标。急性消化道出血时血容量锐减、最初的机体代偿功能是心率加快。小血管反射性痉挛,使肝、脾、皮肤血窦内的储血进入循环,增加回心血量,调整体内有效循环量,以保证心、肾、脑等重要器官的供血。一旦由于失血量过大,机体代偿功能不足以维持有效血容量时,就可能进入休克状态。所以,当大量出血时,脉搏快而弱(或脉细弱),脉搏每分钟增至 100 次以上,失血估计为 800～1 600mL;脉搏细微,甚至扪不清时,失血已达 1 600mL 以上。

有些患者出血后,在平卧时脉搏、血压都可接近正常,但让患者坐或半卧位时,脉搏会马上增快,出现头晕、冷汗,表示失血量大。如果经改变体位无上述变化,测中心静脉压又正常,则可以排除有过大出血。

(3)血压:血压的变化同脉搏一样,是估计失血量的可靠指标。

当急性失血 800mL 以上时(占总血量的 20%),收缩压可正常或稍升高,脉压缩小。尽管此时血压尚正常,但已进入休克早期,应密切观察血压的动态改变。急性失血 800～1 600mL时(占总血量的 20%～40%),收缩压可降至 9.3～10.7kPa(70～80mmHg),脉压小。急性失血 1 600mL 以上时(占总血量的 40%),收缩压可降至 6.7～9.3kPa(50～70mmHg),更严重的出血,血压可降至零。

有学者主张用休克指数来估计失血量,休克指数＝脉率/收缩压。正常值为 0.58,表示血容量正常;指数＝1,失血 800～1 200mL(占总血量 20%～30%);指数＞1,失血 1 200～2 000mL(占总血量 30%～50%)。

有时,一些有严重消化道出血的患者,胃肠道内的血液尚未排出体外,仅表现为休克,此时应注意排除心源性休克(急性心肌梗死)、感染性或过敏性休克,以及非消化道的内出血(宫外孕或主动脉瘤破裂)。若发现肠鸣音活跃,直肠指检有血便,则提示为消化道出血。

(4)血象:血红蛋白测定、红细胞计数、血细胞比容可以帮助估计失血的程度。但在急性失血的初期,由于血浓缩及血液重新分布等代偿机制,上述数值可以暂时无变化。一般需组织液渗入血管内补充血容量,即3~4小时后才会出现血红蛋白下降,平均在出血后32小时,血红蛋白可被稀释到最大程度。如果患者出血前无贫血,血红蛋白在短时间内下降至70g/L以下,表示出血量大,在1 200mL以上。大出血后2~5小时,白细胞计数可增高,但通常不超过$15×10^9$/L。但是在肝硬化、脾功能亢进时,白细胞计数可以不增加。

(5)尿素氮:上消化道大出血后数小时,血尿素氮增高,1~2天达高峰,3~4天降至正常。如再次出血,尿素氮可再次增高。尿素氮增高是由于大量血液进入小肠,含氮产物被吸收。而血容量减少导致肾血流量及肾小球滤过率下降,则不仅尿素氮增高,肌酐亦可同时增高。如果肌酐在133μmol/L以下,而尿素氮>14.28mmol/L,则提示上消化道出血在1 000mL以上。

6.判断是否继续出血

临床上不能单凭血红蛋白在下降或柏油样便来判断出血是否继续。因为一次出血后,血红蛋白的下降有一定过程,而出血1 000mL,柏油样便可持续1~3天,大便隐血可达1周,出血2 000mL,柏油样便可持续4~5天,大便隐血达2周。有下列表现,应认为有继续出血。

(1)反复呕血、黑便次数及量增多或排出暗红以致鲜红色血便。

(2)胃管抽出物有较多新鲜血。

(3)在24小时内经积极输液、输血仍不能稳定血压和脉搏,一般状况未见改善;或经过迅速输液、输血后,中心静脉压仍在下降。

(4)血红蛋白、红细胞计数与血细胞比容继续下降,网织细胞计数持续增高。

三、诊断和鉴别诊断

1.上消化道大量出血的早期识别

若上消化道出血引起的急性周围循环衰竭征象的出现先于呕血和黑便,就必须与中毒性休克、过敏性休克、心源性休克或急性出血坏死性胰腺炎,以及子宫异位妊娠破裂、自发性或创伤性脾破裂、动脉瘤破裂等其他病因引起的出血性休克相鉴别。有时还需要进行上消化道内镜检查和直肠指检,借以发现尚未呕出或便出的血液,而使诊断得到及早确立。上消化道出血引起的呕血和黑便首先应与由于鼻出血、拔牙或扁桃体切除而咽下血液所致者加以区别。也需与肺结核、支气管扩张、支气管肺癌、二尖瓣狭窄所致的咯血相区别。此外,口服禽畜血液、骨炭、铋剂和某些中药也可引起粪便发黑,有时需与上消化道出血引起的黑便鉴别。

2.出血量的估计

上消化道出血量达到约20mL时,粪便隐血(愈创木脂)试验可呈现阳性反应。当出血量达50mL以上,可表现为黑便。严重性出血时3小时内需输血1 500mL才能纠正其休克。严重性出血性质又可分为:大量出血即指每小时需输血300mL才能稳定其血压者;最大量出血即指经输血1 000mL后血红蛋白仍下降到100g/L以下者。持续性出血指在24小时内的2次胃镜所见均为活动性出血，出血持续在60小时以上，需输血3 000mL才能稳定循环者。再发性出血指2次出血的时间距离至少在1天。如果出血量不超过400mL，由于轻度的血容量减少可很快被组织滤过500mL，失血又较快时，患者可有头晕、乏力、心动过速和血压偏低等表现，随出血量增加，症状更加显著，甚至引起出血性休克。

对于上消化道出血量的估计，主要根据血容量减少所致周围循环衰竭的临床表现，特别是对血压、脉搏的动态观察。根据患者的血红细胞计数，血红蛋白及血细胞比容测定，也可估计失血的程度。

3.出血的病因和部位的诊断

(1)病史和体征：消化性溃疡患者80%～90%有长期规律性上腹疼痛史，并在饮食不当、精神疲劳等诱因下并发出血，出血后疼痛减轻，急诊或早期胃内镜检查即可发现溃疡出血灶。呕出大量鲜红色血液而有慢性肝炎、血吸虫病等病史，伴有肝掌、蜘蛛痣、腹壁静脉曲张、脾大、腹水等体征时，以门脉高压食管静脉曲张破裂出血为最大可能。45岁以上慢性持续性粪便隐血试验阳性，伴有缺铁性贫血者，应考虑胃癌或食管裂孔疝。有服用抗炎止痛或肾上腺皮质激素类药物史或严重创伤、手术、败血症时，其出血以应激性溃疡和急性胃黏膜病变为可能。50岁以上原因不明的肠梗阻及便血，应考虑结肠肿瘤。60岁以上有冠心病、心房颤动病史的腹痛及便血者，缺血性肠病可能大。突然腹痛、休克、便血者要立即想到动脉瘤破裂。黄疸、发热及腹痛者伴消化道出血时，胆管源性出血不能除外，常见于胆管结石或胆管蛔虫症。

(2)特殊诊断方法：近年来，消化道出血的临床研究有了很大的进展，除沿用传统方法X线钡剂之外，内镜检查已普遍应用，在诊断基础上又发展了止血治疗。

1)X线钡剂检查：仅适用于出血已停止和病情稳定的患者，其对急性消化道出血病因诊断的阳性率不高。

2)内镜检查。

3)血管造影。

4)放射性核素显像：近年应用放射性核素显像检查来发现活动性出血的部位，其方法是静脉注射^{99m}Tc胶体后做腹部扫描，以探测标志物从血管外溢的证据，可达到初步的定向作用。

四、治疗

1.一般治疗

卧床休息，观察神色和肢体皮肤是冷湿或温暖，记录血压、脉搏、出血量与每小时尿量，保持静脉通路并测定中心静脉压。保持患者呼吸道通畅，避免呕血时引起窒息。大量出血者宜禁食，少量出血者可适当进流食。多数患者在出血后常有发热，一般无须使用抗生素。

2.补充血容量

当血红蛋白低于90g/L，收缩血压低于12kPa(90mmHg)时，应立即输入足够量的全血。对肝硬化门静脉高压的患者要提防因输血而增加门静脉压力激发再出血的可能性。要避免输血、输液量过多而引起急性肺水肿或诱发再次出血。

3.上消化道大量出血的止血处理

(1)胃内降温:通过胃管以 10～14℃冰水反复灌洗胃腔而使胃降温,可使其血管收缩、血流减少,并可使胃分泌和消化受到抑制。出血部位纤溶酶活力减弱,从而达到止血目的。

(2)口服止血药:消化性溃疡的出血是黏膜病变出血,采用血管收缩药如去甲肾上腺素 8mg 加于冰盐水 150mL 分次口服,可使出血的小动脉强烈收缩而止血。此法不主张老年人使用。

(3)抑制胃酸分泌和保护胃黏膜:H_2 受体拮抗药如西咪替丁因抑制胃酸提高胃内 pH 的作用,从而减少 H^+ 反弥散,促进止血,对应激性溃疡和急性胃黏膜病变出血的防治有良好作用。近年来,作用于质子泵的制酸药奥美拉唑,是一种 H^+-K^+-ATP 酶的阻滞药,大量出血时可静脉注射,每次 40mg。

(4)内镜直视下止血:局部喷洒 5％碱式硫酸铁溶液,其止血机制在于可使局部胃壁痉挛,出血周围血管发生收缩,并有促使血液凝固的作用,从而达到止血目的。内镜直视下高频电灼血管止血适用于持续性出血者。由于电凝止血不易精确凝固出血点,对出血面直接接触可引起暂时性出血。近年已广泛开展内镜下激光治疗,使组织蛋白凝固,小血管收缩闭合,立即起到机械性血管闭塞或血管内血栓形成的作用。

(5)食管静脉曲张出血的非外科手术治疗。

1)气囊压迫:是一种有效的,但仅是暂时控制出血的非手术治疗方法。此方法一直是治疗食管静脉曲张大出血的首选方法,近期止血率 90％。三腔管压迫止血的并发症有呼吸道阻塞和窒息、食管壁缺血、坏死、破裂,以及吸入性肺炎。近几年,对气囊进行了改良,在管腔中央的孔道内,可以通过一根细径的纤维内镜,这样就可以直接观察静脉曲张出血及压迫止血的情况。

2)降低门脉压力的药物治疗:使出血处血流量减少,为凝血过程提供了条件,从而达到止血。不仅对静脉曲张破裂出血有效,而且对溃疡、糜烂、黏膜撕裂也同样有效。可选用的药物有血管收缩药和血管扩张药。①血管升压素及其衍生物,以垂体后叶素应用最普遍,剂量为 0.4U/min 连续静脉滴注,止血后每 12 小时减 0.1U/min。可降低门脉压力 8.5％,止血成功率 50％～70％,但复发出血率高,药物本身可致严重并发症,如门静脉系统血管内血栓形成,冠状动脉血管收缩等,应与硝酸甘油联合使用。本品衍生物有八肽加压素、三甘氨酰赖氨酸加压素。②生长抑素及其衍生物:近年合成了奥曲肽,能减少门脉主干血流量 25％～35％,降低门脉压 12.5％～16.7％,又可同时使内脏血管收缩及抑制胃泌素及胃酸的分泌。适用于肝硬化食管静脉曲张的出血,其止血成功率 70％～87％。对消化性溃疡出血的止血效率为 87％～100％。静脉缓慢推注 100μg,继而每小时静脉滴注最快 25μg。③血管扩张药:不主张在大量出血时用,而认为与血管收缩药合用或止血后预防再出血时用较好。常用硝苯地平与硝酸盐等药物如硝酸甘油,有降低门脉压力的作用。

4.下消化道大量出血的处理

基本措施是输血、输液,纠正血容量不足引起的休克。尽可能排除上消化道出血的可能,再针对下消化道出血的定位及病因诊断而进行相应治疗。

内镜下止血治疗是下消化道出血的首选方法。局部喷洒 5％孟氏液、去甲肾上腺素、凝血酶复合物,也可做电凝、激光治疗。

5.手术处理

(1)食管胃底静脉曲张出血:采取非手术治疗如输血、药物止血、三腔管、硬化剂及栓塞仍不能控制出血者,应做紧急静脉曲张结扎术,此种方法虽有止血效果,但复发出血率较高。如能同时做脾肾静脉分流手术可减少复发率。其他手术如门奇静脉断流术、H形肠系膜上静脉下腔静脉分流术、脾腔静脉分流术等也在临床应用中。择期门腔分流术的手术死亡率低,有预防性意义。由严重肝硬化引起者亦可考虑肝移植术。

(2)溃疡病出血:当上消化道持续出血超过 48 小时仍不能停止;24 小时内输血 1 500mL仍不能纠正血容量、血压不稳定;保守治疗期间发生再出血者;内镜下发现有动脉活动出血等情况,死亡率高达 30%,应尽早外科手术。

(3)肠系膜上动脉血栓形成或动脉栓塞:常发生在有动脉粥样硬化的中老年人,突然腹痛与便血,引起广泛肠坏死的死亡率高达 90.5%,必须手术切除坏死的肠组织。

6.预防消化道出血急救措施

(1)如果大量出血又未能及时送医院,则应立即安慰患者静卧,消除其紧张情绪,注意给患者保暖,让其保持侧卧、取头低足高位,可在脚部垫枕头,与床面成 30°,这样有利于下肢血液回流至心脏,首先保证大脑的血供。呕血时,患者的头要偏向一侧,以免血液吸入气管引起窒息。

(2)患者的呕吐物或粪便要暂时保留,粗略估计其总量,并留取部分标本待就医时化验。

(3)少搬动患者,更不能让患者走动,同时严密观察患者的意识、呼吸、脉搏,并快速通知急救中心。

(4)消化道出血的临床表现是呕血和便血,呕出的血可能是鲜红色,也可能是咖啡色的;排便时排出的血可能是鲜红色或暗红色,也可能呈柏油样黑色。

(5)吐血时,最好让患者漱口,并用冷水袋冷敷心窝处。此时不能饮水,可含化冰块。

这些基本的急救措施加之急救医生的科学救治,一定能最大限度地挽救患者的生命。肝硬化患者一定要定期复查,必要对应进行内镜诊断,预防消化道出血的发生,并严格按照医生的提示科学治疗和保养。

五、护理

(一)护理目标

(1)保持呼吸道通畅,防止窒息。

(2)保障快速补充血容量,维护血流动力学稳定,抢救生命。

(3)保障及时应用止血药物。

(4)保障三腔二囊管压迫止血安全、有效。

(5)维护患者舒适。

(二)护理措施

1.保持呼吸道通畅,防止窒息

发现卧床患者发生大呕血时,立即帮助其取头高侧卧位,患者取俯卧位呕吐时用手托扶其前额,防止大量血液涌入鼻腔或气道导致窒息。必要时用吸引器及时清除呼吸道、口、鼻咽部的呕吐物和血液。

2.维护血流动力学和生命体征稳定

(1)建立有效的静脉通道:立即穿刺体表大静脉,开通两条静脉通道,连接三通接头。根据医嘱输注晶体液生理盐水、林格液等进行最初的容量补充,同时送血标本检验血型、交叉配血等。待静脉充盈后在近端行留置针穿刺,多条通路补液,有休克者中心静脉置管,尽快补充血容量,纠正低血压休克。输液、输血速度开始要快,待血压回升后,根据血压、中心静脉压、尿量和患者心肺功能而定。大量输血前应加温使低温库存血接近体温时再输入,防止快速大量输入导致患者寒战等不良反应。输液、输血时保持通畅,管道连接处连接紧密,防止脱落。意识不清、躁动者应安全约束,防止拔管。

(2)呕血暂停后,嘱患者绝对安静卧床休息,严禁自行下床以防晕厥。给予吸氧,禁饮食。休克患者平卧位,下肢抬高30°。

(3)监测患者血压、心率、呼吸等生命体征,老年或休克患者进行心电监护、中心静脉压测定。密切观察患者表情、意识、皮肤色泽、温度与湿度。留置导尿,记录24小时出入量和每小时出入量。遵医嘱定期抽取标本检测血红蛋白、红细胞、白细胞、血小板计数、肝肾功能、电解质及血氨分析等。

(4)正确评估和记录出血量(呕血及便血)。

一般出现临床症状时失血已超过500mL;超过1 000mL的失血导致血压下降和脉速,如由仰卧位到直立位时,收缩压可下降10～20mmHg,脉搏增加20次/分钟或更多;超过2 000mL的急性出血常表现为临床休克,患者烦躁不安、面色苍白、脉搏细速,冷汗,收缩压低于90mmHg。

3.三腔两囊管(下称三腔管)压迫止血的护理

对出血病因明确,肝硬化门脉高压致食管—胃底静脉曲张破裂出血者,护士要做好三腔管压迫止血的物品准备,加强护理与观察,保障疗效,杜绝因护理不当而造成的危害和意外。

(1)检查气囊是否完好,有无漏气、偏心。置管后妥善固定,导管贴近鼻翼处要以脱脂棉衬垫,避免压伤局部皮肤。标记刻度,注意检查胃囊及食管囊压力,一般胃囊压力37～45mmHg,食管囊压力22.5～30mmHg。每12小时放气10分钟,防止黏膜压迫坏死。抢救车上备剪刀,以备在胃囊意外滑出时迅速剪断胃管放气,防止堵塞咽喉引起窒息或造成急性食管损伤等意外危险。

(2)观察止血效果:置管后定时抽胃内容物,必要时用生理盐水加止血药灌洗,观察抽出液的颜色,判断止血效果。连续抽出鲜血者,表明止血效果不好,应及时报告医生处理,可增加气囊气量。

(3)保持口腔清洁,每天口腔护理3次。及时吸尽咽喉分泌物,防止吸入性肺炎。三腔管放置时间不宜超过48小时,否则食管、胃底受压迫时间过长发生溃烂、坏死。患者翻身、大小便等活动后注意检查三腔管有无脱出或移位。

(4)如出血已停止,可先排空食管气囊,后排空胃气囊,再观察12～16小时,如再出血可随时再次压迫止血。拔管前,先给患者口服石蜡油15～20mL,然后缓慢地将管拔出,擦拭面部,帮助患者漱口。

4.止血药物的应用及护理

(1)静脉用药:制酸剂应现配现用,保证疗效,使胃内 pH＞6 为最佳止血效果;垂体后叶素常用于食管－胃底静脉曲张破裂出血,应用时应逐步调整剂量,剂量过大可导致头痛、腹痛、排便次数增加,也可引起心肌缺血诱发心肌梗死等。输液时要加强巡视,并严防药液外渗导致皮肤坏死,一旦发生渗出,立即给予局部封闭治疗;常用降门静脉压的药物善宁、生长抑素,因其半衰期短,中断 5 分钟后即需要再次给予冲击量,因此需用输液泵匀速泵入,防止中断,以免影响疗效和增加患者费用。该类药物用药速度过快、浓度过大可引起恶心、呕吐,诱发再次出血。

(2)胃管用药冰盐水洗胃或注入孟氏液、凝血酶等止血药物,注意防止呛咳、误吸和窒息。

5.药物治疗无效时,配合医生做好急诊内镜治疗和手术准备

(1)术前向患者及其家属做好解释工作,讲明胃镜下止血的必要性及可能出现的问题。询问患者药物过敏史。舌咽部黏膜麻醉,用丁卡因喷咽喉部 2～3 次。

(2)术中配合准备冰生理盐水 50～60mL 加去甲肾上腺素 6mg、凝血酶 2 000U 加冰生理盐水 20mL,用于经内镜注入胃内。介入治疗过程中,随时严密观察病情,注意生命体征变化。

(3)术后护理术后应继续观察出血情况。用生理盐水漱口,清洁口腔,去除口腔内积血及麻醉药,防止误吸入气管。禁食、禁饮 2 小时,防止因口咽部感觉迟钝导致呛咳。2 小时后若病情平稳,可进温凉流质饮食。若病情严重则禁食 24～72 小时。

6.预防感染并发症

严格无菌技术操作,中心静脉置管处每日用碘伏消毒、更换无菌敷料,观察局部有无红肿、渗液等。每天更换输液器和三通接头;意识不清者,每 2 小时翻身 1 次,防止皮肤损伤,翻身时注意防止胃管等脱出。

7.维护患者舒适

呕血后帮助患者漱口或做口腔护理,擦净皮肤、地面的血迹,更换被服,及时倾倒容器内的污物,病室通风,保持空气清洁、无异味。帮助患者取舒适的治疗体位。抢救过程中要保持安静,操作准确、轻巧,尽量减少患者痛苦。

8.心理护理

消化道大出血患者见到排出大量鲜血会产生紧张、恐惧心理,不利于止血和休克的治疗。护士要陪伴、安抚和支持患者。尽快清除血迹,避免不良刺激。实施检查治疗前,向患者说明目的、过程、配合要点等,尽量减轻其因强烈的不确定感带来的恐惧。

(刘诗琳)

第四节　腹外疝

一、腹股沟疝

腹股沟疝是指腹腔内的器官、组织及腹膜壁层经腹股沟区薄弱点向体表突出形成的疝,是外科常见病之一。疝囊经腹壁下动脉外侧的内环突出者,称为腹股沟斜疝,疝囊经腹壁下动脉

内侧的直疝三角区突出者,称为腹股沟直疝。斜疝多于直疝,右侧多于左侧,男性多于女性,男女发病率之比约为 15∶1.

(一)病因

腹外疝的发生主要有以下两大病因。

1.腹壁强度降低

某些组织穿过腹壁形成先天性的薄弱,如精索或子宫圆韧带穿过腹股沟等;老年、久病、肥胖致肌肉萎缩等;手术切口愈合不良、外伤、感染等。

2.腹内压力增高

便秘、排尿困难、慢性咳嗽、腹水、妊娠等。

(二)病理

典型的腹外疝由疝环、疝囊、疝内容物和疝外被盖组成。根据疝内容物能否回纳分为可复性疝和难复性疝.如疝内容物被卡住不能回纳,称为嵌顿性疝,此时可伴有静脉回流受阻但动脉供应尚可。嵌顿若没有及时解除,致内容物动脉血流减少,最后完全阻断,称为绞窄性疝。

(三)诊断

(1)腹股沟疝通常根据临床表现即可诊断,典型表现是腹股沟有一突出的肿块,站立或咳嗽时肿块增大,平卧或用手按压肿块缩小或消失。如反复突出疝内容物与疝囊形成粘连则称为难复性疝,如肿块突然增大伴有疼痛且不能还纳则形成嵌顿疝,此时可伴有机械性肠梗阻的表现,如进一步发展则会导致绞窄,肠管坏死穿孔则有急性弥散性腹膜炎的表现。

(2)诊断困难时可行辅助检查:①彩超;②CT 扫描。

(四)治疗

成人腹股沟疝无自愈可能,手术治疗是唯一有效的治疗方法。

1.手术治疗

(1)无张力疝修补术:采用人工修补材料进行疝修补。

(2)传统疝修补术:包括疝囊高位结扎术(小儿疝)、缝合修补术。

(3)腹腔镜疝修补术。

2.非手术治疗

对不能承受手术或有手术禁忌证者可采用疝带等治疗方法。

(五)常见的护理诊断/问题

1.疼痛

与疝嵌顿、绞窄、手术有关。

2.体液不足

与嵌顿性疝或绞窄性疝引起的机械性肠梗阻有关。

3.潜在并发症

肠穿孔、肠坏死等。

4.知识缺乏

与缺乏疾病相关知识相关。

(六)护理目标

(1)去除腹内压增高的因素,解除患者疼痛或坠胀不适。

(2)发生嵌顿疝或绞窄疝的患者,保持水、电解质平衡。

(3)并发症发生后能得到及时治疗与处理。

(4)患者能知晓相关知识及注意事项,参与治疗护理工作。

(七)术前护理措施

1.心理护理

介绍腹股沟疝病因和诱发因素、手术治疗的必要性及无张力疝修补术的特点、麻醉注意事项,以减轻患者的焦虑。

2.消除腹内压力增高的因素

(1)积极处理,消除术前咳嗽、便秘、排尿困难等引起腹内压增高的因素。

(2)戒烟,注意保暖,防止受凉,保持排便畅通。

3.病情观察

(1)观察并记录生命体征的变化。

(2)观察腹股沟及腹部体征的变化。

(3)注意观察患者水、电解质的变化。

4.术前常规准备

(1)协助完善相关术前检查:胸部 X 线检查、心电图检查、B 超检查、出凝血试验等。

(2)需预防性使用抗生素者,术前行抗生素皮试,术前 30 分钟遵医嘱输注抗生素。

(3)术晨禁食禁饮,并更换清洁患者服。

(4)术前半小时备皮。

(5)术晨建立静脉通道。

(6)术晨与手术室人员进行患者、药物核对后,送入手术室。

5.用物准备

(1)1 个 500g 沙袋。

(2)毛巾 2 条。

(八)术后护理措施

1.术后护理常规

(1)病情观察:①观察切口有无渗血、渗液,若有应及时通知医生并更换敷料;②用毛巾包裹沙袋置于切口上,帮助止血,6～8 小时后去掉;③用毛巾托起阴囊;④观察腹部情况。

(2)疼痛的护理:①评估患者疼痛情况;②采取舒适卧位;③遵医嘱给予镇痛药物;④指导患者平稳呼吸,咳嗽时用手保护切口。

(3)生活护理:①局部麻醉术后即可普食;②硬膜外麻醉术后即可进半流质饮食,术后第 1 天恢复普食;③预防感冒,避免剧烈咳嗽;④鼓励患者多食富含纤维素的食物,多饮水,保持排便通畅,以免排便时用力牵拉致切口疼痛。

2.体位与活动

(1)术后返回病房:抬高床头 30°。

（2）术后当天：①局麻术后即可在协助下下床如厕；②硬膜外麻醉术后 4～6 小时可在协助下下床如厕。

（3）术后第 1 天：适当进行屋内活动，根据患者耐受程度决定活动量。

3.健康教育

（1）避免增加腹内压：①注意保暖，防止受凉引起咳嗽；②如有咳嗽，应用手保护切口；③保持排便通畅，便秘时可适当用缓泻剂；④避免重体力劳动，如提重物、抬重物及持久站立等。

（2）切口护理：①出院后观察切口有无渗血、渗液；②如有不适或并发症发生，及时到医院就诊。

二、股疝

腹腔内器官或组织通过股环、经股管向卵圆窝突出形成的疝，称为股疝。股疝的发病率占腹外疝的 3%～5%，多见于 40 岁以上妇女。

（一）病因和发病机制

女性骨盆较宽大、联合肌腱和腔隙韧带较薄弱，使股管上口宽大松弛而易发病。妊娠是腹内压增高的主要原因。

（二）临床表现

平时无症状，多偶然发现。疝块往往不大，表现为腹股沟韧带下方卵圆窝处有一半球形突起。易复性股疝的症状较轻，常不为患者所注意，尤其在肥胖者更易疏忽。部分患者可在久站或咳嗽时感到患处胀痛，并有可复性肿块。疝囊外常有很多脂肪堆积，故平卧回纳内容物后，疝块有时不能完全消失。股疝如发生嵌顿，除引起局部明显疼痛外，也常伴有较明显的急性机械性肠梗阻，严重者甚至可以掩盖股疝的局部症状。

（三）治疗

因股疝极易嵌顿、绞窄，确诊后，应及时手术治疗，目的是关闭股环、封闭股管。对于嵌顿性或绞窄性股疝，则应紧急手术。最常用的手术是 McVay 修补法。也可采用无张力疝修补法或经腹腔镜疝修补术。

（四）护理

1.观察要点

术后出现急性腹膜炎或有排尿困难、血尿、尿外渗等表现时，可能为术中肠管损伤或膀胱损伤，应及时报告医师处理。

2.体位与活动

术后宜取平卧位，膝下垫软枕，髋、膝关节略屈曲，使腹肌松弛，减小腹压和手术切口处张力，以利于缓解切口疼痛、防止疝修补处组织裂开，术后次日适当进行床上四肢的活动。卧床时间长短，依据疝的部位、大小、腹壁缺损程度及手术方法而定，一般在术后 3～6 天可下床活动。但对于年老体弱、复发疝、绞窄性疝、巨大疝的患者卧床时间延长至术后 10 天方可下床活动，以防止术后初期疝复发。

3.饮食管理

卧床期间要加强对患者的日常生活和进食、排便的照顾，术后 6～12 小时可进流质饮食，次日进软食或普食。

4.预防复发

术后注意保暖,防止受凉咳嗽,影响切口愈合;如有咳嗽时先用手掌按压切口处,然后咳嗽,以减少对切口牵拉等不利影响;保持大小便通畅,及时处理便秘。

5.预防阴囊血肿

术后切口部位常规压沙袋(重 0.5kg)24 小时,以减轻渗血;使用丁字带或阴囊托托起阴囊,可减少渗血、渗液的积聚,促进渗血、渗液的回流和吸收,要经常观察切口敷料有无红染、阴囊是否肿大,如有异常应及时和医师联系。

6.切口的护理

无绞窄的疝手术为无菌手术,不应发生切口感染,而绞窄性疝行肠切除、肠吻合术,易造成切口污染。要注意保持敷料干燥、清洁,避免大小便污染。对婴幼儿尤其要加强观察,发现敷料脱落或污染应及时更换,必要时在敷料上覆盖塑料薄膜,做好切口的隔离保护。对施行肠切除、肠吻合术的患者,要保持胃肠减压和其他引流的通畅;遵医嘱使用抗菌药物。术后 48 小时后,患者如仍有发热、诉切口处疼痛,可能为切口感染,应检查切口并给予处理。

三、其他腹外疝

(一)切口疝

切口疝是发生于腹壁手术切口处的疝,指腹腔内器官或组织自腹壁手术切口突出形成的疝。临床上比较常见,其发生率约为腹外疝的第 3 位。腹部手术后切口一期愈合者,切口疝的发病率通常在 1% 以下;若切口发生感染,发病率可达 10%;若切口裂开再缝合者,发病率可高达 30%。

1.病因和发病机制

(1)解剖因素:腹部切口疝多见于腹部纵向切口。除腹直肌外,腹壁各层肌及筋膜、鞘膜等组织的纤维大都是横向走行的,纵向切口必然切断上述纤维;缝合时,缝线容易在纤维间滑脱;而已缝合的组织又经常受到肌肉的横向牵引力而易发生切口裂开。此外,因肋间神经被切断,腹直肌强度降低。

(2)手术因素:手术操作不当是导致切口疝的重要原因。其中切口感染所致腹壁组织破坏,由此引起的腹部切口疝占 50% 左右。其他如留置引流物过久,切口过长以至切断肋间神经过多,腹壁切口缝合不严密,缝合时张力过大而致组织撕裂等情况均可导致切口疝的发生。

(3)切口愈合不良:也是引起切口疝的一个重要因素。切口内血肿形成、肥胖、高龄、合并糖尿病、营养不良或使用皮质激素等,均可导致切口愈合不良。

(4)腹内压过高:手术后腹胀明显或肺部并发症导致剧烈咳嗽而致腹内压骤增。

2.临床表现

(1)症状:多数患者无特殊不适。较大的切口疝有腹部牵拉感,伴食欲减退、恶心、便秘、腹部隐痛等表现。多数切口疝无完整疝囊,疝内容物易与腹膜外腹壁组织粘连而成为难复性疝,有时还伴有不完全性肠梗阻表现。

(2)体征:主要体征是腹壁切口瘢痕处逐渐膨隆,有肿块出现。肿块通常在站立或用力时更为明显,平卧休息则缩小或消失。肿块小者直径数厘米,大者可达 20cm 以上。疝内容物有时可达皮下,若为肠管常可见到肠型和肠蠕动波,疝内容物回纳后,多数能扪及腹肌裂开所形成的疝环边缘。若是腹壁肋间神经损伤后腹肌薄弱所致切口疝,虽有局部膨隆,但无边缘清楚的肿块,也无明显疝环可扪及。切口疝疝环一般比较宽大,很少发生嵌顿。

3.辅助检查

(1)触诊:疝内容可达皮下,皮下脂肪层菲薄者,可见到肠型或蠕动波。嘱患者平卧,将肿物复位,用手指伸入腹壁缺损部位,再令患者屏气,可清楚地扪及疝环边缘,了解缺损的大小和边缘组织强度。

(2)影像学检查:腹壁切口疝的诊断通常不需做特殊的检查,有时术前评估需要了解原发病的情况,影像学检查可看到疝内容物,特别时 CT 可以清楚地见到腹前壁连续性中断,疝内容物外突。

4.治疗

切口疝的处理原则是手术修补。

(1)较小的切口疝:手术基本原则是切除疝表面的原手术切口瘢痕,显露疝环并沿其边缘解剖出腹壁各层组织,回纳疝内容物后,在无张力的条件下拉拢疝环边缘,逐层细致缝合健康的腹壁组织,必要时重叠缝合。

(2)较大的切口疝:因腹壁组织萎缩范围过大,在无张力前提下拉拢健康组织有一定困难,可用人工高分子修补材料或自体筋膜组织进行修补,以避免术后复发。

5.护理

(1)非手术治疗护理/术前护理。

1)心理护理:向患者解释造成切口疝的原因和诱发因素,手术治疗的必要性,了解患者的顾虑,尽可能地予以消除,使患者安心配合治疗,对医护人员的措施信任。

2)一般护理:避免久站,疝块较大时减少活动,卧床休息;离床活动时使用疝带压住疝环口,避免腹腔内容物突出而造成嵌顿;落实基础护理,并注意保温,防止受凉。

3)消除引起腹高压的因素:防止呼吸道感染;多饮水,多食蔬菜、水果等粗纤维食物,保持大便通畅。

4)病情观察:密切观察腹部情况,疝块发生嵌顿,引起局部剧烈疼痛,出现明显的肠梗阻症状,腹痛可以十分剧烈,需立即报告医师并配合紧急处理。

5)急症术前护理:切口疝进行手术治疗。除一般护理外,应予禁食、胃肠减压,静脉输液,纠正水、电解质及酸碱平衡失调,抗感染。

(2)术后护理。

1)饮食护理:一般患者手术后 6~12 小时无恶心、呕吐可进流食,术后第 2 天可进食半流质,如无不适逐步进食普食。若行肠切除肠吻合术后应禁食,待肠功能恢复后方可进食流质,再逐渐过渡到普食。

2)体位与活动:术后宜取平卧位,膝下垫软枕,髋、膝关节略屈曲,使腹肌松弛,减小腹压和手术切口处张力,以利于缓解伤口疼痛,防止疝修补处组织裂开,术后次日适当进行床上四肢的活动。卧床时间长短依据疝的部位、大小、腹壁缺损程度及手术方法而定,一般在术后 3~

6天可下床活动。但对于年老体弱、复发疝、绞窄性疝、巨大疝的患者卧床时间延长至术后10天方可下床活动,以防止术后初期疝复发。

3)防止复发:术后注意保暖,防止受凉咳嗽,影响切口愈合;如有咳嗽时先用手掌按压切口处,然后咳嗽,以减少对切口牵拉等不利影响;保持大小便通畅,及时处理便秘,告知患者排便时勿用力避免增加腹压;术后的尿潴留也要及时处理。

4)预防阴囊水肿:术后切口部位常规压沙袋(重0.5kg)24小时,以减轻渗血;使用丁字带或阴囊托托起阴囊,可减少渗血、渗液的积聚,促进渗血、渗液的回流和吸收。要经常观察切口敷料有无红染、阴囊是否肿大,如有异常应及时和医师联系。

5)预防切口感染:无绞窄的疝手术为无菌手术,不应发生切口感染,而绞窄性疝行肠切除、肠吻合术,易造成切口污染。要注意保持敷料干燥、清洁,避免大小便污染。对婴幼儿尤其要加强观察,发现敷料脱落或污染应及时更换;必要时在敷料上覆盖塑料薄膜,做好切口的隔离保护。对施行肠切除、肠吻合术的患者,要保持胃肠减压和其他引流的通畅;遵医嘱使用抗菌药物。术后48小时后,患者如仍有发热、诉切口处疼痛,可能为切口感染,应检查伤口并给予处理。

(二)脐疝

脐疝是指疝囊通过脐环而突出的疝。临床上分为婴儿脐疝和成人脐疝两种类型。前者远较后者多见。

1.病因和发病机制

婴儿脐疝是由于脐环闭锁不全或脐部瘢痕组织不够坚固,在经常啼哭和便秘时发生,多为易复性疝,较少嵌顿和绞窄。成人脐疝多见于中年经产妇,也可见于腹水患者和孕妇,易发生嵌顿和绞窄。

2.临床表现

(1)脐部突出肿块:在婴儿啼哭时或成人站立、咳嗽等腹内压增加时,脐部突出一包块,可还纳入腹腔。如发生绞窄,则有腹痛。

(2)检查脐部肿块:在小儿常突出成条状,长3～7cm,成人则多为乒乓球状鼓出。局部柔软,可挤压缩小,并能在柔软处突出基底触及一圆形环。肿块内如为小肠可闻及肠鸣音,如囊内为网膜则有粘连,不易挤压缩小,也听不见肠鸣音。如有腹痛,检查时不宜挤压肿块,防止肠穿孔。可听到气过水声,为嵌顿性小肠梗阻。

3.辅助检查

(1)实验室检查:疝发生绞窄时,血白细胞、中性粒细胞增多。

(2)腹部X线检查:嵌顿或绞窄性疝可见肠梗阻征象。

4.治疗

(1)保守治疗:适用于婴儿或成人不愿意手术患者。婴儿保守治疗后大多数可以痊愈,成人则只能减轻症状。

(2)手术治疗:适用于成人,多做横梭形切口,现多采用腹膜前或腹腔内无张力修补术,术后患者恢复较快,复发率较低。

5.护理

(1)非手术治疗护理/术前护理。

1)心理护理:向患者解释造成脐疝的原因和诱发因素,手术治疗的必要性,了解患者的顾虑,尽可能予以消除,使患者安心配合治疗,信任医护人员的措施。

2)一般护理:避免久站,疝块较大时减少活动,卧床休息;离床活动时使用疝带压住疝环口,避免腹腔内容物突出而造成嵌顿;落实基础护理,并注意保温,防止受凉。

3)消除引起腹高压的因素:防止呼吸道感染;多饮水,多食蔬菜、水果等粗纤维食物,保持大便通畅。

4)病情观察:密切观察腹部情况,疝块发生嵌顿会引起局部剧烈疼痛,出现明显的肠梗阻症状,腹痛可能十分剧烈,需立即报告医师并配合紧急处理。

5)急症术前护理:脐疝发生嵌顿或绞窄要进行急诊手术。除一般护理外,应予禁食、胃肠减压,静脉输液,纠正水、电解质及酸碱平衡失调,抗感染。

(2)术后护理。

1)饮食护理:一般患者手术后 6～12 小时无恶心、呕吐可进流食,术后第 2 天可进食半流质,如无不适逐步进食普食。行肠切除肠吻合术后应禁食,待肠功能恢复后方可进食流质,再逐渐过渡到普食。

2)防止复发:术后注意保暖,防止受凉咳嗽而影响切口愈合;如有咳嗽时先用手掌按压伤口处,然后咳嗽,以减少对伤口牵拉等不利影响;保持大小便通畅,及时处理便秘,告知患者排便时勿用力增加腹压;术后的尿潴留也要及时处理。

3)体位与活动:术后宜取平卧位,膝下垫软枕,髋、膝关节略屈曲,使腹肌松弛,减小腹压和手术切口处张力,以利于缓解伤口疼痛、防止疝修补处组织裂开,术后次日适当进行床上四肢的活动。卧床时间长短依据疝的部位、大小、腹壁缺损程度及手术方法而定,一般在术后 3～6 天可下床活动。但对于年老体弱、复发疝、绞窄性疝、巨大疝的患者卧床时间延长至术后 10 天方可下床活动,以防止术后初期疝复发。

4)预防切口感染:同"切口疝"的预防切口感染。

(三)白线疝

白线疝又称腹上疝,是指发生在腹壁正中白线上的疝。一般较小,内容物多为大网膜,易成为难复性疝,但不易发生嵌顿。

1.临床表现

(1)在腹壁正中白线上,多在脐上可触及较小的肿块,疝块还纳后,可在白线区扪及孔隙。

(2)早期白线疝的内容是腹膜外脂肪组织,无疝囊。随着白线疝的发展,内脏推动腹膜从间隙中突出,形成一完整的有疝囊的疝。

(3)白线疝一般较小,内容物多为大网膜和疝囊易发生粘连,成为难复性疝,但很少嵌顿。

(4)白线疝早期一般无症状,也不易被发现。以后,因发生粘连,大网膜牵拉,可有上腹部疼痛、消化不良、恶心、呕吐等症状。

2.辅助检查

需行腹部 B 超或上腹部 CT 检查确诊。

3.治疗

(1)非手术治疗:疝块较小而又无明显症状者,可不必治疗。

（2）手术治疗：症状明显者可行手术。一般只需切除突出的脂肪，缝合白线的缺损。如果有疝囊存在，则应结扎疝囊颈，切除疝囊，并缝合疝环（即白线上的缺损）。白线疝较大者，可用合成纤维网修补。

4.护理

（1）非手术治疗护理/术前护理。

1）心理护理：向患者解释造成白线疝的原因和诱发因素，手术治疗的必要性，了解患者的顾虑，尽可能予以消除，使患者安心配合治疗，对医护人员的措施信任。

2）一般护理：疝块较大减少活动，卧床休息；离床活动时使用疝带压住疝环口，避免腹腔内容物突出而造成嵌顿；落实基础护理，并注意保温，防止受凉。

3）消除引起腹高压的因素：防止呼吸道感染；多饮水，多食蔬菜、水果等粗纤维食物，保持大便通畅。

4）病情观察：密切观察腹部情况，因发生粘连可有上腹部疼痛、消化不良、恶心呕吐等症状。

5）急症术前护理：白线疝较大者进行纤维网修补治疗。除一般护理外，应予禁食、胃肠减压，静脉输液，纠正水、电解质及酸碱平衡失调。抗感染。

（2）术后护理。

1）饮食护理：一般患者手术后 6～12 小时无恶心、呕吐可进流食，术后第 2 天可进食半流质，如无不适逐步进食普食。若行肠切除肠吻合术后应禁食，待肠功能恢复后方可进食流质，再逐渐过渡到普食。

2）体位与活动：术后宜取平卧位，膝下垫软枕，髋、膝关节略屈曲，使腹肌松弛，减小腹压和手术切口处张力，以利于缓解切口疼痛、防止疝修补处组织裂开，术后次日适当进行床上四肢的活动。卧床时间长短依据疝的部位、大小、腹壁缺损程度及手术方法而定，一般在术后 3～6 天可下床活动。但对于年老体弱、复发疝、绞窄性疝、巨大疝的患者卧床时间延长至术后 10 天方可下床活动，以防止术后初期疝复发。

3）防止复发：术后注意保暖，防止受凉咳嗽而影响切口愈合；如有咳嗽时先用手掌按压切口处，然后再咳嗽，以减少对切口牵拉等不利影响；保持大小便通畅，及时处理便秘，告知患者排便时勿用力增加腹压；术后的尿潴留也要及时处理。

4）预防阴囊水肿：术后切口部位常规压沙袋（重 0.5kg）24 小时，以减轻渗血；使用丁字带或阴囊托托起阴囊，可减少渗血、渗液的积聚，促进渗血、渗液的回流和吸收。要经常观察切口敷料有无红染、阴囊是否肿大，如有异常应及时和医师联系。

5）预防切口感染：无绞窄的疝手术为无菌手术，一般不发生切口感染，而绞窄性疝行肠切除、肠吻合术，易造成切口污染。要注意保持敷料干燥、清洁，避免大小便污染。对婴幼儿尤其要加强观察，发现敷料脱落或污染应及时更换；必要时在敷料上覆盖塑料薄膜，做好切口的隔离保护。对施行肠切除、肠吻合术的患者，要保持胃肠减压和其他引流的通畅；遵医嘱使用抗菌药物。术后 48 小时后，患者如仍有发热、诉切口处疼痛，可能为切口感染，应检查切口并给予处理。

（杨欣欣）

参考文献

[1]王国斌.胃肠外科手术要点难点及对策[M].北京:科学出版社,2018.

[2]陈孝平,汪建平,赵继宗.外科学[M].9版.北京:人民卫生出版社,2018.

[3]黄焰,张保宁.乳腺肿瘤实用外科学[M].北京:人民军医出版社,2015.

[4]蔡三军,赵任.大肠癌:基础与临床的转化[M].上海:上海交通大学出版社,2020.

[5]赵玉沛,陈孝平.外科学[M].北京:人民卫生出版社,2015.

[6]张同成.乳腺疾病诊断与治疗[M].北京:化学工业出版社,2019.

[7]赵玉沛.普通外科学高级教程[M].北京:中华医学电子音像出版社,2020.

[8]陈孝平,易继林.普通外科疾病诊疗指南[M].3版.北京:科学出版社,2020.

[9]蔡三军,赵任.大肠癌:基础与临床的转化[M].上海:上海交通大学出版社,2020.

[10]田德安.消化疾病诊疗指南[M].北京:科学出版社,2019.

[11]田姣,李哲.实用普外科护理手册[M].北京:化学工业出版社,2017.

[12]李卡,许瑞华,龚姝.普外科护理手册[M].2版.北京:科学出版社,2018.

[13]束余声,王艳.外科护理学[M].北京:科学出版社,2020.

[14]高鸿翼.临床实用护理常规[M].上海:上海交通大学出版社,2018.

[15]石翠玲.实用临床常见多发疾病护理常规[M].上海:上海交通大学出版社,2018.

[16]曹玉英.临床实用护理常规[M].天津:天津科学技术出版社,2018.

[17]陆静波,蔡恩丽.外科护理学[M].北京:中国中医药出版社,2018.

[18]强万敏,姜永亲.肿瘤护理学[M].天津:天津科技翻译出版社,2016.

[19]张启瑜.钱礼腹部外科学[M].2版.北京:人民卫生出版社,2017.

[20]宋茂民,王磊.外科疾病学[M].北京:高等教育出版社,2017.

[21]杨雁灵.普通外科基础手术精讲[M].北京:科学出版社,2016.